JAHRBUCH
LITERATUR UND MEDIZIN

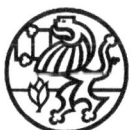

# JAHRBUCH
# Literatur und Medizin

BAND VIII

Herausgegeben von
CHRISTA JANSOHN
FLORIAN STEGER

Universitätsverlag
WINTER
Heidelberg

Bibliografische Information der Deutschen Nationalbibliothek

Die Deutsche Nationalbibliothek verzeichnet diese Publikation
in der Deutschen Nationalbibliografie;
detaillierte bibliografische Daten sind im Internet
über *http://dnb.d-nb.de* abrufbar.

ISBN 978-3-8253-6646-9

Dieses Werk einschließlich aller seiner Teile ist urheberrechtlich geschützt.
Jede Verwertung außerhalb der engen Grenzen des Urheberrechtsgesetzes
ist ohne Zustimmung des Verlages unzulässig und strafbar. Das gilt insbesondere
für Vervielfältigungen, Übersetzungen, Mikroverfilmungen und die Einspeicherung
und Verarbeitung in elektronischen Systemen.
© 2016 Universitätsverlag Winter GmbH Heidelberg
Imprimé en Allemagne · Printed in Germany
Gedruckt auf umweltfreundlichem, chlorfrei gebleichtem
und alterungsbeständigem Papier.

Den Verlag erreichen Sie im Internet unter:
www.winter-verlag.de

# Inhalt

Christa Jansohn und Florian Steger
*Vorwort* ............................................................................................ 9

## I. Originalbeiträge

Alexander Košenina
*Medizinisches Modewissen auf der Bühne.*
*August von Kotzebue parodiert in seinen Stücken Alchemisten,*
*romantische Ärzte, Magnetiseure und Phrenologen* ............................ 15

Annja Neumann
*Schnitzler's Anatomy Lesson:*
*Medical Topographies in Professor Bernhardi* .................................... 31

Philine Seitz und Axel Karenberg
*Die Krankheit der 1000 Gesichter:*
*Multiple Sklerose in der Literatur* ..................................................... 61

Christiane Vogel
*Der heimliche Lehrplan*
*in Samuel Shems medizinischem Bildungsroman The House of God (1978)*.............. 97

Carmen Birkle
*"How Are You Feeling Today?"*
*Sprache und Kommunikation in der Medizin*
*am Beispiel von Margaret Edsons W;t (1999)* ................................... 125

Hans J. Wulff
*Sterbehilfe im populären Diskurs des Films: Themen und Dramaturgien* .................. 145

Katharina Fürholzer
*Alter Ego.*
*Ein philologischer Blick auf Text und Autor der Patientenverfügung* ..................... 163

Anita Wohlmann
*Narrative Medizin: Theorie und Praxis in den USA und Deutschland* .................. 181

## II. Essays

Roswitha Quadflieg
*Grenzfälle oder ein Anruf aus Deutschland*.................................................. 207

Florian Steger
*Für mehr Literatur im Sinne einer verstehenden Medizin!* ................................. 213

## III. Rezensionen

Bozena Anna Badura: Normalisierter Wahnsinn.
Aspekte des Wahnsinns im Roman des frühen 19. Jahrhunderts.
Gießen: Psychosozial-Verlag 2015 (Christiane Vogel) ............................ 237

Stella Bolaki: Illness as Many Narratives. Arts, Medicine and Culture.
Edinburgh: Edinburgh University Press 2016 (Anita Wohlmann) ............. 241

Helen Buchinger: Arztfiguren und Therapieformen in Goethes Faust.
Mit einem Vorwort von Maja Fischer und Stefan Grosche.
Kassel: AQUINarte 2015 (Philipp H. Rothe) ......................................... 245

Rafael Ugarte Chacón: Theater und Taubheit. Ästhetiken des Zugangs
in der Inszenierungskunst. Bielefeld: transcript 2015.
Jonathan Kohlrausch: Beobachtbare Sprachen. Gehörlose in der
französischen Spätaufklärung. Eine Wissensgeschichte.
Bielefeld: transcript 2015 (Anja Werner) ............................................. 249

Mark Häberlein, Michaela Schmölz-Häberlein:
Adalbert Friedrich Marcus (1753–1816).
Ein Bamberger Arzt zwischen aufgeklärten Reformen und
romantischer Medizin. Würzburg: Ergon 2016 (Gerhard Aumüller) ........... 255

Heike Hartung: Ageing, Gender, and Illness in Anglophone Literature.
Narrating Age in the Bildungsroman.
New York, London: Routledge 2016 (Julia Kuehn) .............................. 259

Andrea von Hülsen-Esch (Hg.): Alter(n) neu denken.
Konzepte für eine neue Alter(n)skultur.
Bielefeld: transcript 2015 (Anne-Julia Zwierlein) ................................. 263

Plinius' Kleine Reiseapotheke (Medicina Plinii). Lateinisch und Deutsch
herausgegeben und übersetzt von Kai Brodersen.
Stuttgart: Franz Steiner Verlag 2015 (Florian Steger) .......................... 267

Iain Twiddy (ed.): Cancer Poetry.
London: Palgrave Macmillan 2015 (Carmen Birkle) ............................ 271

Ivan Vlassenko: Sprechen über HIV/AIDS. Narrative Rekonstruktionen
und multimodale Metaphern zur Darstellung von Subjektiven
Krankheitstheorien. Berlin, Münster: LIT Verlag 2015 (Daniel Knuchel) .... 275

Hartwig Wiedebach: Pathische Urteilskraft.
Herausgegeben von der Viktor von Weizsäcker Gesellschaft.
Freiburg/München: Karl Alber Verlag 2014 (Rainer-M. E. Jacobi) ............ 279

Herbert Will: Freuds Atheismus im Widerspruch.
Freud, Weber und Wittgenstein im Konflikt zwischen säkularem
Denken und Religion. Stuttgart: Kohlhammer 2014 (Isabelle Noth
und Andreas Krebs) ................................................................. 283

Korrespondenzadressen der Autorinnen und Autoren ........................... 289

Christa Jansohn und Florian Steger

*Vorwort*

Mit diesem nunmehr bereits achten Band des Jahrbuchs Literatur und Medizin legen wir den ersten gemeinsam herausgegebenen Band vor. Wir danken zuerst den Autorinnen und Autoren für ihre Beiträge und den Mitgliedern des Wissenschaftlichen Beirats für ihre hilfreiche Arbeit, ohne beide Gruppierungen wäre dieses Jahrbuch nicht zustande gekommen. Bedanken möchten wir uns auch bei Christiane Vogel und Manuel Willer für ihre redaktionelle Unterstützung.

Das Kernstück des neuen Jahrgangs bilden acht Originalbeiträge. Den Auftakt macht Alexander Košenina, der in seinem Beitrag die satirische Bearbeitung und Kommentierung medizinischer Modethemen in den Stücken August von Kotzebues (1761–1819) untersucht. Kotzebue, der um 1800 ein ebenso populärer wie viel gelesener Dramatiker war, griff immer wieder aktuelle medizinische und naturwissenschaftliche Moden auf. Vor allem frühneuzeitliche Alchimisten, Quacksalber und Betrüger unter dem Deckmantel des Brownianismus oder des Mesmerismus wurden zum Ziel seines Spotts, der nicht der Diskussion wissenschaftlicher Thesen diente, sondern vor allem als polemischer Angriff gegen medizinische Moden im Kontext der spekulativen Philosophie der Romantik verstanden werden muss.

Auch Annja Neumann untersucht in ihrem Beitrag die dramaturgische Bearbeitung medizinischer Themen, wenngleich in einem ganz anderen Genre. Sie stellt die medizinischen Topographien in den Stücken des Ärzteliteraten Arthur Schnitzler (1862–1931), vor allem in dessen Stück *Professor Bernhardi* (1912), ins Zentrum ihrer Untersuchung. In Neumanns poetologischer Untersuchung des ersten Aktes erweist sich Schnitzlers Stück nicht nur als Anatomie des Theaters, sondern zugleich als Reflexion auf die anatomische Untersuchung des menschlichen Körpers als eines performativen Aktes. Damit wird eine spannende Verbindung ärztlichen Handelns und theatraler Perfomance sichtbar, in der sich der menschliche Körper als Text und der dramatische Text als Körper zeigen.

Die verschiedenen Formen literarischer Repräsentation der Multiplen Sklerose bilden das Untersuchungsfeld des Beitrags von Philine Seitz und Axel Karenberg.

Sie fassen die Ergebnisse einer materialreichen Untersuchung zu einem bisher noch kaum erforschten Feld zusammen. Der Beitrag, dessen Grundlage die Analyse von 55 verschiedenen literarischen Texten bildet, verdeutlicht, dass Multiple Sklerose in zahlreichen Texten unterschiedlicher Genres – von der Prosa bis hin zu lyrischen Texten – präsent ist. Die dort verarbeiteten Bilder der Erkrankung und deren Therapie sowie die forcierten (literarischen) Verarbeitungsstrategien können Patienten Handlungsmöglichkeiten und Orientierungshilfen im Umgang mit einer Erkrankung bieten.

Handlungsoptionen und Orientierung eines jungen Arztes anhand zynisch anmutender Regeln in einem Ausbildungskrankenhaus stehen im Zentrum des Romans *The House of God* (1978) vom Arzt-Literat Samuel Shem (geb. 1944), der Gegenstand des Beitrags von Christiane Vogel ist. Vogel analysiert einige der in diesem Roman verhandelten Regeln zum Umgang mit Patienten und sich selbst. Diese Regeln, die im Roman satirisch überspitzt werden, beinhalten ein verstecktes Curriculum, eine zweite Ebene, die für eine an Prinzipien orientierte medizinische Praxis stehen. Die Regeln des *House of God* eignen sich damit in besonderem Maß, um das Potential einer Verbindung von Medizin und Literatur und einer Verhandlung dieser Verbindung in den Medical Humanities aufzuzeigen.

Auch Carmen Birkles Beitrag zum in der Medizinerausbildung in den USA mittlerweile sehr oft diskutierten dramatischen Text *W;T* (1999) von Margaret Edson (geb. 1961) zeigt dieses Potential der Medical Humanities. In Edsons fiktivem Text zeigt sich, dass Literatur die Möglichkeit bietet, eigene Erfahrungen zur Fiktion in Bezug zu setzen und damit zu reflektieren. *W;T* diskutiert dieses Potential mittels verschiedener Ebenen, die dem Publikum Zugang zum Text beziehungsweise dem Geschehen auf der Bühne eröffnen. Nicht nur der Bruch der Grenze zwischen Bühne und Publikum durch ein direktes Ansprechen des Publikums, auch der auf der Bühne nachzuvollziehende Reflexions- und Erkenntnisprozess der Protagonistin Vivian und ihre Entwürdigung durch die sie behandelnden Ärzte ermöglicht es laut Birkle, das Geschehen emphatisch mitzuvollziehen.

Dieses emphatische Einfühlen und Mitvollziehen der Handlung in Filmen, in denen der Sterbewunsch des Protagonisten im Zentrum steht, ist hingegen nicht ungebrochen möglich, wie Hans J. Wulff in seinem Beitrag diskutiert. Dennoch oder gerade deshalb eignen sich diese besonderen Filme in hohem Maß, um die in den letzten Jahren um verschiedene Perspektiven und Argumente erweiterte Diskussion zur Sterbehilfe zu verhandeln. Anhand zahlreicher Beispiele aus dem Bereich des Spielfilms zeigt Wulff, inwiefern der Film gesellschaftliche Diskussionen in ihrem Wandel abzubilden vermag und welchen Zugang er dem Zuschauer zu diesen Diskussionen bereitstellt. Der Film erweist sich dabei als um das Moment des einfühlenden Miterlebens erweitertes ethisches Labor und Indikator eines gesellschaftlichen und kulturellen Wandels des Sterbens und Sterben-Wollens.

Katharina Fürholzer nimmt sich in ihrem Beitrag zu den (auto)biographischen Elementen einer Patientenverfügung jenen Teilen dieser weithin stark formalisierten Textform an, die eine biographische Selbstreflexion ermöglichen. Im besonderen Fokus stehen dabei die Spannungsverhältnisse zwischen dem Patienten, der die Verfügung trifft und damit seinen aktuellen Willen für eine zukünftige Situation festlegt und dem Patienten, der er in dieser zukünftigen Situation sein wird. Patientenverfügungen sind somit als autobiographische Erzählungen zu interpretieren. Hierzu wäre es nicht nur nötig, diese selbstreflexiven autobiographischen Bestandteile zur Genese des eigenen Willens stärker zu forcieren, auch ihre Aufschlüsselung zur Bestimmung des Patientenwillens ist nur erfolgversprechend, wenn Medizin und Philologie hierzu in einen Dialog treten.

Schließlich widmet sich Anita Wohlmann eben einem solchen Dialog zwischen Literaturwissenschaften und Medizin. In sogenannten Reflective Reading Groups ergibt sich für Ärzte und Pflegende, aber auch für Studierende verschiedener Fachrichtungen die Möglichkeit, anhand von literarischen Texten gemeinsam eine Sensibilität für die Narrativität der Medizin, den Formen der Bedürfnisäußerung von Patienten und schließlich die eigenen Bedürfnisse zu entwickeln. Wohlmann hat selbst zwei solche Reflective Reading Groups durchgeführt und im Anschluss evaluieren lassen. Sie stellt uns in ihrem Beitrag die Ergebnisse dieser Evaluation und das Konzept der Reading Groups vor. Wohlmann zieht eine positive Bilanz und ermutigt dazu, dieses Instrument der lebendigen Verbindung von Literatur und Medizin zukünftig nicht nur weiterzuentwickeln, sondern aktiv in verschiedenen Kontexten zu nutzen.

Die Aufsätze von Carmen Birkle, Katharina Fürholzer und Christiane Vogel gehen auf Vorträge zurück, welche in einer von Pascal Fischer und Florian Steger organisierten Sektion *Medical Humanities* im Rahmen der von der Volkswagen Stiftung unterstützten Tagung *Philologie und Gesellschaft* auf Schloss Herrenhausen am 18. September 2015 gehalten wurden.

Es schließt sich die Rubrik Essays an, welche von der Schriftstellerin Roswitha Quadflieg (geb. 1949) mit einigen Überlegungen zum Sterben beginnen. Florian Steger hat dieser Rubrik einen Beitrag beigesteuert, in welcher er für mehr Literatur in der Medizin plädiert und ausführt, wie dadurch mehr Raum für das Erleben und Erfahren von Medizin, ganz im Sinne einer verstehenden Medizin, gewährt würde.

Zum Schluss haben wir wieder eine ganze Reihe von Rezensionen zusammengestellt. Thematisch reicht der Bogen von Plinius' *Kleiner Reiseapotheke* über kanonische Bildungstexte bis hin zu linguistischen Betrachtungen über die kommunikativen Strategien beim Sprechen über HIV/AIDS.

Die Originalbeiträge werden einem anonymisierten Peer Review unterzogen. Neben dem Jahrbuch erscheint eine begleitende Beiheftreihe, welche für die Aufnahme einschlägiger Arbeiten offensteht. Unveröffentlichte Manuskripte können gern eingereicht werden:

Prof. Dr. Christa Jansohn
Otto-Friedrich-Universität Bamberg
Lehrstuhl für Britische Kultur
Kapuzinerstraße 16
D-96047 Bamberg
christa.jansohn@uni-bamberg.de

Prof. Dr. Florian Steger
Universität Ulm
Institut für Geschichte, Theorie und Ethik der Medizin
Parkstraße 11
D-89073 Ulm
florian.steger@uni-ulm.de

I. Originalbeiträge

Alexander Košenina

*Medizinisches Modewissen auf der Bühne.*
*August von Kotzebue parodiert in seinen Stücken Alchemisten, romantische Ärzte,*
*Magnetiseure und Phrenologen*

Abstract: August von Kotzebue (1761–1819) was one of the most popular dramatists around 1800. He wrote some 230 plays, in which he covered a wide range of contemporary topics, reaching a far greater audience than Goethe or Schiller. In addition to the common themes such as marriage, wealth, inheritance, or bourgeois virtues, he also dealt with satirical commentaries on medical and scientific fashions in some of his dramas. This paper traces the legendary fraud of early modern alchemists and quacks in the farce *Das arabische Pulver* (1810), the camouflage of greedy doctors from the school of Brownianism in *Das neue Jahrhundert* (1801), the speculative medicine of the Romantics such as Mesmer, Röschlaub, Schelling in the musical comedies *Eulenspiegel* (1806) and *Der Schreiner* (1799), or Gall's phrenology in *Die Organe des Gehirns* (1806). Kotzebue's aim was not to seriously discuss scientific questions on stage but rather to mock trendy medical approaches, especially in combination with polemics against followers of the speculative philosophy of Romanticism.

> Thorheiten und Gaukeleyen, die so ernstliche und gefährliche Folgen haben können und müssen, wie der Magnetismus, machen es nothwendig, daß ihnen mit Nachdruck und von allen Seiten entgegen gearbeitet werde. Nichts aber wirkt geschwinder und kräftiger gegen Thorheiten und Schwärmerey, als Spott, und keine Art der Einkleidung ist dazu geschickter und anziehender, als die dramatische Form.[1]

---

[1] Georg Schatz: Der Magnetismus. Nachspiel in Einem Aufzuge. Von Wilhelm August Iffland. In: Allgemeine deutsche Bibliothek 84 (1789), S. 445–446.

Diese Worte des Gothaer Schriftstellers Georg Schatz finden sich in einer Rezension zu August Wilhelm Ifflands (1759–1814) Nachspiel *Der Magnetismus* von 1787. Der Erfolgsdramatiker räumt in der Vorrede zu seinem Stück zwar ein, dass „physikalische Streitfragen nicht auf die Bühne" gehören, irreführende Weissagungen aber durchaus.[2] In seinem Bühnenspiel bringt er die von Franz Anton Mesmer (1734–1815) initiierte und in ganz Europa umstrittene Mode eines hypnotisierenden Verfahrens, bei der Patienten im Zustand der Trance oder somnambuler Verfassung psychophysisch behandelt werden, eigentlich gar nicht selbst auf die Bühne. Die komische Handlung ist vielmehr auf deren bloße Simulation konzentriert: Eine zu Hause eingesperrte junge Frau spielt lediglich eine magnetisierte Clairvoyante, ihr vom Vater abgelehnter Geliebter soll im Gewand eines Magnetiseurs ihre vorgetäuschten Kopfschmerzen heilen und sie dann im vorgeblich somnambulen Zustand aus dem Haus entführen. Da der Vater ein gutgläubiger Freund der mystischen Wissenschaften ist, fällt er auf den harmlosen Schwindel herein, der zudem eine unvorteilhafte Verbindung mit einem Betrüger verhindert.[3]

Über alle inhaltlichen Unterschiede zwischen Iffland und August von Kotzebue (1761–1819) hinweg, waren sich die beiden erfolgreichsten Bühnenautoren der Zeit in ihrer Ablehnung jeder Art von gegenaufklärerischem Obskurantismus, philosophisch-idealistischer Verstiegenheit und romantisch-spekulativem Mystizismus einig. Kotzebue hätte der Besprechung von Ifflands Stück *Der Magnetismus* wahrscheinlich zugestimmt, okkulte Torheiten, Gaukeleien und Schwärmereien waren auch ihm ein Gräuel – sei es in der Philosophie, Naturkunde oder Medizin. Und auch Ifflands Credo, die Bühne zwar nicht als Kampfplatz für naturwissenschaftliche Kontroversen, wohl aber als Korrektiv gegen populäre Verblendungen zu nutzen, hätte Kotzebue geteilt. Beide Unterhaltungsschriftsteller hatten das Talent, aktuelle Moden und Zeitströmungen rasch aufzufassen, literarisch zu präsentieren und kritisch zu kommentieren. Dies soll im Folgenden für einige Parodien naturkundlicher Strömungen in Kotzebues Dramen demonstriert werden, die heute

---

[2]  Alexander Košenina: Der Magnetismus. In: Mark-Georg Dehrmann, Alexander Košenina (Hg.): Ifflands Dramen: Ein Lexikon. Hannover 2009, S. 170–173.

[3]  Jürgen Barkhoff: Magnetische Fiktionen. Literarisierung des Mesmerismus in der Romantik. Stuttgart, Weimar 1995, S. 78–85; Jürgen Barkhoff: Mesmerismus. In: Bettina von Jagow und Florian Steger (Hg.): Literatur und Medizin. Ein Lexikon. Göttingen 2005, Sp. 529–534.

kaum noch gelesen werden.⁴ So geraten sie etwa in dem materialreichen, grundlegenden Quellenlexikon *Literatur und Medizin* (2005) an keiner Stelle als Rezeptionszeugnisse in den Blick.⁵

Die Alchemie als universales Lehrsystem der Frühen Neuzeit markiert als praktische Disziplin die Anfänge der Chemiatrie, Metallurgie, Homöopathie, Pharmazie und im esoterischen Sinne der hermetischen Philosophie. Die goldmacherische *alchemia transmutatoria* bildet dabei nur ein kleines Segment, blieb durch zahlreiche Legenden und sagenhafte Zauberkunststücke im Kollektivbewusstsein aber besonders lebendig.⁶ Die Begeisterung für Okkultes und Wunderbares in der Romantik hat diese alten Interessen wieder angefacht und mit den prometheischen Phantasmen zur künstlichen Erzeugung menschlichen Lebens verknüpft – Mary Shelleys *Frankenstein or the Modern Prometheus* (1818) oder Goethes Homunculus in *Faust II* (1832) sind nur zwei der prominentesten literarischen Beispiele für diese wiederbelebte, auf das Lebendige übertragene, transmutatorische Mode.⁷

Kotzebue reagiert auf die Wiederkehr alchemischer Wunschvorstellungen um 1800 mit der kleinen Posse *Das arabische Pulver* (1810). Das Stück geht auf das komische Schauspiel *Det Arabiske Pulver* (1724) von Ludvig Holberg (1684–1754) zurück, der ohnehin eine Vorliebe für naturkundliche Stoffe und komische Ärzte hatte.⁸ In Kotzebues Zweiakter gerät der Laienparacelsist Drüsenspeck, der auf seiner Suche nach dem Stein der Weisen bereits beträchtliche Summen verprasst hat, in die Fänge von betrügerischen Scharlatanen. Ein Spitzbube, der sein Unwesen schon als Politiker, Bußprediger und Deklamator trieb, behauptet nun als Wunderadept der Mystik von seinem fingierten Lehrer Albufago Marfagius ein Arkanum anvertraut bekommen zu haben, das er für tausend Taler an würdige Personen verkaufen dürfe. Ein angeblich in jeder Apotheke verfügbares, billiges, arabisches Fleckenpulver aus dem Bauchladen seines Komplizen Pack soll – in kleinen Prisen siedendem

---

4   Einen Überblick zu den rund 230 Stücken bieten Johannes Birgfeld, Julia Bohnengel, Alexander Košenina (Hg.): Kotzebues Dramen: Ein Lexikon. Hannover 2011.
5   Von Jagow, Steger: Literatur und Medizin (Anm. 3).
6   Siehe den instruktiven Ausstellungskatalog der Herzog August Bibliothek: Petra Feuerstein-Herz, Stefan Laube (Hg.): Goldenes Wissen. Die Alchemie – Substanzen, Synthesen, Symbolik. Wolfenbüttel 2014.
7   Rudolf Drux (Hg.): Menschen aus Menschenhand. Zur Geschichte der Androiden. Texte von Homer bis Asimov. Stuttgart 1988.
8   Katharina Fürholzer: Holbergs Doctoren. Ärztliche Ethik in den Komödien eines skandinavischen Aufklärers. In: Florian Steger (Hg.): Jahrbuch Literatur und Medizin 6 (2014), S. 13–32.

Quecksilber hinzugefügt – im Verbund mit ein paar pseudokauderwelschen Beschwörungsformeln das erhoffte Wunder bewirken.

Drüsenspeck setzt sein letztes Geld auf diese Rezeptur, muss aber bald einsehen, dass er betrogen wurde. Nur der Umsicht eines Polizeiinspektors ist es zu verdanken, dass die Gauner mit einem Teil der erbeuteten Summe gefasst werden. Drüsenspeck bereut seine Abwendung von Paracelsus, vom Glauben an die Goldmacherei ist er aber gleichwohl nicht geheilt. Am Ende eilt er gar zurück in sein Labor und verkündet, „ein zweyter Beyreis"[9] werden zu wollen. Damit ist der einzige zeitgenössische Name genannt: Der promovierte Mediziner Gottfried Christoph Beireis (1730–1809) lehrte in der Nachfolge von Johann Gottlob Krüger als Professor der Physik an der Universität Helmstedt; er war zwar kein Scharlatan, soll aber mit seinen obskuren chemischen Kenntnissen durchaus Geld verdient haben. Er inszenierte sich gern als „Magus von Helmstedt" und liebte die Aura eines Geheimwissenschaftlers.[10] Kotzebue charakterisiert seine Figur also als unbelehrbar, immerhin gibt Drüsenspeck seine Tochter aus Dankbarkeit dem Polizeiinspektor zur Frau; ihm legt Kotzebue dann die biedere These in den Mund, „daß nur in stiller Häuslichkeit des Lebens Glück, der wahre Stein der Weisen gefunden"[11] werden könne.

Von Kotzebues erbittertem Feldzug gegen die romantische Bewegung, für den er zuerst mit dem aus lauter selbstentlarvenden Schlegel-Zitaten komponierten drastischen Drama *Der hyperboreeische Esel* (1799) wirbt,[12] finden sich in der Posse *Das arabische Pulver* nur noch Spuren. Da ist etwa der um Drüsenspecks Tochter bemühte Zeitungsschreiber Merks, der sich – seinem wie bei allen Figuren komisch sprechenden Namen gemäß – als Allwissender vorstellt und mit Bemerkungen der folgenden Art den Ton der Identitätsphilosophie Johann Gottlieb Fichtes annimmt: „ich bin ich, um mich dreht sich alles, ich trete in den Staub oder trage in die Wolken".[13]

---

9   August von Kotzebue: August von Kotzebue's sämmtliche dramatische Werke, Bd. 32. Leipzig 1828, S. 226.
10  Vgl. Carl Graf von Klinckowstroem: Gottfried Christoph Beireis. In: Neue Deutsche Biographie, Bd. 2. Berlin 1955, S. 20f.
11  Kotzebue: Sämmtliche dramatische Werke (Anm. 9), S. 226.
12  Alexander Košenina: Aktenzeichen Eselschatten ungelöst. Vertrackter Rechtsfall in den literarischen Gerichtshöfen von Wieland, Kotzebue und Dürrenmatt. In: Zeitschrift für Germanistik N.F. 25 (2015), S. 110–122.
13  Kotzebue: Sämmtliche dramatische Werke (Anm. 9), S. 220. Der Satz „Ich = Ich" aus

Weitaus direkter in dieses Kampfgebiet stößt Kotzebue mit der Posse *Das neue Jahrhundert* (1801) vor.[14] Darin wird der müßige akademische Streit, ob das neue Säkulum nun am 1. Januar 1800 oder 1801 beginne,[15] mit so verschiedenen Interessen wie einer Kredittilgung, einem anzustrebenden Heiratstermin oder einer Prognose über den Todeszeitpunkt verknüpft. In die einfache Komödienhandlung ist eine Ärztesatire über die medizinische Mode des romantisch-spekulativen Brownianismus eingebettet. Zwei dünkelhaft theoretisierende Ärzte mit den sprechenden Namen Reiz und Potenz können sich nicht einigen, ob bei dem angeblich vom Schlag gerührten Patienten von Schmalbauch eher eine Überreizung (Sthenie) oder ein Reizmangel (Asthenie) vorliegt. Das ist auch schwer zu beurteilen, denn von Schmalbauch täuscht lediglich aus strategischen Absichten seinen Tod vor und ist sofort wieder quicklebendig, als die Ärzte ihren Streit durch eine Sektion seines Körpers entscheiden wollen.

Für Kotzebue steckt hinter dem seit Molière konventionellen Komödienstoff vom eingebildeten oder gar bloß simulierenden Kranken mehr. Der schottische Arzt John Brown (1736–1788) versuchte aus der Dichotomie von Sthenie und Asthenie alle Krankheiten zu erklären.[16] In Deutschland griff der Bamberger Arzt Andreas Röschlaub (1768–1835) diese Lehre auf und verteidigte sie in seiner eigenen Zeitschrift *Magazin zur Vervollkommnung der theoretischen und praktischen Heilkunde* (1800) gegen unlautere Angriffe in der Jenaer *Allgemeinen Litteraturzeitung*, nicht ohne dabei Seitenhiebe auf „die elendeste aller elenden Farcen in des Possenreißers Kotzebue hyperboreischem Esel" auszuteilen.[17] Im gleichen Band brachte er einen

---

Fichtes *Wissenschaftslehre* (1794/95) gehört um 1800 zu den literarisch meist parodierten philosophischen Formeln (Alexander Košenina: Der gelehrte Narr. Wissenschaftssatire seit der Aufklärung. Göttingen 2003, S. 239–250).

[14] Kotzebue: Sämmtliche dramatische Werke (Anm. 9), S. 205–258; siehe auch die Neuausgabe mit Dokumenten, Literaturhinweisen und Nachwort im Wehrhahn Verlag: Alexander Košenina (Hg.): August von Kotzebue: Das neue Jahrhundert: eine Posse in einem Akt. Hannover 2012.

[15] Konrad Feilchenfeldt: Die Stimmung des ‚Fin de Siècle' um 1800. Zur Deutung des ‚fatalen Datums' aus epochengeschichtlicher Sicht. In: Roger Bauer (Hg.): Inevitabilis Vis Fatorum. Der Triumph des Schicksalsdramas auf der europäischen Bühne um 1800. Bern et al. 1990, S. 60–73.

[16] Urban Wiesing: Der Dichter, die Posse und die Erregbarkeit. August von Kotzebue und der Brownianismus. In: Medizinhistorisches Journal 25 (1990), S. 234–251; Pierre Mattern: „Kotzebue's Allgewalt": Literarische Fehde und politisches Attentat. Würzburg 2011, S. 100–111.

[17] Andreas Röschlaub: Einige Erläuterungen über die Jenaische allgemeine Litteratur-

anonymen, wohl aber von ihm selbst verfassten Angriff, in dem Kotzebue eine fingierte Hypochondrie und deren plötzliche Heilung durch Brownianer angehängt werden. Daraufhin platzierte Kotzebue in Christoph Wilhelm Hufelands *Journal der practischen Arzneykunde und Wundarzneykunst* (1801) mit der *Enthüllung einer völlig erdichteten Krankengeschichte zum Behuf des Brownschen Systems* eine Widerlegung dieser Verleumdung, bestehend aus der Zurückweisung von 35 „Lügen".[18] Röschlaub stellt in der eigenen Zeitschrift wiederum die Diagnose, Kotzebue sei bestimmt nicht mit stärkenden, sondern auflösenden Mitteln behandelt worden, „die sein Genie in immer größere und größere Auflösung brachten" und ihn so weit verblendeten, dass er zu einer ernsthaften Widerlegung eines bloßen Scherzes geschritten sei.[19]

Das Beispiel verdeutlicht, dass Kotzebue das Theater – durchaus im Sinne Schillers – als Forum der öffentlichen Kritik und der aktuellen Auseinandersetzung zu nutzen und dem darüber selbst zu Gericht sitzenden Publikum gegenüberzustellen versteht. Letztlich geht es ihm nicht um eine spezielle medizinische Lehrmeinung oder Therapiemethode, sondern um einen hoch fraktionierten Kampf zwischen Aufklärung und Romantik, der auf allen Ebenen geführt wird. Autoren, die in Fachpublikationen polemische Randbemerkungen gegen ihn richteten, mussten damit rechnen, umgehend in einem der nächsten Stücke an den Pranger gestellt zu werden, auch wenn das im Parterre nur sehr genau informierte Zuschauer auffassen konnten. Die allermeisten dürften die 12. und 13. Szene in *Das neue Jahrhundert* lediglich unter der allgemeinen Rubrik Typensatire von geldgierigen, rechthaberischen und letztlich unfähigen Ärzten verbucht haben.[20]

---

zeitung in Betreffe der Brownschen Erregungstheorie. In: Andreas Röschlaub (Hg.): Magazin zur Vervollkommnung der theoretischen und praktischen Heilkunde, Bd. 4. Frankfurt a. M. 1800, S. 409–448. Zum Autor siehe Nelly Tsouyopoulos: Andreas Röschlaub und die romantische Medizin. Die philosophischen Grundlagen der modernen Medizin. Stuttgart 1982.

[18] August von Kotzebue: Enthüllung einer völlig erdichteten Krankengeschichte zum Behuf des Brownschen Systems, in Röschlaubs Magazin zur Vervollkommnung der Heilkunde. In: Neues Journal der practischen Arzneykunde und Wundarzneykunst 5 (1801), S. 149–169.

[19] Magazin zur Vervollkommnung der theoretischen und praktischen Heilkunde 5 (1801), S. 451–452, hier S. 451.

[20] Zu Medizinersatiren siehe Tanja van Hoorn: „Verachte alle unvernünftigen Aerzte!" Komödiantische Medizindiskurse um 1750. In: Heidi Eisenhut, Anett Lütteken, Carsten Zelle (Hg.): Heilkunst und schöne Künste. Wechselwirkungen von Medizin, Literatur und bildender Kunst im 18. Jahrhundert. Göttingen 2012, S. 131–146 (zu Molières *Der eingebildete Kranke* und Christlob Mylius *Die Aerzte*).

Zu den prägenden Charaktereigenschaften Kotzebues gehört sicher die bis zum Nachtragenden hartnäckige Streitlust, verbunden mit stark polarisierendem Denken. Wen er einmal als Anhänger einer feindlichen Fraktion identifiziert hatte, verfolgte Kotzebue unnachgiebig. So rückt er etwa die Gegner aus *Das neue Jahrhundert* in der kleinen Posse *Eulenspiegel* (1806) erneut ins Zwielicht. Der *dramatische Schwank* wurde bereits 1801 zur Musik Ludwig Wilhelm Tepper de Fergusons (1768–1838) in dem von Kotzebue geleiteten deutschen Theater in St. Petersburg aufgeführt. Der Einakter handelt in operettenhafter Manier von dem „Marktschreier und Quacksalber" Brummser, der mit allen Mitteln die Liebe zwischen seinem Mündel und einem reichen Kaufmann zu unterbinden sucht, weil er selbst Absichten auf die junge Frau hegt. Die Titel gebende Dienerfigur exekutiert alle Verbote in dümmlicher Wörtlichkeit, kassiert aber hübsche Nebeneinkünfte durch gezieltes Missverstehen von Brummsers Anweisungen und leistet durch solche Eulenspiegeleien Beihilfe zu so manchem geheimen Stelldichein. Nicht die überaus konventionelle amouröse Handlung ist aber hier von Interesse, sondern die als Kurpfuscherei angeprangerten Behandlungsmethoden Brummsers. Über seinen akademischen und ärztlichen Werdegang erfährt der Zuschauer:

> Bin drauf nach Bamberg und Würzburg spaziert,
> Hab' unter Sch[e]lling und Röschlaub studiert,
> Die schwangern Weiber trotz Lehnhardt curirt,
> Die Jungfern, trotz Mesmer, magnetisirt,
> Die Tauben, bey Dutzenden, galvanisirt,
> Die Lahmen, bey Tausenden, electrisirt, (…).[21]

Der Bamberger Medizinprofessor Andreas Röschlaub, dessen Erregungstheorie auf den Lehren Browns sowie der Naturphilosophie Friedrich Wilhelm Joseph Schellings (seit 1803 Professor in Würzburg) beruht, wird hier in einem Atemzug mit dem Magnetiseur Franz Anton Mesmer und dem biographisch kaum bekannten Quedlinburger Arzt Joseph Lehnhardt (1745–1811)[22] genannt. Kotzebue verbindet mit einigen dieser Namen den ungezähmten Ton, vor allem aber das Prädikat burschikos, über das er in seinem Unterhaltungsblatt *Der Freimüthige oder Ernst und*

---

[21] Kotzebue: Sämmtliche dramatische Werke (Anm. 9), S. 221f.
[22] Lenhardt hinterließ in deutschen biographischen Lexika keine Spuren. In seiner Schrift *Arzneyen ohne Maske* (Leipzig 1787) berührt er Themen der Frauenheilkunde und empfiehlt allen Schwangeren einen blutreinigenden Trank.

*Scherz* (1806) in einem kleinen sprachkritischen Beitrag bemerkt: „Die Philosophie hat ihren Schelling; die Arzneikunst ihren Röschlaub; die Poesie ganze Legionen von jungen und alten Studenten; (…) die Künste liefern uns nur burschikoses Geschwätz."²³ Brummser, der von sich sagt: „ich kann Alles und weiß auch Alles",²⁴ repräsentiert genau jene anmaßende Haltung des spekulativen Geistes, die Kotzebue als burschikos und töricht verabscheut. Auf die im Stück so gründlich schiefgehende Kunst der Liebesverhinderung, lässt er den Quacksalber seinen Vorbildern entgegen schleudern:

> O Schelling, Röschlaub, ihr sublimen Geister!
> Im Reizen und Erregen seyd ihr Meister!
> Doch wie die Potenz der Liebe zu entfernen,
> Das müßt Ihr vom großen Brummser lernen.²⁵

Mesmer als die dritte prominente Figur aus *Eulenspiegel* steht im Singspiel *Der Schreiner* (1799) auch ohne namentliche Nennung im Zentrum. Zur Musik von Paul Wranizky (1756–1808) bearbeitet Kotzebue damit ein Stück gleichen Titels von Paul Weidmann (1744–1801); die erste Aufführung findet im Sommer 1799 am Kärntnertortheater in Wien statt. Auch hier ist die Handlung von schlichter Operettenhaftigkeit: Die frisch vermählte Frau des Schreiners Simon backt in ihre Krapfen geheime Liebesbillets an den im Personenverzeichnis als „empirischer Arzt" angekündigten Herrn von Marsan ein, der auch mit anderen Frauen tändelt und deutlich nach Mesmer gestaltet ist. Der geckenhafte „Modearzt"²⁶ muss allerdings am Ende eine deutliche Abfuhr der anfänglich flirtenden Ehefrau hinnehmen, ohne seine „magnetischen simpathetischen Mittel" oder seine „magnetische Wunderarzney"²⁷ durch geheimnisvollen Rapport überhaupt erst demonstriert zu haben. Kotzebues Parodie spiegelt einen – von Jean Paul und Achim von Arnim flankierten – ersten Höhepunkt in der literarischen Rezeption des tierischen Magnetismus wider.²⁸ Mesmer lebte zu dieser Zeit in Paris, nachdem er 1777 als Betrüger aus Wien vertrie-

---

[23] August von Kotzebue: Der Freimüthige oder Ernst und Scherz 45 (4. März 1806), S. 177–180, hier S. 179.
[24] Kotzebue: Sämmtliche dramatische Werke (Anm. 9), S. 222.
[25] Kotzebue: Sämmtliche dramatische Werke (Anm. 9), S. 246.
[26] August von Kotzebue: Der Schreiner. Ein Singspiel in einem Aufzuge. Nach dem Lustspiele gleichen Namens bearbeitet von August von Kotzebue. Wien 1799, S. 22.
[27] Kotzebue: Der Schreiner (Anm. 26), S. 22.
[28] Barkhoff: Magnetische Fiktionen (Anm. 3). Hier keine Erwähnung Kotzebues.

ben und 1793, anlässlich seiner Rückkehr, dort sogar als mutmaßlicher Jakobiner in Haft saß. Der Berliner Aufklärer Daniel Chodowiecki (1726–1801) distanziert sich schon 1790 sinnfällig vom Wunderglauben des Magnetismus. In der „Erklärung" zu seinem im *Taschenbuch für Aufklärer und Nichtaufklärer auf das Jahr 1791* publizierten Kupferstich (Abb. 1) ist zu lesen:

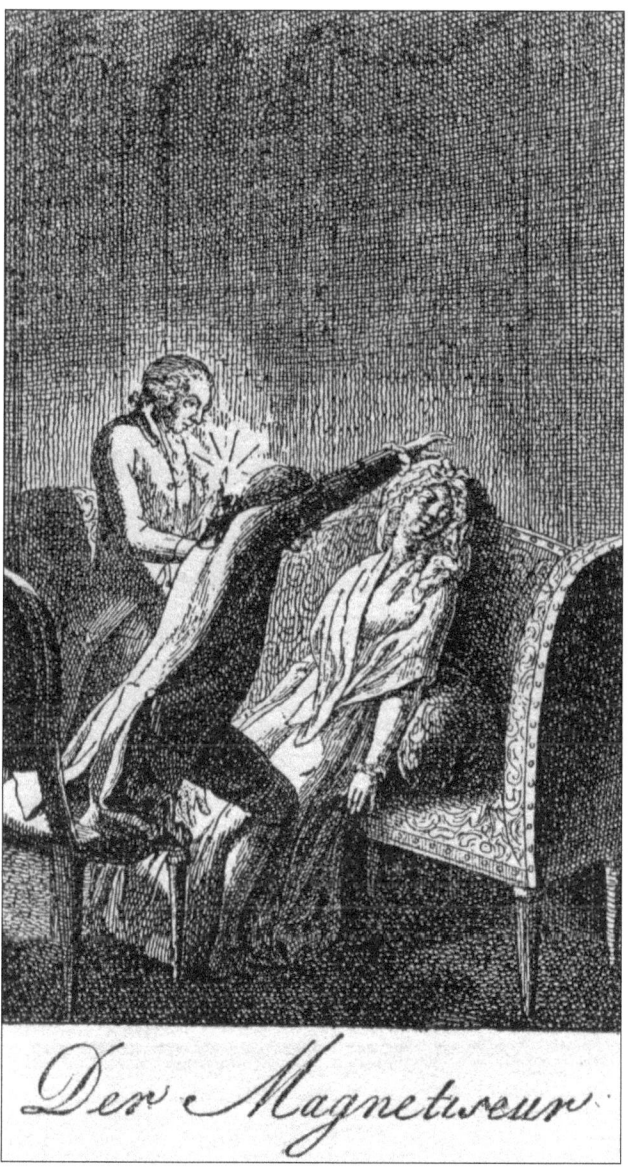

Abb. 1: Kupferstich von Daniel Chodowiecki, 1790 (akg-images).

> Wir sind in den Tempel der Schönheit und Tugend getreten. Wir sehen den Schüler des großen Mesmer und Puysegur beschäftigt, durch die magische Kraft der Manipulation in einem Frauenzimmer welches sehr fähig scheint, begeisternde Einflüsse durch den Kanal zu empfangen, dessen sich die weissagende Pythia ehemals bediente – einen neuen Sinn zu erwecken. Welchen? – Es würde Mistrauen gegen den Verstand – oder ich möchte lieber sagen, gegen die Augen – der Leser verrathen, wenn man ihnen hierüber einen Fingerzeig geben wollte.[29]

Über den eher streiflichtartigen Reflex in *Der Schreiner* hinaus beschäftigt sich Kotzebue in dem Prosatext *Magnetisirtes Scheidewasser* (1819) eingehender mit dem umstrittenen Wunderheiler Mesmer. Das Buch vereinigt zwölf „Vertraute Briefe des Doctor Brille über den Magnetismus" und setzt mit dieser höchst ironischen Bemerkung des Herausgebers ein: „Niemand wird läugnen, daß der Magnetismus, wenn er in seiner Herrlichkeit sich bestätigt, den ganzen Erdball umwendet, wie einen Handschuh."[30] Die Voraussetzung in dem mit „wenn" eingeleiteten Nebensatz erscheint mehr als unwahrscheinlich, selbst wenn die Forderung des Herausgebers zur „Verläugnung des nüchternen Verstandes", an dessen Stelle „ein berauschter Verstand" zu treten habe, erfüllt werden sollte.[31] Ähnlich wie *Der hyperboreeische Esel* macht sich das *Magnetisirte Scheidewasser* das Prinzip zunutze, Zitate aus Fachschriften zu einem Text zu verweben. Die kuriosen Versatzstücke – etwa aus Eberhard Gmelin (*Untersuchungen über den tierischen Magnetismus*, 1787–89), Heinrich Jung-Stilling (*Theorie der Geister-Kunde*, 1808), Karl Alexander Ferdinand Kluge (*Versuch einer Darstellung des animalischen Magnetismus als Heilmittel*, 1811), Arnold Wienholt (*Heilkraft des thierischen Magnetismus*, 1802–03) oder Karl Christian Wolfart (*Erläuterungen zum Mesmerismus*, 1815) – werden in fiktive Fallgeschichten Dr. Brilles eingefügt, so dass der Anschein seriöser Fachprosa entsteht. Auf diese Weise werden Berichte über telepathische Wechselwirkungen zwischen Arzt und Patientin aufgegriffen und weitergeführt – küsst dieser zum Beispiel seine Ehefrau, spürt das zeitgleich die Clairvoyante; hat jene Durchfall, trifft es durch Fernwirkung auch den Doktor. Durch den dokumentarischen Schein und das Bizarre der Beispiele versucht Kotzebue medizinische Moden seiner Zeit satirisch vorzuführen, indem er statt der Vernunft das Sonnengeflecht zur Bestimmung des Menschen heranzieht:

---

[29] Daniel Chodowiecki: Erklärung der 5ten Kupfertafel. In: Karl von Knoblauch (Hg.): Taschenbuch für Aufklärer und Nichtaufklärer auf das Jahr 1791. Berlin 1790, S. 44f.
[30] August von Kotzebue: Magnetisirtes Scheidewasser. Weimar 1819, S. V.
[31] Kotzebue: Magnetisirtes Scheidewasser (Anm. 30), S. VI.

> Es ist freilich wahr, daß man bisher ganz allgemein das Gehirn für das Organ der Denkkraft gehalten; aber beweißt denn der Magnetismus nicht unwidersprechlich, daß man völlig hirnlos seyn und doch denken kann? ist es nicht ein großer Trost für alle diejenigen, die das Unglück haben, geköpft zu werden, daß sie mit ihrem Kopfe hier nichts Bedeutendes verlieren, so lange sie nur den Magen behalten? – Darf man jetzt noch irgend einem Leckermaule vorwerfen, er mache seinen Magen zum Gotte? ist es nicht heilige Pflicht, die Denkkraft so viel möglich zu unterstützen? und wie kann das anders geschehen als durch Speisen?[32]

Das Beispiel zeigt, dass polemische Anspielungen in Kotzebues Stücken sich nicht nur bloßem Hörensagen verdanken, sondern durchaus auf eigenem Studium beruhen können. Das im letzten Zitat als Organ der Denkkraft umstrittene Gehirn macht Kotzebue sogleich zum Thema für ein eigenes Lustspiel: *Die Organe des Gehirns*, aufgeführt am Berliner Nationaltheater im Oktober 1805. Darin geht es um die Phrenologie oder Kraniologie, die Charakterlehre Franz Joseph Galls (1758–1828). Diese literarisch und bildlich häufig verspottete Theorie behauptet messbare Zusammenhänge zwischen Schädelform und Begabung.[33] E.T.A. Hoffmanns zu einem gebildeten jungen Mann kultivierter Affe Milo (1814) fasst das in seinem Schreiben an die Äffin Pipi wie folgt:

> Du mußt nämlich wissen, liebe Pipi, daß die geistigen Anlagen und Talente, wie Beulen am Kopfe liegen, und mit Händen zu greifen sind; mein Hinterhaupt fühlt sich an, wie ein Beutel mit Kokosnüssen, und jenem Wurf [seines Onkels zur Abwehr bei Milos Gefangennahme] ist vielleicht noch manches Beulchen und mit ihm ein Talentchen entsprossen. Ich hab' es in der Tat recht dick hinter den Ohren![34]

---

[32] Kotzebue: Magnetisirtes Scheidewasser (Anm. 30), S. 19f.

[33] Frank W. Stahnisch. Phrenologie. In: von Jagow, Steger: Literatur und Medizin (Anm. 3), Sp. 620–625. In dem hier nicht erwähnten Roman *Thomas Kellerwurm* (1806) von August Friedrich Ernst Langbein – ein Prosapendant zu Kotzebues Unterhaltungsdramatik – stellt ein Fürst seine Diener erst nach einer Schädelprüfung ein: „Die neue, treffliche Erfindung, den innern Gehalt des Menschen durch die Organe des Gehirns zu erforschen, gibt einen viel kürzern und unfehlbarern Weg an die Hand." In Kapitel 35 kommt es zum „Schädel-Examen", das auf dem Frontispiz illustriert ist. A. F. E. Langbein: Thomas Kellerwurm. Berlin 1806, S. 288.

[34] Hartmut Steinecke, Wulf Segebrecht (Hg.): E.T.A. Hoffmann. Sämtliche Werke in sechs Bänden. Bd. 2/1. Frankfurt a. M. 1993, S. 422.

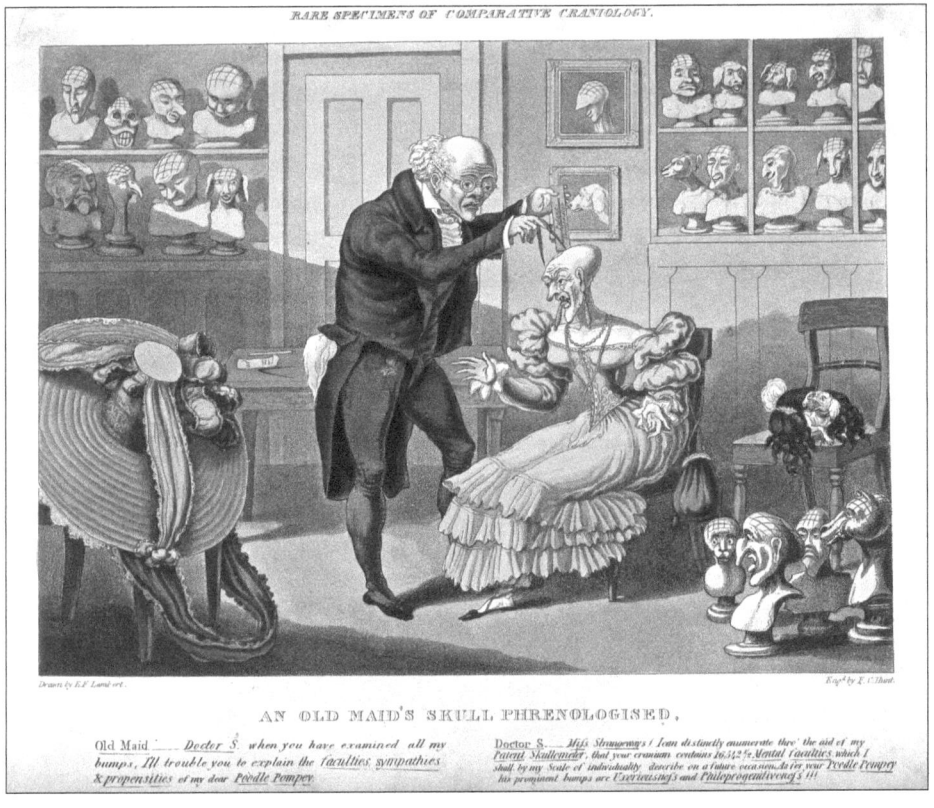

Abb. 2: Koloriertes Kupfer von F. C. Hunt
nach einer Zeichnung von E. F. Lambert, ca. 1815.

Auf dem kolorierten Kupfer *An Old Maid's Skull Phrenologised* von F.C. Hunt nach einer Zeichnung von E. F. Lambert (um 1830) entspinnt sich zwischen dem Schädelvermesser und der Patientin folgender Dialog, während ihr Pudel rechts auf dem Stuhl wartet (Abb. 2). Auch ohne Anlegen seines patentierten Messinstruments schließt der schädelblanke Doktor scharfsinnig auf die Treuergebenheit und Vervielfältigungsliebe des Hundes:

> Old Maid – Doctor S. when you have examined all my bumps, I'll trouble you to explain the faculties, sympathies & propensities of my dear Poodle Pompey.
> Doctor S – Miss Strangeways! I can distinctly enumerate thro' the aid of my Patent Skullometer, that your cranium contains 16,542 ½ Mental faculties which I shall by my Scale of individuality describe on a future occasion. As for your Poodle Pompey his prominent bumps are Uxoriousness and Philoprogenitiveness!!!

Bei Kotzebue gibt auch Baron von Rückenmark, ein dilettantischer Anhänger Galls, vor, sich untrüglich auf die Beulen am Kopfe zu verstehen. Von der anderen, noch populäreren Mantik setzt er sich indes ausdrücklich ab: „Mit der Physiognomie habe ich nichts zu schaffen, ich bin kein Lavateraner, nur wo Gehirn liegt, da sind Organe."[35] Dem Genre *Lustspiel* gemäß, deutet der Gall-Anhänger die Wirklichkeit auf groteske Weise fehl. Da hilft auch nicht seine riesige, teuer erworbene Schädel-Sammlung, die das Titelkupfer zu Band 23 der *Sämtlichen dramatischen Werke* schön ins Bild setzt (Abb. 3):

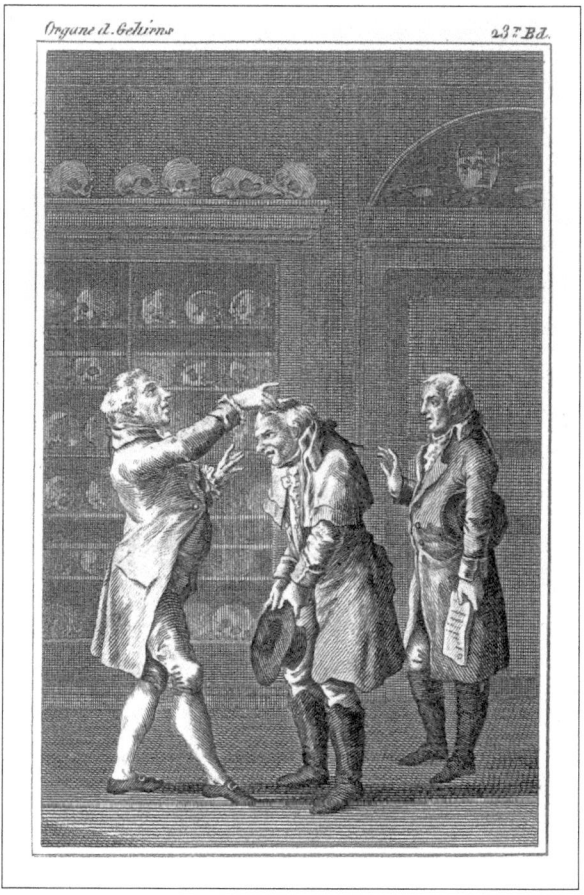

Abb. 3: Frontispiz zu: August von Kotzebue's sämmtliche dramatische Werke, Bd. 23, 1828.

---

[35] Kotzebue: Sämmtliche dramatische Werke (Anm. 9), S. 26.

Diebsköpfe von Otaheiti, Menschenfresser aus Neuseeland, wegen des Mordsinns; böhmische Musikanten-Köpfe wegen des Tonsinns; Quäker, wegen der Theosophie, Bergschotten, wegen des Höhensinns, Zigeuner, wegen des Ortsinns; kurz, ich habe keine Kosten gescheut, habe auch rasend viel Geld ausgegeben.[36]

Baron von Rückenmark beurteilt jede auftretende Figur nach der betrachteten und betasteten Kopfform, die Schlussfolgerungen verkehren die Charaktere geradezu in ihr Gegenteil. Die beschworene „Unfehlbarkeit der Schädellehre"[37] wird Zug um Zug widerlegt. Erst stellt er einen ausgemachten Spitzbuben im festen Glauben an den denkbar ehrlichsten Menschen als Diener ein, der ihn dann schamlos beklaut; einem anderen, anständigen Kandidaten prophezeit er, durch sein angeborenes Diebesorgan unweigerlich zum Verbrecher werden zu müssen; Gutschaaf, den zutiefst einfältigen Diener seines Sohnes, hält er für das scharfsinnigste Genie und einen begnadeten Schauspieler; die als Mann verkleidete, von seinem Sohn heimlich geheiratete Caroline erkennt er nicht als Frau an, obgleich die Camouflage längst aufgedeckt ist; schließlich verweigert er seiner Tochter einen redlichen Mann, weil er diesen zu Unrecht für einen Theosophen hält. Am Ende geht alles gut aus, der Dieb wird gefasst und der zu Unrecht der Unehrlichkeit bezichtigte Bewerber entlastet; und den alten Phrenologen machen sich seine Kinder für ihre jeweiligen Heiratsabsichten gewogen, indem sie ihm ein paar beliebige Schädel vom Kirchhof als „Ritter Bayard, Voltaire, Cagliostro, Robespierre, die Jungfrau von Orleans, Cartouche"[38] unterjubeln.

In der satirischen Überspitzung wirkt die völlige Realitätsverblendung des Barons bizarr und abwegig. Doch zu den Anhängern des hier verspotteten „neuen Systems"[39] zählte vorübergehend sogar der vergleichende Anatom Goethe, der 1805 – im Jahr der Berliner Erstaufführung des Stücks – Franz Joseph Gall auf dessen Vortragstournee durch Deutschland in Halle hörte, dessen Hirnsektionen und sogar einem Privatkolleg beiwohnte. Später ließ er sich eine Reihe von Schädeln aus dem Kassengewölbe ins Haus liefern und glaubte denjenigen seines jüngst verstorbenen Freundes Schiller identifizieren zu können – Anlass zu dem von Albrecht Schöne kenntnisreich kontextualisierten Gedicht *Bei Betrachtung von Schillers*

---

[36] Kotzebue: Sämmtliche dramatische Werke (Anm. 9), S. 24.
[37] Kotzebue: Sämmtliche dramatische Werke (Anm. 9), S. 45.
[38] Kotzebue: Sämmtliche dramatische Werke (Anm. 9), S. 89.
[39] Kotzebue: Sämmtliche dramatische Werke (Anm. 9), S. 86.

*Schädel* (1826).⁴⁰ Das naturkundliche Interesse schließt aber satirische Reflexe gegenüber Dilettanten und Teratologen vom Schlage eines Dr. Katzenbergers⁴¹ nicht aus. In dem kleinem Vorspiel *Was wir bringen* (1803) wird etwa ein reisender „Physiognomist" karikiert, über den es heißt: „Wenn er mir nur nicht, um sichrer zu gehen, nach der neuen Methode, den Kopf befühlen will."⁴² Johann Jakob Willemers (1760–1838) „kleine[s] artige[s] Stück" *Der Schädelkenner* weist Goethe allerdings dezent mit der Begründung zurück, dass man sich auf dem Weimarer Theater vor allem hüte, „was wissenschaftliche Untersuchungen vor der Menge herabsetzen könnte", denn selbst der „Gallische[n] wunderliche[n] Lehre" möge es, „so wenig als der Lavaterischen, an einem Fundament fehlen".⁴³

Kotzebue waren solche Bedenken völlig fremd. Nicht was sich ziemt, schien ihm erlaubt, sondern was dem Publikum gefällt. Bei der Phrenologie lagen, im Unterschied zu den Theorien Röschlaubs oder Mesmers, auch keine Verwerfungen mit gegnerischen Fraktionen vor, vielmehr mag Kotzebue Gall sogar

> gewogen gewesen sein, denn er beherbergte ihn in seinem Haus und der von ihm mit Garlieb Merkel herausgegebene Freimüthige berichtet positiv über die Vorträge Galls und sucht dessen Widersacher, den Anatomen Johann Gottlieb Walter, hinsichtlich des auch von diesem geäußerten Materialismusvorwurfes zu widerlegen.⁴⁴

Insgesamt entlasten medizinische und naturwissenschaftliche Motive die vorgestellten Dramen Kotzebues sicher nicht vom Vorwurf populärer Schlichtheit. Um ästhetische Werturteile sollte es hier aber gar nicht gehen, sondern viel eher um Einsichten in die geschickte Funktionalisierung von Theater in der Debattenkultur um 1800. Anders als der Naturforscher Goethe, der von unterhaltsamen Scherzen über wissenschaftliche Gegenstände auf seiner Bühne absieht, schließt Kotzebue

---

40  Zu Franz Joseph Gall siehe Albrecht Schöne: Schillers Schädel. München 2002, S. 44–54.
41  Zu Jean Pauls Wissenschaftlersatire *Dr. Katzenbergers Badereise* (Heidelberg 1809), siehe Elena Agazzi: Teratologisches Vergnügen bei Jean Paul. In: Athenäum 5 (1995), S. 43–55.
42  Johann Wolfgang von Goethe: Goethes Werke: Herausgegeben im Auftrag der Grossherzogin Sophie von Sachsen: 13. Band: Erste Abtheilung. Weimar 1894, S. 57.
43  Johann Wolfgang von Goethe: Goethes Werke: Herausgegeben im Auftrag der Grossherzogin Sophie von Sachsen: 16. Band: Mit einem Bilde in Lichtdruck. Weimar 1894, S. 166 (Brief an Johann Jakob Willemer, 24. Januar 1803).
44  E.T.A. Hoffmann: Nachricht von einem gebildeten jungen Mann. In: Steinecke, Segebrecht : Sämtliche Werke (Anm. 34), S. 418–428, hier S. 422.

kein Thema von Kritik oder auch Polemik in Unterhaltungsstücken aus. Statt Kunst um der Kunst willen verfolgt er in den hier skizzierten Stücken das Ziel, neueste wissenschaftliche Konzepte und Tendenzen im unterhaltenden Genre informierend aufzugreifen und scherzend zu kommentieren. In gewisser Weise flankiert er damit Strategien, die in populären, naturkundlichen Zeitschriften der Aufklärung in verschiedenen Text- und Präsentationsformen begegnen.[45]

In Kotzebues Geburtsstadt Weimar steht für diese Tendenz eines neuen Wissenschafts- und Kulturjournalismus Friedrich Justin Bertuch, der zuerst im *Teutschen Merkur*, dann aber vor allem im *Journal des Luxus und der Moden* sowie in seinem reich illustrierten *Bilderbuch für Kinder* auch der Naturkunde ein größeres öffentliches Forum verschafft. Unter den Klassikern kam er gar nicht gut an, Goethe prägte den Begriff des *Verbertuchens*, und Herder bezeichnete Bertuch und seine Anhänger abfällig als „Modejournalisten", die „nicht die Freunde, wohl aber die ärgsten Feinde der Wissenschaften" seien.[46] Kotzebue präsentiert auf der Bühne eine ähnliche Melange aus Wissen und Unterhaltung, allerdings weniger aus didaktischen als polemischen und fraktionspolitischen Absichten.[47] Als streitbarer und umstrittener Dramatiker hat er sich damit allenthalben erwiesen.

Korrespondenzadresse:
Prof. Dr. Alexander Košenina
Leibniz Universität Hannover
Philosophische Fakultät
Deutsches Seminar
Königsworther Platz 1
D-30167 Hannover
alexander.kosenina@germanistik.uni-hannover.de

---

[45] Tanja van Hoorn, Alexander Košenina (Hg.): Naturkunde im Wochentakt. Zeitschriftenwissen der Aufklärung. Bern et al. 2014.

[46] Diese und weitere Briefzitate finden sich in dem schönen Aufsatz von Siegfried Seifert: Goethe/Schiller und die „nivellirenden Naturen". Literarische Diskurse im „klassischen Weimar". In: Gert Theile (Hg.): Das Schöne und das Triviale. München 2003, S. 79–92.

[47] Vgl. Alexander Košenina: Kotzebues „Nullität": In Goethes trotzigem Verdikt bebt der Streit um *Die deutschen Kleinstädter* nach. In: Germanisch-Romanische Monatsschrift 64 (2014), S. 329–343.

Annja Neumann

*Schnitzler's Anatomy Lesson:*
*Medical Topographies in Professor Bernhardi*

Abstract: The paper explores the semiotic and performative structures of medical topographies in the play *Professor Bernhardi* (1912) by the modern Austrian writer and medical practitioner Arthur Schnitzler (1862–1931). It proposes a poetological reading of the first act of Schnitzler's medical play *Professor Bernhardi* that can be read as a lesson that anatomises theatre. The play negotiates dramatic space through bodily practices. The interrelations between anatomical theatre, dissection room and dramatic stage in fact point to a close conjunction between material body and textuality, to anatomy as a performative act and to the necessity of analysing the semiotic structuring of the space on stage. The body as a text and, in turn, Schnitzler's description of his drafts as bodies serve as a paradigmatic metaphorical complex here. In particular, early drafts of *Professor Bernhardi* reveal the significance of Schnitzler's reception of Rembrandt's anatomical paintings in relation to Schnitzler's strategies of staging his authorship at the intersection of literature and medicine.

Zusammenfassung: Der Beitrag untersucht semiotische und performative Strukturen der medizinischen Topographien des Dramas *Professor Bernhardi*. Das Stück wurde 1912 von dem modernen österreichischen Arztdichter Arthur Schnitzler (1862–1931) vorgelegt. Im Zentrum steht die poetologische Interpretation des ersten Aktes, die das Stück als eine Anatomiestunde begreift, welche selbstreflexiv den dramatischen Text und seine Performativität zergliedert. Der dramatische Raum wird in Schnitzlers medizinischem Drama anhand von verschiedenen Körperpraktiken verhandelt. Die wechselseitige Beziehung zwischen anatomischem Theater, Seziersaal und dramatischer Bühne verweist vielmehr auf den engen Zusammenhang zwischen materiellem Körper und Textualität, sowie auf die Anatomie als performatives Handeln und die Notwendigkeit, die Semiotisierung des Bühnenraums zu analysieren. Der Körper als Text und demgegenüber Schnitzlers Beschreibung seiner Entwürfe als Körper dienen hier als paradigmatischer Metaphernkomplex. Insbesondere frühe Entwürfe von *Professor Bernhardi* legen den Stellenwert von Schnitzlers Rezeption der anatomischen Gemälde Rembrandts und ihrer Beziehung zu Schnitzlers Autorschaftsinszenierung an der Schnittstelle von Literatur und Medizin offen.

> Dann beginnt er, über ein Heiligenbild zu reden, das an der Wand hängt: Ich habe einmal einen unbekannten Rembrandt entdeckt.
>
> Prof Cyprian in Act 1 in a sketch for *Professor Bernhardi*[1]

The word *anatomy* is derived from the old Greek word *anatome*, which means *cutting up*. It refers to "a method by which the study of the structure of living things is made possible."[2] Dissection emphasises the need to make visible the relationship and design of different elements by excavation of structure and tissue. The book of poems *Cadaver Speak* by the American poet Marianne Boruch addresses intersections between literature and anatomy by juxtaposing cadaveric dissection with poetic form. Her poems negotiate knowledge in the dissection room through its close relationship to practices of seeing. Before writing her texts Boruch participated in courses in life drawing and in gross human anatomy at Indiana University medical school's Purdue campus. Poem number 18 of the volume enacts the experience of being taught as a medical student in the dissection room:[3]

> Today's postcard is: two young women float over me,
> knives and probes down, into —
>
> a cloud of furious busyness.
> 5
> Because they must *know* things, and to know is to
> find them first.

---

[1] The five act scenario is held at Cambridge University Library: Arthur Schnitzler: Professor Bernhardi. MS Schnitzler A117,1–11, here A117,10, sheet 17 (recto), pag. 10, Act I, scene 9. "He then starts to talk about a picture of a saint that hangs on the wall: I once discovered an unknown Rembrandt."

[2] Leslie Klenerman: Human Anatomy: A Very Short Introduction. Oxford 2015, p. 2.

[3] Marianne Boruch: Cadaver Speak. Washington 2014, p. 82.

Formal aspects of the text like its punctuation marks and line breaks point to locations where the body has been cut, for instance in the syntactical structure: "knives and probes down, into — //" The long dash in the second line marks the cut into the skin. The break at the end of line six acts like a dissection knife: "(…) to know is to / find them first. //". In a way similar to an anatomical dissection of a body, the inspection of the position and location of the various parts of a poem and their relationship to other lines requires acts of assessment by identifying and locating the parts. Arguably, lyric form graphically and self-reflexively renders the text as a body cut into pieces: "But it breaks deep: a shot, a *report*. Their urgent / *oh no*. //"[4] The way in which the bodily practices of medical students are anatomised here visualises the knowledge structure of the dissection room by practices of cutting. In the reading of *Professor Bernhardi* (1912) that follows, I will suggest that anatomy can also be productively understood as an analogy for the dynamic structures and texture of the play, which can be seen to be undertaking anatomical work in a self-reflexive fashion. At the same time, the anatomical model can be extended to the work of the literary scholar who engages in the analytic interpretation of the body of the drama through critical acts of dissection and localisation.

This essay will undertake an interpretation of the spatial relations in Arthur Schnitzler's medical play *Professor Bernhardi*, analysing them with regard to the semiotic structure and the communicative context of the drama.[5] It explores this play by the modern Austrian doctor-writer Schnitzler as a text in which intersections between literature and medicine, or more precisely dramatic text and anatomy, are most distinctly exposed by the shared space of the dramatic stage as theatrum anatomicum. Anatomy will be considered as a performative act that raises questions around signification, localisation and mimesis that are informed by practices of seeing, of cutting, and of writing and speaking. Hardly any other discipline generated as much attention for formal and linguistic features of its medical records as anatomical pathology.[6] All four bodily practices are enacted in the creative process, genesis and dramatic text of Schnitzler's hard-edged comedy *Professor Bernhardi*

---

[4] Boruch: Cadaver Speak (note 3), p. 82. The poem finishes with the lines: "Another cloud to darken me. Stop. // And neither says, until one: *It's okay. We'll be doctors. We'll know / how to fix it.* //".

[5] This article was written as part of the research project "Digital Critical Edition of Middle Period Works by Arthur Schnitzler", supported by the UK Arts and Humanities Research Council.

[6] Christoph Hoffmann: Schneiden und Schreiben. Das Sektionsprotokoll in der Patho-

(1912), set in a hospital in Vienna around 1900. The first act, which provides the central focus for this essay, is framed by references to cadaveric dissection and centres on the discussion of the diagnosis and result of the latest post-mortem examination: a written dissection report.

The play is concerned with the Jewish doctor Professor Bernhardi who denies a Catholic priest entry to the bedside of a girl who is unaware that she is dying. Bernhardi attempts to facilitate „ein glückliches Sterben" ("a happy death") for his patient. The appearance of the priest would destroy the patient's state of 'euphoria' by instantly revealing the gravity of the situation to her. Even though Bernhardi's action is motivated by ethical, medical and humanitarian considerations the conflict is used for a political smear campaign that exploits Bernhardi's Jewish background to intrigue against him and to weaken his position as the director of the hospital. The key scene between Bernhardi and the priest in Act I is distinguished by its spatiality, foregrounding the threshold between the anteroom and the hospital ward as the boundary that the priest is not allowed to pass. The patient, Philomena Beier, dies off-stage of a sepsis apparently caused by a back-street abortion, while Bernhardi and the priest are disputing conflicting morals in front of the door of the ward. The board of trustees of the hospital resign after the incident becomes public. The affair sparks further events that result in Professor Ebenwald intriguing against Bernhardi who is accused of offending the religious feelings of the public, having lost the support of Flint, the minister of education.[7]

An early sketch of *Professor Bernhardi* reveals the significance of images for the drama. Besides a portrait of the Empress Elisabeth of Austria and references to images of saints in Schnitzler's drafts for Act I and an old picture of the physicians of the hospital in the published version of the act, an early sketch of the play contains a reference to a painting by Rembrandt van Rijn. Even though the reference to „ein unbekannte[r] Rembrandt" is vague and Professor Cyprian's anecdote about his discovery of an unknown Rembrandt was cut from the first act in subsequent

---

logie um 1900. In: Christoph Hoffmann (ed.): Daten sichern. Schreiben und Zeichnen als Verfahren der Aufzeichnung. Zürich, Berlin 2008, pp. 153–196.

[7] Judith Beniston provides a more detailed description of the plot and an overview of research approaches on *Professor Bernhardi*. See Judith Beniston: Professor Bernhardi. Komödie in fünf Akten (1912). In: Christoph Jürgensen, Wolfgang Lukas, Michael Scheffel (ed.): Schnitzler-Handbuch. Leben – Werk – Wirkung. Stuttgart, Weimar 2015, pp. 92–96.

drafts, it reappears in more fragmentary form in Act III of the published version. Subtle references to Rembrandt's paintings, in particular to his anatomists, continue to resonate with the dramatic structure of the play. Rembrandt's painting *The Anatomy Lesson of Dr Nicolaes Tulp* (1632)[8] provides a particular focus for considerations of the spatial relations and bodily practices that are updated in *Professor Bernhardi*. Rembrandt's canonical painting presents a corpse surrounded by books, texts and a painting.[9] Beyond the constellation of the seven members of the ancient Guild of Surgeon-Anatomists that are grouped around the master surgeon Dr Tulp and the corpse, it is the effect of mise-en-abyme on the level of theatre as well as the false construction of the limb under the dissecting knife that is significant in this context.[10] A number of parallels between the painting and the localisation techniques of Schnitzler's play suggest that Rembrandt's *Anatomy* can be seen as an implicit reference in *Professor Bernhardi*. Rembrandt's *Anatomy* will be considered through the character of the anatomical demonstration as a form of drama. The "self-reflexive theatre of intense looking"[11] in the painting is set in dialogue with the ‚Augenregie', the way in which speaking glances are directed in Schnitzler's play. Further references to Rembrandt's anatomists in Schnitzler's autobiography *Jugend in Wien* foreground a topographical comparison of the relationship between dissection and prosection room, on the one hand, and church and sacristy, on the other, that sheds light on the spatial, visual and temporal logic of Act I.[12]

---

[8] Rembrandt van Rijn: De anatomische les van Nicolaes Tulp. Oil on canvas, 169.5 x 216.5 cm, Mauritshuis The Hague 1632.

[9] William S. Heckscher: Rembrandt's Anatomy Lesson of Dr. Nicholaas Tulp: An Iconological Study. New York 1958, p. 67.

[10] Andrew Webber discusses the mode of mise-en-abyme in Rembrandt's *Anatomy* on three different levels that address the painting within the painting, the anatomy as theatrical performance and the stripped limb that is assumed to be represented in the open folio. He examines the painting as an intertext of Christian Petzold's film *Barbara* in relation to Winfried Georg Sebald's *Die Ringe des Saturn* and questions on practices of seeing and reading. Andrew Webber: "Good Work": Speed, Slowness and Taking Care in Christian Petzold's *Barbara*. In: Anne Fuchs, Jonathan Long (ed.): Time in German Literature and Culture, 1900–2015. Between Acceleration and Slowness. Basingstoke 2016, pp. 173–188, here pp. 183f.

[11] Webber: Speed, Slowness and Taking Care (note 10), p. 184.

[12] Therese Nickl, Heinrich Schnitzler (ed.): Arthur Schnitzler: Jugend in Wien. Eine Autobiographie. Mit einem Nachwort von Friedrich Torberg. Wien, München, Zürich 1968. Schnitzler's posthumously published autobiography is available in English translation: Arthur Schnitzler: My Youth in Vienna. Foreword by Alan John Percivale Taylor, translated by Catherine Hutter. London 1971. Schnitzler started writing his

What distinguishes the dramatic space of the play from Rembrandt's painting is that material bodies of living patients or corpses for the post mortem are absent on stage but substituted by „Krankengeschichten" ("patients' medical histories") and a dissection report. The discussion of the report of the latest dissection dominates the dialogue of Act I. It references the developing understanding of medicine as a scientific practice and the fundamental significance that anatomy gained as a discipline from the first half of the nineteenth century onwards.[13] The development of pathology as a subject is closely tied to a routine of dissections and to what Christoph Hoffmann calls the formation of a „Protokollierregime"[14], a regime of report-keeping. Pathology uses anatomy to discover the location and causes of diseases. Post mortem reports, thus, have an epistemological function in combining results with diagnostic interpretation. Schnitzler's play in effect enacts a conclusion by Richard Heschl (1824–1881), who was a professor of pathological anatomy in Vienna from 1875–1881 and whom the figure Professor Cyprian, who enters the stage looking for the anatomist and a skull for anatomical dissection, names as his teacher in a somewhat confused way.[15] Heschl inferred that "the dissection report should naturally take the place of the object under examination."[16] He underlined the fact that dissection and the process of decomposition transformed the cadaver, so that the dissection report had to form the basis for further investigation of a case.[17] A second major difference, thus, is that Bernhardi and his colleagues are not

---

      autobiography in 1915, three years after he had finished *Professor Bernhardi*. It was published posthumously in 1968 according to his last will where he authorised the publication of the unfinished text (Schnitzler: Jugend in Wien, p. 7).

[13] Reinhard Urbach: Nachwort. In: Reinhard Urbach (ed.): Arthur Schnitzler: Professor Bernhardi. Stuttgart 2005, pp. 185–233, here pp. 185–188.

[14] Christoph Hoffmann: Eine Papierleiche: Autopsiebericht 838/83. In: Yvonne Wübben, Carsten Zelle (ed.): Krankheit schreiben. Aufzeichnungsverfahren in Medizin und Literatur. Göttingen 2013, pp. 64–81, here p. 70.

[15] Urbach assumes that the forgetfulness and confusion of Professor Cyprian, who mistakenly pronounces the name of his teacher as "Heschel" instead of Heschl and confuses the place where the latter taught, was probably part of the deliberate characterisation of the figure by the author (Reinhard Urbach: Anmerkungen. In: Urbach: Arthur Schnitzler (note 13), pp. 171–176, here pp. 172f.).

[16] Richard Heschl: Sections-Technik. Anleitung zur zweckmässigen Ausführung pathologischer Sectionen und zur Befassung der Befundscheine für Studierende und praktische Ärzte, besonders Gerichts-Ärzte. Wien 1859, p. 64: „Der Natur der Sache nach soll das Sectionsprotokoll an die Stelle des untersuchten Objectes treten."

[17] Heschl: Sections-Technik (note 16), p. 64.

performing anatomical dissections like Dr Tulp and his attendants but are exploring causes and the trajectory of an illness in post mortem examinations.[18]

The significant increase of the production of dissection reports in the nineteenth century not only marks a development in the history of medicine but also brings into focus the conjunction between corpse and textuality. The text serves as a metaphor for the dead body. Elisabeth Bronfen characterised the translation of a corpse into the material realm of textuality as a "metaphor of the correlation between designation, as well as interpretation, and absence"[19]. The absence of the material object is amplified by the fact that the first signifier, the corpse, will cease to exist. Metaphor and text double the absent body. Texts, like dissection reports, create a certain copy of the absent body, without being identical, and refer to their own status as representation. Bronfen argues that the difference that is brought about by this doubling effect causes self-reflexivity.[20] In addition, dissecting the body in fact prevents decay by pre-empting this by another form of decomposition.[21] Hoffmann also puts emphasis on this temporal function of post mortem reports in that they eternalise the body. Besides the dual semiotic structure and self-reflexive moment of dissection reports, practical pathology causes yet another doubling. Post mortem technique uses dissection reports as both a method and a result of dissection. The post-mortem is carried out in view of the structure of the report.[22]

Enacting a dissection and its written result in a dramatic text, which is ultimately performed (or imagined to be performed) by living bodies, stretches this semiotic constellation into a mode of self-reflexivity on the level of theatre. The interplay between medical documentation, anatomical demonstration and dramatic perfor-

---

[18] Rembrandt's *Anatomy* is not a realistic depiction of instruction in anatomy but rather an emblematic group portrait. It is not anatomically accurate, the dissection sequence is wrong and there are no dissection instruments apart from the pointer. William Schupbach argues that the presentation of the dissected lower limb attached to an undissected trunk was deliberately unrealistic on Rembrandt's part. The demonstration served as an "'anatomical' device" which closely followed "the iconography of the relevant philosophical ideas." William Schupbach: The Paradox of Rembrandt's "Anatomy of Dr. Tulp". London 1982, pp. 38f.

[19] Elisabeth Bronfen: Over Her Dead Body: Death, Femininity and the Aesthetic. Manchester 1996, p. 6.

[20] Bronfen: Over Her Dead Body (note 19), p. 8.

[21] Bronfen: Over Her Dead Body (note 19), p. 14.

[22] Hoffmann: Schneiden und Schreiben (note 6), p. 154. See also: Hoffmann: Eine Papierleiche (note 14), pp. 73f., 80.

mance exposes questions around mimesis as both "the creation of a new object and the copy, or imitation of a pre-existing one."[23] Individual scenes of *Professor Bernhardi* have been read as having the character of play-within-the-play, particularly in Act V when Flint, an opponent of Bernhardi, stages his political intentions in a speech with rhetorical ardour that is applauded by Bernhardi.[24] And indeed, it could be argued that the play addresses its setting self-reflexively from its very first scene onwards. The mode of mise-en-abyme on the level of theatre thus comes into view when analysing the semiotic structuring of a stage-space that is closely linked to the anatomical theatre and the dissection room.

The main focus of this essay is on the level of the text. The medical topography of Act I is structured by three matters in particular: localisation techniques, both verbal and non-verbal; the self-reflexivity of theatrical performance, including the visual logic that is created by the contrast of stillness and movement on stage; and the figure of the anatomist Dr Adler. Here, the bodily practice of seeing, of cutting, and writing and speaking serve to inform both practical pathology and Schnitzler's creative practice, in particular through the dramatic structure of *Professor Bernhardi*. The first part of the essay focuses on Schnitzler's acts of cutting on the level of literary production. In early drafts of *Professor Bernhardi* Schnitzler fleshed out the dramatic dialogue substantially before dissecting away multiple explicit medical references and narrative sub-structures, such as the anecdote about the discovery of the unknown Rembrandt. The spatial, visual and temporal logic of the anatomical theatre and dissection room will be discussed in the second part of the essay. In the third part, Schnitzler's reception of Rembrandt with regard to his anatomists is used to contextualise the figure of the anatomist in *Professor Bernhardi* in relation to his working spaces. The linguistic form and self-reflexivity of the dramatic text will be examined in the fourth part of the essay. Therefore, the focus will lie here on the dramatic development of *Professor Bernhardi* in relation to the ways in which the dramatic structure is mapped through the figure of the anatomist.

---

[23] Bronfen: Over Her Dead Body (note 19), p. 6. Bronfen discusses Gabriel von Max's painting *Der Anatom* (1869) depicting an anatomist leaning over the body of a young woman. The reading she proposes focuses on the contradictory forms of self-articulation inscribed in the painting.

[24] Konstanze Fliedl: Arthur Schnitzler. Poetik der Erinnerung. Wien, Köln, Weimar 1997, pp. 230–252, here p. 234.

## The Pathology of the Writing Process

Interrelations between body and text also speak to Schnitzler's creative writing processes and the genesis of *Professor Bernhardi*. The latter reveals that Schnitzler understands his drafts as a corpus in an almost literal sense, contributing to an understanding of what he calls the "physiology (and pathology!)" of the creative process.[25] His dual perspective as a doctor-writer is conveyed distinctly in his literary estate which includes manuscripts, typescripts and a wide range of archival material and was largely arranged by himself. *Professor Bernhardi* was the product of a complex genesis and multiple revisions between 1900 and 1912. The play refers back to a text that Schnitzler originally called his *Ärztestück* (*Doctors' play*). While he also used *Ärztestück* as a working title for *Professor Bernhardi*, the notion elicits multiple readings in relation to Schnitzler's archival work and his own satirical narrative about how he 'gave birth' to the medical drama. Schnitzler's account of the history of the composition of *Professor Bernhardi* reads like a patient's medical history. In a letter to Hugo von Hofmannsthal he tells the story of how he first merged the subject matter of the *Ärztestück* with the draft of the so-called *Junggesellenstück* (*Bachelors' play*) which was concerned with an aged and lonely painter who reveals himself as the biological father to his son, who is a doctor, but fails to win over him in competition with his social father. The outcome of this cross breeding is described as a monstrosity, as "Siamese twins", that had to be cut asunder in order to survive. Both 'patients' survive the bisection and become separate plays.[26] Schnitzler's sur-

---

[25] Arthur Schnitzler: Testamentarische Bestimmungen Arthur Schnitzlers. In: Gerhard Neumann, Jutta Müller: Der Nachlass Arthur Schnitzlers. Verzeichnis des im Schnitzler-Archiv der Universität Freiburg i. Br. befindlichen Materials. Mit einem Vorwort von Gerhard Baumann und einem Anhang von Heinrich Schnitzler: Verzeichnis des in Wien vorhandenen Nachlaßmaterials. München 1969, pp. 33–38, here p. 36: „Verhältnismäßig werthvoller, zum mindesten interessant als Beiträge zur Physiologie (Auch Pathologie!) des Schaffens erachte ich manche Vorarbeiten, unverwendete Scenen, Absätze u. dergl. zu meinen bei meinen Lebzeiten veröffentlichten Werken (…)."

[26] Therese Nickl, Heinrich Schnitzler (ed.): Hugo von Hofmannsthal, Arthur Schnitzler: Briefwechsel. Frankfurt a. M. 1964, pp. 170–171, here p. 171. The context of Schnitzler's account of the history of development of *Der Einsame Weg* and *Professor Bernhardi* has been neglected in existing research. The narrative of reviving the „Doppelstück" that Schnitzler presents to Hofmannsthal is preceded by Schnitzlers note stating that he was completely absorbed by the Renaissance painter Luini.

gical intervention results in a rebirth, a Renaissance, of the *Ärztestück* and introduces yet another medical location: the operating theatre.

The transformation of the material body into a body of signs, a „Papierleiche"[27], and the bodily practices that are inextricably linked with this process become even more pronounced in relation to specific medical locations in the play. The incident between Bernhardi and the priest is assessed in five different sites, moving through and alternating between institutional and private locations: the anteroom of the hospital ward in Act I, Bernhardi's consultation room after consultation hours in Act II, the hospital's boardroom in Act III, the parlour in Bernhardi's house in Act IV and, finally, the public registry of the Ministry of Education in Act V. The array of medical and political locations is indicative of the technical term 'medical topography'. This term designates a medical survey of a place or a region with regard to its geographical location, climate, size of population and an overview of common diseases as well as providing descriptions of medical facilities and the physical and moral education that was available to citizens at a given time.[28] *Professor Bernhardi* can be read as a sort of medical topography of a fictional hospital in Vienna around 1900 that adopts a diachronic and cross-disciplinary approach, with the anatomical theatre acting as a submerged counterpart of the dramatic stage. The interplay between the performative dimension of anatomy and the topographical dimension of theatre shows that literature can be used as an anatomical device. Literary texts can explore social structures in a similar way as dissection investigates the human body to incorporate it in a taxonomical diagnostic text for purposes of analysis.

The first detailed sketch that records the dramatic conception of *Professor Bernhardi* starts with a scene presenting Anna, the patient who is unaware that she is dying, in conversation with a nurse. Anna is meant to open the play with the question about the whereabouts of the professor that Hochroitzpointner voices in the published text.[29] The scene between Anna and the nurse was cut in further revisions and in the published text. The dying patient and the hospital ward indeed become an absent presence on stage and are relegated to the second fictional space

---

[27] Hoffmann: Eine Papierleiche (note 14). Hoffmann discusses the formal structure of autopsy reports in nineteenth and early twentieth century Berlin.
[28] Zacharias Wertheim published the most well known medical topography of Vienna in 1810: Zacharias Wertheim: Versuch einer medicinischen Topographie von Wien. Wien 1810.
[29] Schnitzler: MS Schnitzler A117,1–11, here A117,10, sheet 1 (recto) (note 1), p. 2.

off-stage. The ward thus shares the same fate of being physically absent from stage as the ‚Sezierkeller', downstairs in the anatomy department. This cut involves verbal location techniques that produce a copy in language of the post-mortem examination. The audience is presented with yet another copy when Oskar hands over the post-mortem report to Hochroitzpointner asking him to enter a clean copy of it into the ward journal. Faced with the written result of the post mortem, the dramatic stage elevates anatomical examination to a metaphorical level. The personnel present on stage becomes the secondary audience of the post mortem in Act I. The audience is increased yet again by the assumed reader or audience of the play with the effect of mise-en-abyme on the level of theatre.

The Topography of the Dissection Room and the Anatomy Theatre

"Therese.", one of Arthur Schnitzler's early poems, written on 5th January 1884, when he was training as a doctor, points to a localisation technique and conflict that continues to be relevant for the genesis of *Professor Bernhardi*.[30] Explicit references to two paintings serve as a semantically structured interior of the poem that provides a commentary on what occurs in the text.[31] The voice of the poem, who considers the night just spent with his eponymous beloved, begins by referring to the „Morgenwinde", that is, traditionally, the wind at dawn blowing from east to west. The allusion to the east wind as a motif of the alba dawn-song is countered by a topical movement from the south to the north:

>      Damastner Vorhang rollte schwer herab –
> 10  Wir zwei, wie Kinder, tanzten auf und ab.
>           Wie schön das Bild in Deinem Zimmer war
>           Venus die Schaumgeborene, stellt es dar.

---

[30] Arthur Schnitzler's poem "Therese." was first published in: Österreichische Dichtergabe. Ungedrucktes von Hugo von Hofmannsthal, Max Mell, Arthur Schnitzler, Karl Schönherr, Anton Wildgans. Wien 1928, p. 39. Quotations are from this edition. The title closes with a full stop. "The damask curtain rolled heavily down – / We two, like children, danced up and down. / How fair the picture in your chamber was / Venus, born of foam, is what it shows. / Above my bed full of melancholy / Hangs Rembrandt's gloomy picture, 'Anatomy'. /"

[31] Julia Ilgner: Renaissancismus und Renaissancerezeption bei Arthur Schnitzler (unpublished manuscript).

>   Ob meinem Bette voll Melancholie
>   Hängt Rembrandts düstres Bild „Anatomie".

Lines 9–14 refer to the painting by Sandro Botticelli *La nascita di Venere* (1485)[32] and the painting by Rembrandt *The Anatomy Lesson of Dr Nicolaes Tulp* (1632).[33] The poetic voice positions itself in a sort of anatomy theatre of the north representing a gloomy scientific and rational sphere that is contrasted by the vivid and warm atmosphere of Therese's room. The poetic space of the poem is bisected by a movement from east to west that is intersected by the contrast between a renaissance of the south and a renaissance of the north. With Rembrandt's *Anatomy* hung above the bed the latter is transformed into a cold slab that leaves the poetic voice shivering.[34]

In Schnitzler's fragmentary autobiography *Jugend in Wien* (1968) the narrator emphasises that his worldview was strongly influenced by the atmosphere of places in which the daily routine of a medical student was naturally played out. The first medical location that is mentioned in this context is „der Seziersaal". Schnitzler describes the dissection room as a sober hall for studying („ein nüchterner Lernraum") where dead bodies are presented as reified objects. Unlike the morbid and dark atmosphere of Rembrandt's *Anatomy*, as painted by the poetic voice of "Therese.", the narrator underlines how the location of the dissection room would bring about a specific bearing of deliberate indifference in medical students, transforming dead bodies into objects.[35]

---

[32] Sandro Botticelli: La nascita di Venere. Tempera on canvas, 172.5 x 278.5 cm, Galleria degli Uffizi Florence around 1485.

[33] Ilgner: Renaissancismus und Renaissancerezeption (note 31).

[34] The poem "Therese." consists of sixteen lines and iambic rhyming couplets with five stresses. It concludes with the lines: „Die Polster sind so kalt, mich fröstelt schier – / Wie hold und warm, Therese, war's bei dir! //" The critical edition of Schnitzler's *Anatol* classifies "Therese." as part of texts associated with the transmission of *Anatol*. Evelyn Polt-Heinzl, Isabella Schwentner, Gerhard Hubmann (ed.): Arthur Schnitzler: Anatol. Historisch-kritische Ausgabe, 2 vols. Berlin 2012, here vol. 2, p. 39.

[35] Schnitzler: Jugend in Wien (note 12), pp. 103f. Anatomical education today encourages a different attitude to the cadavers, referring to them as donors. There is a tension between students developing a relationship with their donor and having to cultivate a detachment in order to 'cut'. At the University of Cambridge, students are, thus, encouraged to see their donor as "their very first patient" and their "first teacher". Quotations are from an interview with clinical anatomist Cecilia Brassett. In: Chris Elliott: Why Cambridge University wants your body. In: Cambridge News. May 2, 2016. http://www.cambridge-news.co.uk/Cambrudge/story-29200079-detail/story.html (accessed May 2, 2016).

What distinguishes the dissection room from the anatomical theatre is that dissecting is not only performed for arm's-length instruction but also teaches students in groups to enact their anatomical knowledge collaboratively. A draft scene of the *Ärztestück* also relates the defiance of death to the performative practice of the anatomist. In a draft of Act I the figure Professor Pflugfelder refers to Josef Hyrtl (1810–1894), an Austrian professor of anatomy and author of a famous medical textbook on topographical anatomy.[36] Pflugfelder responds to his son Hans, who characterised an anatomist by his excellent skills as a speaker and as a poseur: „Das haben viele Anatomen an sich. Hyrtl war überhaupt ein Schauspieler. Es ist die einfachste Art dem Tod gegenüber Haltung zu bewahren."[37] Father and son agree on the anatomist's performative claim against death.

The narrator of *Jugend in Wien* also characterises the dissection room by a comparison that draws on spatial relations between two distinctly different areas of public life. Out of the four traditional rooms of an anatomy department the narrator discusses the spatial relationship between the dissection and prosection rooms.[38] The latter is an anatomical laboratory where bones and samples of body parts are prepared and stored as models for instruction in anatomical education.

> Neben dem Seziersaal war das Prosektorium gelegen, und unwillkürlich drängte sich für das Verhältnis jener beiden Räume zueinander als Vergleich das Verhältnis von Kirche und Sakristei auf, besonders wenn priesterlich-verehrungswürdig der Professor oder einer seiner Gehilfen aus dem abgegrenzten, ihnen zugewiesenen Raum in den allgemein zugänglichen, mitten unter die arbeitenden und schwätzenden Studenten heraustrat.[39]

---

[36] Joseph Hyrtl: Handbuch der topographischen Anatomie und ihrer praktischen medicinisch-chirurgischen Anwendung. Wien 1847.

[37] Arthur Schnitzler: Der Einsame Weg. Vorarbeiten. MS. Schnitzler A76,1–11, here A76,4, pag. 32 (recto), Cambridge University Library. The folder is dated with 1900 by a hand that is not yet identified. "PFLUGFELDER: This is something many anatomists share. Hyrtl was actually an actor. It is the easiest way to retain one's posture in the face of death."

[38] When Schnitzler studied medicine in the 1880s a department of anatomy comprised of a dissection room, a prosection room, a morgue and an anatomical theatre. This division in four different main parts is still predominant in many European anatomy or pathology departments today.

[39] Schnitzler: Jugend in Wien (note 12), p. 127. "The dissection room was located next to the prosection room. The relationship between these two rooms immediately evoked a comparison, namely the relationship between church and sacristy; even more so when the professor, who was revered like a priest, or one of his assistants, stepped out of the

The topography of the dissection and prosection rooms, and the relationship between the two, are compared here to that of church and sacristy. The comparison refers associatively to a development in the European history of medicine of the seventeenth century. Rembrandt's *Anatomy* also alludes to this historical context by means of the peculiar spatial relations of the site in the painting. The anatomical chamber emphasises the theatrical character of the public anatomy by stage scenery in the painted backdrop. The architectural features, however, remain obscure. They lend the stage scenery a rather generic character that prevents it from being clearly localised in the city of Amsterdam.[40]

For twenty years the anatomical theatre in Amsterdam was housed in makeshift quarters. Historically, anatomical theatres were constructed in buildings that already existed. In seventeenth-century Europe, protestant regions, particularly in the Netherlands, showed a predilection for placing anatomical theatres in chapels or church choirs. In a few instances the anatomical table even took the place once reserved for the altar.[41] Schnitzler's comparison does not directly relate to the room that anatomy and church shared historically as it focuses on the dissection room rather than the anatomical theatre. Yet it refers to the interblending of secular and sacred strands in Renaissance anatomies.[42] It foregrounds medical places as clearly defined and consecrated spaces and implicitly refers to the threshold that the anatomist, who is compared to a priest, needs to pass when stepping out into the dissection room. William Schupbach argues that Rembrandt's *Anatomy* can be read as a

---

well-defined room assigned to them, into one that was generally accessible, into the midst of students, who were working and chatting."

[40] Webber: Speed, Slowness and Taking Care (note 10), p. 184. See also Heckscher: Rembrandt's Anatomy Lesson (note 9), p. 14.

[41] Heckscher: Rembrandt's Anatomy Lesson (note 9), p. 29, 31. In Schnitzler's time, in particular during the First World War, when he wrote his autobiography, arrangements were in place where churches as well as museums or other cultural institutions accommodated hospitals. In this context, Schnitzler used the term "Bernhardi-Affairs" to refer to injured soldiers who neither wanted to receive the last rites nor wanted to die but were forced to see the priest by the nurses. Arthur Schnitzler: Tagebuch 1879–1931. Hg. von der Kommission für literarische Gebrauchsformen der Österreichischen Akademie der Wissenschaften, Obmann: Werner Welzig. In Zusammenarbeit mit Peter Michael Braunwarth, Suzanne Pertlik, Reinhard Urbach. Wien 1983–2000, here vol. 1913–1916 (1983), p. 170.

[42] Heckscher: Rembrandt's Anatomy Lesson (note 9), p. 29. See also Cynthia Klestinec: Theatres of anatomy: students, teachers, and traditions of dissection in Renaissance Venice. Baltimore 2011, p. 9.

paradoxical depiction of secular and sacred strands of anatomy. The painting illustrates this through a double emblem referring to the two concealed mottos or lessons about the use of anatomy: cognitio sui and cognitio Dei. The gesture of Frans van Loenen, the surgeon in the back of the painting, "demonstrates the first lesson of anatomy, 'know thyself', which he does by pointing to the corpse."[43] Loenen's gesture updates the iconography of 'know thyself', signifying the pursuit of self-knowledge through the study of the composition of the body. Dr Tulp illustrates the second lesson that anatomy helps us to learn about God, because we are built after his model, by pointing to the flexor-tendons.[44]

In contrast to the democratic character of the dissection room, the prosection room is a confined room that confirms the surgeon's authority. Analogous to the prosection room, a sacristy is a room exclusively for the priest and attendants. Vestments and other church furnishings, such as sacred vessels, are kept here. Like the prosection room it is a place of preparation where the priest and attendants vest and prepare before service. Schnitzler describes one of these assistants by referring to the most canonical paintings depicting human dissection:

> Unter jenen Gehilfen der weitaus Interessanteste war uns allen Langers Assistent, Emil Zuckerkandl, ein bleicher junger Mann mit dunklem Spitzbart und schwarzen Augen, der in seinem Talar völlig einem jener Anatomen glich, wie sie uns von berühmten Bildern Rembrandts her vertraut sind, und den bei aller zeitlichen und räumlichen Nähe fast legendenhaft die Mär von seiner flotten, trink- und fechtfreudigen Burschenzeit umschwebte. Auch jetzt noch genoß er des Rufs, sich häufig geraden Wegs aus irgendeinem Nachtlokal oder vielleicht gar aus schönen Frauenarmen an sein ernstes Tagewerk zu begeben, das er dann lehrend und lernend mit ungeheurem Fleiß bis in die späten Abendstunden trieb.[45]

---

[43] Schupbach: The Paradox (note 18), pp. 37f., here p. 38.
[44] Schupbach: The Paradox (note 18), p. 38.
[45] Schnitzler: Jugend in Wien (note 12), pp. 127f. "Langer's assistant, Emil Zuckerkandl, was by far the most interesting among those auxiliaries. Zuckerkandl was a pale young man with a dark and pointed beard and black eyes. In his gown, he entirely resembled one of those anatomists, familiar to us from Rembrandt's famous paintings. Whatever his temporal and spatial proximity Zuckerkandl was surrounded by the legend of his time as a student, jaunty, and given to fencing and drinking. Even now he still enjoyed the reputation of frequently making his way straight from some nightclub or even from a woman's lovely arms to his serious daily tasks; he pursued this work with enormous effort, teaching and learning far into the night."

Emil Zuckerkandl, a student of Hyrtl and the assistant to the anatomy professor Carl Langer (1819–1887), is singled out here, most notably because of his resemblance with Rembrandt's anatomists. Beyond that of *The Anatomy Lesson of Dr Nicolaes Tulp*, Rembrandt's anatomists also perform on a second anatomical stage, in the form of the painting *The Anatomy Lesson of Dr Jan Deijman* (1656) depicting a brain dissection. Even though only a fragment of its canvas was preserved after a fire in 1723, the picture frame and the locale that is depicted in the painting clearly place it in a theatre.[46] If we take a look at the Rembrandt-Tulp theatre, Zuckerkandl's features, his pale skin, a dark and pointed beard, black eyes and his robe dominate the composition of the painting, while the anatomists' robes lend them a priest-like appearance.

In his description of Zuckerkandl the narrator points to the conflicting temporalities that waft about the anatomist like an aura. Zuckerkandl brings together "his entire temporal and spatial proximity" with stories about his past. His adventurous life is set against "his serious daily work". The narrative technique that is used here for the characterisation of the figure is part of Zuckerkandl's daily routine on the dissection table. His sense of temporality shows striking links to the „Eigenzeit"[47], the temporal logic proper to the anatomy theatre. The narrator dissects this temporal structure. While Zuckerkandl is observed from a distance, with Schnitzler being one of the observers, his own temporality (his „Eigenzeit", one might say) is cut open.[48] Layers of Zuckerkandl's past, "his time as a student," are shown next to his presence that is clear-cut between his precise and serious daily work "far into the night" and his reputation and adventurous life as a playboy.

---

[46] The Amsterdam Museum holds a reconstruction of the original painting, see http://am.adlibhosting.com/amonline/details/collect/4050 (accessed March 8, 2016).

[47] Helga Nowotny: Eigenzeit: Entstehung und Strukturierung eines Zeitgefühls. Frankfurt a. M. 1993, p. 82.

[48] Emil Zuckerkandl inspired Schnitzler to the poem „Prosektur" (1880) and „Frühlingsnacht im Seziersaal" (1880). Arthur Schnitzler: Frühe Gedichte. Herausgegeben und eingeleitet von Herbert Lederer. Berlin 1969, pp. 18–20. The title of the former poem is „Prosektor" in *Frühe Gedichte*. This is based on a reading error. The text alludes to the „Prosektur", the department of anatomy and students' drinking songs which creates a stereotypical *carpe diem* mentality in the dissection room, Fliedl: Poetik der Erinnerung (note 24), p. 67. In his diary, Schnitzler uses the name „Zucker-Rembrandt". Schnitzler: Tagebuch 1931. Gesamtverzeichnis 1879–1931 (2000) (note 41), p. 626. „Zucker-Rembrandt" probably refers to Emil Zuckerkandl, who later became a professor of anatomy and is immortalised in the organ of Zuckerkandl, a collection of paraganglion near the bifurcation of the abdominal aorta.

There is much that could be said about the temporal logic of the anatomical theatre that is unveiled by the staging of Zuckerkandl in relation to the synthetic character of Rembrandt's *The Anatomy Lesson of Dr Nicolaes Tulp*, the simultaneous representation of a number of reactions not occurring at the same time, the interplay of light and shadow and the pastichio character of the painting, in particular with regard to the cadaver.[49] But here the emphasis falls on the dialogue between Rembrandt's anatomists and Schnitzler's medical play. Dr Adler – Adler means eagle –, the figure of the anatomist in Schnitzler's *Professor Bernhardi*, preceding the Zuckerkandl figure in *Jugend in Wien*, shares various attributes of the other anatomists and introduces the same internal temporal structure. He is characterised by his glowing eyes, by rumours about his outgoing lifestyle and dubious past, and by his dedicated work in the dissection room until midnight.[50] In a controversial debate on therapy and theory with the figure Kurt Pflugfelder, an assistant in the department of internal medicine, Adler identifies himself as „der Oberkontrollor"[51] ("Chief Inspector"), a term not lacking religious connotations.[52] The notion of being in charge and overseeing everything fundamentally informs the topography of the anatomical theatre.

Anatomical theatres, like dramatic theatres, are places to see. The topography of the anatomy theatre elevates the observer to a position that looks at the open body from above, almost with a birds-eye perspective. The main objective was to get as many eyes as close to the body as possible.[53] There are various metaphors that have been used to depict the conditions of visibility in anatomical theatres. Examples like the first permanent purpose-built anatomical theatre at the University of Padua have been compared to "huge upside-down version[s] of the telescope that Galileo later used [at Padua] to explore the skies"[54]. This apparatus of viewing brings into

---

[49] Heckscher: Rembrandt's Anatomy Lesson (note 9), p. 16, 33.
[50] Schnitzler: Professor Bernhardi (note 13), p. 22, 10.
[51] Schnitzler: Professor Bernhardi (note 13), p. 25.
[52] The anatomist in Schnitzler's *Traumnovelle* (*Dream Novella*) is also named Adler and shares the attributes of the anatomist in *Professor Bernhardi*. He calls the department of pathology and anatomy „heilige Hallen" ("sacred halls"). Michael Scheffel (ed.): Arthur Schnitzler: Die Traumnovelle. Stuttgart 2006, p. 89.
[53] Andrew Cunningham: The Anatomical Renaissance: The Resurrection of the Anatomical Projects of the Ancients. Aldershot 1997, pp. 67–72.
[54] Camillo Semenzato: Value and significance. In: Camillo Semenzato (ed.): The Anatomy Theatre. History and Restoration. Padua 1995, pp. 115–132, here p. 126. The anatomy theatre in Padua was copied all over Europe. Schnitzler visited Padua several times around 1900 (Schnitzler: Tagebuch (note 41), p. 292).

focus a stage and an anatomical table that is placed in the centre of the bottom of the hall. The seating arrangement by tradition follows the logic of amphitheatres.⁵⁵ In Padua the wooden scaffoldings have an oval shape and consist of six tiers carved from walnut. At this specific theatre the cadaver is prepared and dissected in the basement and then lifted up to ground floor level for anatomical demonstration. The device of the anatomical theatre was designed "to explore the finitely visible"⁵⁶, its visual logic focusing on the inspection of internal structures. Dissection is a process of disassembling and observing something to determine its structure and design, and hence akin to the kind of incisive exploratory work that social dramas like *Professor Bernhardi* undertake on institutional and political arrangements.

## Schnitzler's Rembrandt hat

In the very year when Rembrandt was commissioned to paint the annual anatomy of the Guild of Surgeon-Anatomists he painted a self-portrait with his characteristic wide brimmed hat.⁵⁷ With his large ruff and hat, which in part resembles Dr Tulp's fine black top hat that was part of the professional dress of the guild of anatomists, Rembrandt almost looks like one of his anatomists. His *Anatomy* refers to a public anatomical demonstration presenting a cut up and stripped limb of a freshly executed criminal. A public anatomy was a lesson but also part of a "dramatic play that was carefully rehearsed with a view to its public mise-en-scène."⁵⁸ The drama of the anatomy theatre, as staged by Rembrandt, represents the second act of a three-act play comprised of the ceremonial execution of the criminal, the formal public anatomy of the criminal on the following day and the concluding guild banquet, torch parade and burial.⁵⁹ The Rembrandt-Tulp theatre depicts the crisis

---

⁵⁵ Heckscher: Rembrandt's Anatomy Lesson (note 9), p. 29.
⁵⁶ Semenzato: Value and significance (note 51), p. 126.
⁵⁷ See Rembrandt van Rijn: Self portrait with a wide brimmed hat. 64.4 x 47.6 cm, Glasgow Museums, The Burrell Collection 1632.
⁵⁸ Heckscher: Rembrandt's Anatomy Lesson (note 9), p. 5.
⁵⁹ Heckscher: Rembrandt's Anatomy Lesson (note 9), p. 34. William Heckscher points out that formal anatomies, such as the one conducted by Dr Tulp and painted by Rembrandt were "milestones marking scientific progress" as much as they represented "important chapters in the historical development of the stage" which still await analysis. Heckscher: Rembrandt's Anatomy Lesson, pp. 27f. After Bernhardi spent two months in prison between Acts IV and V he is welcomed and escorted home by supporters and

between execution and feast. As the second act made space for devotional contemplation of God as the creator of the human body and allowed for a punishment of the criminal that was continued after his death, it is often associated with a cathartic function.[60]

In Rembrandt's painting the dramatis personae are split into two lead figures. First, of course, there is the master surgeon, Dr Nicolaes Tulp, who is sat behind the anatomical table and who enacts the anatomy, forceps in his right hand while his left, a speaking hand, performs an allocutio speech act. The second protagonist is less actively involved in the play: the corpse of a young criminal known as Aris Kindt. His eyes are covered by the shadow of a surgeon who is leaning forward with his eyes fixated on the open anatomical atlas in the far right corner. The corpse and Dr Tulp are surrounded by seven members of the guild of surgeon-anatomists.[61] It could be argued that Rembrandt, through his signature on the backdrop, is the third protagonist of the drama cast between art and science. Rembrandt's composition brought about the effect of mise-en-abyme on the level of painting, on the level of theatre, and mirrored practices of seeing and reading evoked by the dissected hand that is assumed to be a copy from an anatomical atlas.[62] The self-reflexive address of the fourth wall and the presence of the invisible audience that is observing the public dissection from the auditorium are evoked by the mise-en-scène. The gaze of some of the anatomists, most prominently Dr Tulp's gaze, is fixated on a point outside the painting. This doubling of the audience which self-reflexively addresses the overlapping internal and external communication system on the dramatic stage is also created by the mise-en-scène of *Professor Bernhardi* at the end of Act I when Bernhardi is surrounded by seven figures including five doctors, a nurse and the priest who are attentively listening to him. This creates an effect of mise-en-abyme on the level of theatre, doubling the invisible audience that is watching the play in a way that compares to the stage setting in Rembrandt's painting.[63]

---

a torch parade. This might be coincidental or a deliberate reference to the proceedings of public anatomies.

[60] Heckscher: Rembrandt's Anatomy Lesson (note 9), p. 34.
[61] Heckscher: Rembrandt's Anatomy Lesson (note 9), p. 2.
[62] Webber: Speed, Slowness and Taking Care (note 10), pp. 183f.
[63] Peter Michael Braunwarth speculates about the *dramatis personae* of twelve doctors next to the luminary Bernhardi being ironized as the twelve apostles. Peter Michael Braunwarth: Arthur Schnitzler. Ein Dichter für Schwindelfreie. In: Harald Salfellner (ed.):

The composition of the painting is defined by the interweaving of glances, particularly by the focus of the gaze of three of the anatomists on the open textbook, which creates a metaphorical correlation between body and text similar to the one enacted by Hochroitzpointner at the beginning of *Professor Bernhardi*. A much-discussed anomaly presented by the image, which is not only analysed by art historians but also by cultural practitioners like the writer W. G. Sebald or filmmaker Christian Petzold is the false construction of the anatomy of the left limb. Moreover, compared to the rest of the body, the dissected parts are completely out of proportion and rather have the appearance of a woodcut imitation. The most frequent reading of the false construction of the stripped lower limb in Rembrandt's painting assumes that it was deliberate on Rembrandt's part and a copy from an anatomical atlas.[64] The dichotomy between the ivory coloured corpse painted after nature and the copy of the dissected parts, apparently taken from a book, generates a synthetic character of the painted cadaver.[65] What we are presented with is an enacted and partial transformation of the corpse into a text or, in this context, a copy of an image. Bronfen argues that the corpse signifies mimesis on multiple levels. The new version of the corpse usually "carries the signature of the anatomist; signifying his gaze, his analysis, his authorial inscription".[66] Yet the painted corpse, a secondary copy itself, most notably carries Rembrandt's signature. Hence the anatomical detail is not drawn after nature but is superimposed on the cadaver. Like the post mortem report the corpse, even more so the painted corpse, raises questions on mimesis and authority.

Schnitzler's Rembrandt reception can be traced in his diary, letters and dreams as well as his plays and narrative texts. Explicit references to Rembrandt's persona and paintings on text level are, for example, to be found in Schnitzler's novella *Fräulein Else* where Herr von Dorsday, a Jewish art dealer, is repeatedly characterised

---

Mit Feder und Skalpell: Grenzgänger zwischen Medizin und Literatur. Prag 2014, pp. 229–240, here pp. 232f. This constellation is not enacted on stage though.

[64] Webber: Speed, Slowness and Taking Care (note 10), p. 185. Heckscher disputes that the open folio in the far left corner contained an image of a dissected hand and arm. He points out that the cleaning of the image in the 1950s revealed a second open anatomical atlas that shows traces of an illustration of a woodcut imitation under the roll call sheet held by the attendant surgeons placed on the upper left side of Tulp. He suggests that this concealed anatomical atlas that points in the direction of Vesalius' *Fabrica* could be the source of the copy. Heckscher: Rembrandt's Anatomy Lesson (note 9), p. 13, pp. 67–70.

[65] Heckscher: Rembrandt's Anatomy Lesson (note 9), p. 66.

[66] Bronfen: Over Her Dead Body (note 19), pp. 6f.

as just having sold a Rembrandt.⁶⁷ In Schnitzler's filmscript of *Traumnovelle* (*Dream Novella*) the figure Nachtigall, a former medical student, who leads the protagonist Fridolin, a physician, to the orgy like mask ball wears a Rembrandt hat.⁶⁸ Furthermore the narrator of *Jugend in Wien* puts Rembrandt's headpiece on Schnitzler's head. In 1880, at the time when Schnitzler was training as a medical practitioner, this would provide him with an artistic outfit before he started to wear military uniform: „Bis dahin hatte ich mich nämlich gar nicht ganz ohne Ostentation einigermaßen künstlerisch getragen: – die Haare ziemlich lang, breitkrempiger, sogenannter Rembrandthut, flatternde Krawatte (...)."⁶⁹

Schnitzler's self-portrait with a wide brimmed "Rembrandt hat" can be read as a strategy to claim credibility by referring to an accessory that became popular among young Bohemians from the 1870s onwards on the one hand and a stylised staging of his hybrid authorial identity as a medical student and a young artist on the other hand.⁷⁰ The prop refers to Rembrandt who painted himself as well as his wife with a wide brimmed hat, even though their hats were of considerably different shape. Schnitzler's posture, while a stereotypical part of the cultural habitus of the time, can also be seen to reference and revere Rembrandt (the anatomical artist) as an authority.⁷¹

---

67   Arthur Schnitzler: Fräulein Else. Novelle. Berlin, Wien, Leipzig 1924.
68   A transcription of the filmscript was first published by: Maria Teresa Dal Monte, Peter Michael Braunwarth (ed.): Arthur Schnitzler: Sceneggiatura di "Traumnovelle". In: Circuito Cinema 62 (2000), pp. 53–61, here p. 58.
69   Schnitzler: Jugend in Wien, p. 142 (note 12). "Before I had dressed in a somewhat artistic fashion not without any ostentation: – my hair was rather long, a wide brimmed, so-called Rembrandt hat, fluttering tie (...)."
70   The fashion of the Rembrandt hat originated from the stylish self-staging of the ‚Malerfürst', Hans Makart. It was spread through a general fashion for Renaissance garb in the 1870s and competed against the ‚Rubensmütze'. Gerda Buxbaum (ed.): Mode aus Wien: 1815–1938. Salzburg 1986, p. 346. Schnitzler's self-staging of his authorship can also be contextualized in relation to the renewed discussion of the baroque and the "baroque man" that Jacques Le Rider characterized as "the essence of the cultural identity of the Habsburg monarchy, a permanent style from the Renaissance to the present, characteristic of specific human type". Jacques Le Rider: Mitteleuropa, Zentraleuropa, Mittelosteuropa. A mental Map of Central Europe. In: European Journal of Social Theory 11 (2008), pp. 155–169, here p. 160.
71   Ilgner: Renaissancerezeption und Renaissancismus (note 31). Ilgner explores Schnitzler's reception of the Italian Renaissance that is sometimes entangled with his reception of the Dutch Renaissance. Schnitzler uses the latter as a productive counterpoint for the cult of the Italian Renaissance in fin de siècle Vienna.

As mentioned above, Schnitzler's early poem "Therese." uses Rembrandt's *Anatomy* as a prop for an interior in a similarly stereotypical fashion. It was on his journeys that Schnitzler learned how to view Rembrandt's paintings. As early as 1879, when he had finished the Gymnasium, Schnitzler travelled to Amsterdam and The Hague, attending a medical congress with his father. A number of trips to Amsterdam, The Hague and Scandinavian countries followed in 1896, 1914, 1916 and 1922, where he familiarised himself with Rembrandt's paintings, for example in the Rijksmuseum in Amsterdam and the Mauritshuis in The Hague.[72] In an indistinct diary entry in June 1914 Schnitzler refers to his „Rembrandt Bücher" ("Rembrandt books").[73] It suggests that Schnitzler not only viewed Rembrandt's „[gemalte] Augen"[74] in the gallery but also made the paintings of this Dutch master an object of his reading. Rembrandt enters the stage of Schnitzler's autobiography once more at the beginning of the first book. The narrator claims retrospectively that he had studied Rembrandt with a degree of appreciation that was paralleled by his encounter with Goethe and Beethoven:

> erst in späten Jünglingsjahren hat sich in mir allmälig [sic] das Interesse und später wohl auch ein gewisses Verständnis zuerst für Werke der Plastik und dann, steil wachsend, für solche zeichnerischen und malerischen Charakters herangebildet, bis ich endlich – im Angesichte Rembrandts vor allem – jenes andächtige Glücksgefühl genoß, das mir gegenüber Goethe und Beethoven schon viel früher zuteil geworden war.[75]

Around 1915 Rembrandt is thus added to the list of artists that inspired Schnitzler throughout his life. Schnitzler's reception of the Italian Renaissance and the

---

[72] Hans Roelofs: "Man weiß eigentlich wenig voneinander". Arthur Schnitzler und die Niederlande. 1895–1940. Amsterdam 1989, p. 123. Hans Roelofs examines the reception of Schnitzler's oeuvre in the Low Countries including the performance history of Schnitzler's plays and correspondence with his Dutch translators, publishers, actors and friends.

[73] Schnitzler: Tagebuch (note 41), p. 123.

[74] Arthur Schnitzler, Olga Waissnix: Liebe, die starb vor der Zeit. Ein Briefwechsel. Mit einem Vorwort von Hans Weigel. Wien, München, Zürich 1970, p. 105.

[75] Schnitzler: Jugend in Wien (note 12), p. 32. "It was only in the later years of my youth that gradually an interest, and subsequently also a certain understanding, for works of sculpture developed in me, then extending – with sharp increase – to works of a graphic or painterly character; until finally – above all in the face of Rembrandt – I came to enjoy that devotional feeling of happiness that had already been granted to me much earlier in my encounters with Goethe and Beethoven."

Renaissance cult in *fin de siècle* Vienna tended to catch the eye of the dramatist in him.[76] The genesis of *Professor Bernhardi* confirms this tendency, showing traces of Schnitzler's reception of both the Italian and Dutch Renaissance.

Anatomising the stage setting

In an early scenario of the first act of *Professor Bernhardi* Schnitzler drafted the above mentioned scene in which Professor Cyprian, who is a professor for nervous diseases and well known for his rather long anecdotes, which he tends to declaim as if lecturing to an auditorium, starts to talk about a painting of a saint that hangs on the wall of the hospital. Cyprian then states: „Ich habe einmal einen unbekannten Rembrandt entdeckt."[77] As noted, what would have become an anecdote about the discovery of an unknown painting by Rembrandt is cut in later drafts of the play. In the typescript of *Professor Bernhardi* it is replaced by Cyprian's anecdote about his discovery that a painting of Saint Catherine of Alexandria which was attributed to Bernardino Luini was actually painted by Andrea del Sarto, another painter of the Italian Renaissance. The feature Cyprian identifies as the reason for his discovery of the actual creator of the painting is a particular line around the mouth of Saint Catherine.[78] This exploratory reference to an artwork indirectly points to yet another master, if not the greatest anatomical artist of the Italian Renaissance. Bernadino Luini is commonly perceived as a student of Leonardo da Vinci. The mysterious smile of Leonardo's portraits of women is a topos in the art history of the Renaissance, most famously in *La Gioconda* (1502). Luini continued to use Leonardo's ironic smile in his own portraits. The same can be said about Andrea del Sarto who also adopted Leonardo's mysterious smiling expression.[79] Yet Cyprian, a doctor of

---

[76] Konstanze Fliedl: Arthur Schnitzler. In: Konstanze Fliedl, Marina Rauchenbacher, Joanna Wolf (ed.): Handbuch der Kunstzitate, Malerei, Skulptur in der deutschsprachigen Literatur der Moderne. 2 vols. Berlin 2011, vol. 1, pp. 703–704, here p. 703.

[77] Schnitzler: MS Schnitzler A117,10, sheet 17 (recto) (note 1), pag. 10, Act I, scene 9.

[78] Cf. Arthur Schnitzler: Professor Bernhardi. MS Schnitzler A118,1–7, here A118,1, sheets 91–92, pag. 44–45, Cambridge University Library.

[79] Contemporary art historian Herman Grimm refers to Luini's role as a student of Leonardo. Herman Friedrich Grimm: Leben Michelangelo's. 2 vols. Hannover 1860–1863, here vol. 1, p. 55. Cf. also Fritz Knapp: Andrea del Sarto. Künstler-Monographien. Bielefeld, Leipzig 1907. I would like to thank Julia Ilgner for pointing to the relationship between Leonardo, Luini and Sarto.

nervous diseases, discovered a distinct line in the facial expression of Sarto's portraits. Saint Catherine of Alexandria, the woman portrayed in the painting, is one of the best known saints of the Catholic and Orthodox Church. Her status as the holy helper against suffering of the tongue and difficulties with speech is not without irony in view of Schnitzler's profession as a laryngologist.

In a handwritten note on the same sheet Schnitzler states that the so-called „Bilder Geschichte"[80] ("picture story") needed to be moved to a subsequent act. Against this background, Bernhardi's play of features „*mit seinem ironischen Lächeln*"[81] (*"with his ironic smile"*) maintains the idiosyncratic attribute of Leonardo's portraits even after Cyprian's reference to Luini and Sarto is cut in the final version of what Schnitzler termed a „Charakterkomödie"[82]. Cyprian's peculiar picture histories in the drafts of *Professor Bernhardi* transpose the histories of discoveries in anatomy to painting, a discipline that is inextricably linked to anatomy.[83] This anatomical project is also pursued on the level of dramatic text.

In the third act of the published text Cyprian begins an anecdote that invokes another story about a picture. It resolves the tension between Italian and Dutch Renaissance in favour of the latter. Cyprian responds to the resignation of the board of trustees of the hospital and the hospital's uncertain financial situation, as follows:

> CYPRIAN *(in seiner eintönigen Weise beginnend).* Vor wenigen Jahren, ich befand mich gerade auf einer Erholungsreise in Holland, da stand ich in der Gemäldegallerie – *(Unruhe.)* Was gibt's, meine Herren?[84]

In a similar way to Bernhardi's preceding speech, which was interrupted four times, Cyprian is cut short by his agitated colleagues who are all sitting with him around a long green table in the centre of the hospital's board room. The arrangement of the

---

[80] Schnitzler: MS Schnitzler A118,1–7, here A118,1 (note 78).
[81] Schnitzler: Professor Bernhardi (note 13), p. 31.
[82] Peter Michael Braunwarth, Richard Miklin, Suzanne Pertlik, Heinrich Schnitzler (ed.): Arthur Schnitzler: Briefe 1913–1931. Frankfurt a.M. 1984, p. 155.
[83] "There are many possible histories of anatomy. Almost all of those which currently exist are histories of discoveries, discoveries of parts and processes; the chronicle who discovered what part in what order, when and how." Cunningham: The Anatomical Renaissance (note 53), p. x.
[84] Schnitzler: Professor Bernhardi (note 13), p. 91. "CYPRIAN *(beginning in his monotonous manner).* A few years ago, when I was on holiday in Holland I was in the art gallery – *Commotion.* What's the matter, gentlemen?"

physicians generates a group portrait or a tableau vivant. Schnitzler, who tended to flesh out his drafts of *Professor Bernhardi* before cutting explicit references in later stages, cut out the explicit reference to Rembrandt in the early scenario. The „Bilder Geschichte" – the wording is somehow suggestive of the term ‚Krankengeschichte' – that is located in an art gallery in Holland remains open. It is cut off by the other doctors and Dr Schreimann, who urges Cyprian to get to the point.[85] We can only speculate whether the painting that might have emerged here could be Rembrandt's anatomy theatre. Even though Cyprian insists that his story would not have been an anecdote but was deeply connected to the ongoing events, he eventually proceeds with a direct response to the item on the agenda. Verbal cuts that are conducted across the table cast the dramatic dialogue in a sort of dissection room. It could be argued that the stage setting and the static arrangement of all doctors around the table in fierce debate, which is capable of revealing their true character, enacts and supersedes the picture in the art gallery in Holland which is so elusively evoked by Cyprian at the beginning of Act III.[86]

The stage setting of the first act also places a table centre stage. A typescript draft of Act I of *Professor Bernhardi*, which is interspersed with numerous handwritten notes by Schnitzler, contains a drawing of the stage set of the first act.[87] The drawing precisely maps out the spatial relations on the picture stage, which realistically represents an anteroom of a hospital ward. Even though Schnitzler partially amended the organisation of the dramatic space of Act I in the final text, his meticulous stage directions and the drawing, which copies the stage directions pictorially, underline the relevance of the topography of the stage. Similar to the „Bilder

---

[85] In light of the third act, when the anti-Semitic smear campaign against Bernhardi is already in full swing, another reason why Schnitzler considered choosing Rembrandt as a witness here might be linked to the artist's affinity for, and friendship with Jews. It informed his private life and took shape in his paintings, particularly in his paintings of saints or studies on the Old Testament. From the 1640s onwards Rembrandt stopped idealising Jesus's face and started to draw it after nature. He used to ask young Rabbis from the quarter in Amsterdam where he lived to stand as models for his paintings. Franz Landsberger: Rembrandt, the Jews and the Bible. New York 1946, p. 47.

[86] According to the stage directions, photographs of famous doctors adorn the walls of the meeting room in Act III. Depending on the arrangement of the photographs this could be used for yet another effect of mise-en-abyme on the level of figure constellation or picture within a picture.

[87] Cf. Schnitzler: MS Schnitzler A118,1–7, here A118,1, sheet 1 (recto) (note 78), pag. 1, dated 18.2.1908.

Geschichte", the painting of the Empress Elisabeth that was hung above the entrance door on the right is, for example, moved to the meeting room in Act III and is replaced by an old photograph of the professors of the Empress Elisabeth hospital in the published text. According to the stage directions in the final text, the action of the first half of Act I is mainly arranged around an oblong table in the centre left of the stage. The objects on top of the table are described in detail as if an upside down version of a telescope was indeed used to magnify the content on the table: „(…) auf dem ein dickes Protokollbuch liegt, außerdem Mappen mit Krankengeschichten, Aktenstücken und allerlei Papiere"[88].

Rembrandt's *Anatomy lesson* shows the corpse surrounded by books and texts pointing to the relationship between theory and practice and questions a tradition of public anatomies in accordance to which the anatomist would read out from the anatomical atlas and the dissected parts were shown to the audience by an attendant who was typically known as the ostensor.[89] In the Rembrandt-Tulp theatre, anatomy is still used to praise God's design and to establish the structure of the body. The post mortem examination that is staged in *Professor Bernhardi*, on the other hand, investigates the cause of a disease. As mentioned above, the history of the development of anatomical physiology as a discipline and localisation techniques like the movement to the table and opening of a folder with patients' medical records bring into focus the conjunction between body and text, corporeality and textuality. The table presents not the dead body but a kind of still life of medical paperwork, texts used as an aid for diagnosis. The compound „Aktenstücke", for instance, stresses the spatiality of a document metaphorically suggestive of acts of cutting.[90] The objects placed on the table replace and imitate material bodies.

The semiotic structuring of space in Act I exposes a central theme in the complex relationship between body and textuality. References to a post mortem downstairs in the department of anatomy create a frame and a verbal scene – or a secondary copy – and thus constitute the first fictional off-stage space in the drama. The

---

[88] Schnitzler: Professor Bernhardi (note 13), p. 9. "(…) *on it a heavy ward journal, folders containing patients' medical histories, documents and paperwork of all kinds.*"

[89] Andrew Cunningham: Anatomist Anatomis'd: An Experimental Discipline in Enlightenment Europe. Farnham 2010, p. 47.

[90] The word *Aktenstücke* associatively evokes its human counterpart: *Körperteile*. Yet these documents are by implication a result of acts of cutting or analyzing.

play opens with Hochroitzpointner who enquires about the whereabouts of the professor and refers to the autopsy going on below:

> HOCHROITZPOINTNER. Der Professor ist noch immer nicht da? Lang' brauchen die heut' unten. *(An den Tisch, eine der Mappen aufschlagend.)* Das ist jetzt die dritte Sektion in acht Tagen. Alles mögliche für eine Abteilung von zwanzig Betten. Und morgen haben wir wieder eine.[91]

Simultaneously with a body being cut open down in the anatomy department, upstairs, Hochroitzpointner walks to the table and opens a folder remarking that this was the third dissection in eight days. He stands by the oblong table covered with paperwork and folders with patients' medical notes in the centre left of the stage. The scene opens with a distorted allusion to the comparison between corpse and book. The book, or in this case the folder, containing patients' records serves as a metaphor for opening, leafing through and closing the anatomized body.[92] The metaphor implies practices of seeing, of cutting and reading and writing but also presupposes acts of deciphering. But no less distinctive than this is the juxtaposition of the cadaveric dissection of a human body with dramatic performance, subjected to a body of texts in the very first utterances of the drama.

The dramatis personae are partially mirrored by a "quite old photograph" of the physicians of the hospital which is placed on the wall opposite the entrance door above a shelf filled with racks of test tubes, a few medicine bottles and a quantity of books, journals and patients' medical records. Yet the younger colleagues are missing on the yellowed picture, which also points to the outdated furnishings and fit-

---

[91] Schnitzler: Professor Bernhardi (note 13), p. 9. "The Professor not here yet? They're taking a while down there today. *(To the table, opens one of the folders.)* That's the third dissection in eight days. All sorts for a department of twenty beds. And another one tomorrow."

[92] Andreas Vesalius (1514–1564) uses the metaphor in the inscription "This true book of ours, man himself" on the frontispiece of his famous anatomical textbook *De humani coporis fabrica libri septem* (1543). It underlines that the body is a book that everybody should see for himself. Cunningham: Anatomist Anatomis'd (note 89), p. 67. In the nineteenth century the image of the "true book of ours" is, for example, used by Rudolf Virchow (1821–1902), a professor of pathology and pathological anatomy in Würzburg and Berlin, in his book on the method of dissection with special emphasis on post mortem examination. Rudolf Virchow: Die Sections-Technik im Leichenhause des Charité-Krankenhauses, mit besonderer Rücksicht auf gerichtsärztliche Praxis. Berlin 1879, p. 33. For a more detailed discussion of the book as a metaphor of the corpse see: Hoffmann: Schneiden und Schreiben (note 6), p. 153.

tings of the anteroom which houses more books than medicine and completely lacks any facility for disinfection.[93] The dramatic dialogue between Hochroitzpointner and Sister Ludmilla at the beginning of the play provides essential background information about the dying patient in the ward, as well as the situation of the hospital, and introduces Dr Adler, the pathological anatomist, as „ein s e h r fideler Herr"[94] ("a v e r y jolly gentleman"). Considering the dramaturgical structure of the play, the first act already prepares the ground for the entire plot. The audience is provided with advance information which enables it to see and judge for itself and elevates the viewer to a perspective akin to that of a medical student in the anatomy theatre.

Anatomising dramatic dialogue

For most of the characters the table is the first and guiding point of reference. When Bernhardi enters the scene his first action on stage is linked to the table. Sat at the table, he signs off documents as he "ascribes authority to materiality"[95]. This demonstration of authority puts him next to the anatomist Dr Adler whose authorial signature and gaze is inscribed in the post mortem report. Corresponding to the central focus on the table practices of writing are prominently placed at the beginning of three of the five acts. As noted, in Act I Hochroitzpointner is asked to enter a clean copy of the post mortem report into a large ward journal. If writing a post mortem report can be seen as a „literale Technik"[96], which generates a collective and standardised space of recording, the act of copying and enacting this body of signs on stage raises questions around mimesis. While Hochroitzpointner reproduces the report, several doctors come to the table and peer over his shoulder attempting to identify and to read it:

> EBENWALD *(Hochroitzpointner über die Schulter schauend)*. Sektionsprotokoll.
> HOCHROITZPOINTNER. Jawohl, Herr Professor.[97]

---

[93] Urbach: Nachwort (note 13), pp. 190–192.
[94] Schnitzler: Professor Bernhardi (note 13), p. 10.
[95] Bronfen: Over Her Dead Body (note 19), p. 7.
[96] Hans-Jörg Reinberger: Epistemologie des Konkreten. Studien zur Geschichte der modernen Biologie. Frankfurt a. M. 2006, p. 360.
[97] Schnitzler: Professor Bernhardi (note 13), p. 14. "EBENWALD *(peering over Hochroitzpointner's shoulder)*. Post mortem report. HOCHROITZPOINTNER. Yes, Professor."

Downstairs on the dissection table the corpse was mapped out with the scalpel and was transformed into a text. When this charged text enters the dramatic dialogue both figures attempt to assert control over the piece of writing that was a body.

The self-reflexive moment inscribed in dissection reports and patients' medical histories is acted out when Hochroitzpointner produces a false copy of part of the medical record of the patient whose corpse was anatomised in the post mortem downstairs and transformed into the dissection report that he just copied. Dr Adler enters and asks Hochroitzpointner if he could take a look into the patient's medical history,[98] eager to learn more about the case. Adler, who anatomised the body in the post mortem, is now sitting at the table in the department of internal medicine leaning over the semiotic body, a sheet with the patient's medical history, as if it were a corpse. Adler's position is localised four times in the stage directions. In his dramatic dialogue with Hochroitzpointner he cuts out parts of the medical record asking about specific symptoms: „(…) *(Wieder über der Krankengeschichte.)* Die ganze Zeit keine Albumen?", while Hochroitzpointner confidently denies Adler's query with the words „Absolut nicht." ("Absolutely not.")[99]

Kurt Pflugfelder who just returned from the hospital ward where he actually attended to patients at the bedside corrects Hochroitzpointner's account: the blood did have albumin in the final days. After providing a false spoken copy of part of the corporeal record, Hochroitzpointner repeats Kurt's remark about the albumin, specifying that it appeared in the patient's last three days. Adler then identifies the exact location of the required information on the sheet:

> ADLER. Aha, da steht es ja.
> HOCHROITZPOINTNER. Natürlich, es steht ja drin.[100]

Hochroitzpointner acknowledges that this piece of information is already recorded in the patient's medical history. His utterance, „Natürlich, es steht ja drin.", implicitly addresses his act of imitation in that he created yet another copy, a spoken copy, of the material body or its medical record. Kurt's utterance about the albumin, copied and modified by Hochroitzpointner and located in the text by both, creates

---

[98] Schnitzler: Professor Bernhardi (note 13), p. 23.
[99] Schnitzler: Professor Bernhardi (note 13), p. 24. "(…) *(leaning over the patient's medical history again.)* And there was no albumin in the blood?"
[100] Schnitzler: Professor Bernhardi (note 13), p. 24. "ADLER. Aha, it's written down here. HOCHROITZPOINTNER. Of course, it's in there."

an effect of mise-en-abyme on the level of dramatic dialogue that inverses the correlation between body and text, as signified by the patient's medical history or the dissection report. What the Adler-Hochroitspointner theatre does is to enact a post mortem of a patient's medical history as a kind of parody of the forms of anatomical theatre that pervade the drama. It takes practices of seeing, cutting, writing and speaking ad absurdum.

At the centre of the play is the death of a young woman in a hospital. She dies off-stage. Hospitals are usually places where the material condition of a human body is incorporated into a taxonomically diagnostic text with a specific epistemological interest. This is not the case for the dying woman, Philomena Beier. Her condition is not directly presented or questioned. One might even ask if her condition deteriorated in the hospital with no facilities for disinfection in place.[101] What the play explores is the endlessly proliferating discursive and textual activity that surrounds Bernhardi's decision to deny the priest access to the dying woman. The theme of the play is how institutions embody medical care in discourse and textuality. The play most prominently enacts the first lesson of anatomy, cognitio sui, the self-knowledge about its own structure and process, in a way that is analogous to Rembrandt's *Anatomy*. The characters are obliged to spell out where they stand; they are presented addressing a specific audience on stage in order to reach out to the theatre public. This self-reflexive moment is brought about by the interplay between the dramatic text with the topographies of the anatomy theatre and the dissection room and their performative acts. The lesson that this deeply ironic comedy about the entrapment of the human self in textuality demonstrates (on a poetological level) is that medical topographies create a highly discursive and self-reflexive theatre.


Contact:
Dr. Annja Neumann
University of Cambridge
Department of German and Dutch
Sidgwick Avenue
UK-CB3 9DA Cambridge
United Kingdom
an436@cam.ac.uk

---

[101] Urbach: Nachwort (note 13), pp. 190–192.

Philine Seitz und Axel Karenberg

*Die Krankheit der 1000 Gesichter:*
*Multiple Sklerose in der Literatur*

Abstract: Although there are numerous studies dealing with neurological diseases in literature, presentations of multiple sclerosis (MS) in fiction have not been previously researched. The aim of this paper is thus to make known MS-related texts as presented in various literary genres. Based on keyword searches in OPACs and search engines and by hand search, it was possible to identify, acquire, and analyze pertinent works in English and German. The evaluation of this collection of texts (ca. 7000 pages) factored literary and neurological aspects, and combined qualitative as well as quantitative methods.

Between 1954 and 2012 at least 55 literary texts featuring MS were published (35 novels, 18 poems, one novella, one drama). The majority of the authors were women, between the age of 40 and 60; almost a third of them suffered from the disease. Within the story line of a novel MS can bear three key functions: First it may prompt the affected protagonist to cope with the disease (Entwicklungsroman); second it helps to clarify the resilience of a relationship (relationship novel) and third it can initiate the maturing process of a teenager in the family environment (youth novel). The sophisticated use of stylistic devices makes MS appear alternately as enemy, demon, beast-like creature, prison or abyss. Fictional patients roughly reflected real epidemiology regarding their symptoms and courses of MS as well as their age at its onset and the sex ratio. Diagnostic and therapeutic options were however altogether of marginal importance. In prose, we see a limited depiction of the therapeutic progress along with the increasing quality of life and the growing social acceptance of the disease.

Im Laufe der letzten 25 Jahre ist aus der Multiplen Sklerose (MS) eine öffentliche Erkrankung geworden.* Viele bekannte Persönlichkeiten haben ihre Diagnose über das Internet und andere Medien bekannt gemacht,[1] weniger prominente Betroffene haben in stetig wachsender Zahl autobiographische Berichte verfasst. Solche Ego-Dokumente sind mittlerweile zu Dutzenden in gedruckter Form oder online verfügbar und stellen unverzichtbare Quellen für zeitgeschichtliche Untersuchungen dar.[2] Parallel dazu wuchs auch das Interesse der klassischen audiovisuellen Medien an tatsächlichen und fiktiven MS-Geschichten, so dass das Thema in Film und Fernsehen heute einen festen Platz einnimmt.[3]

Dass eine gesellschaftlich so präsente Erkrankung wie die MS auch in der Literatur der Gegenwart ihren Niederschlag findet, wird somit kaum überraschen. Überraschen muss hingegen, dass die Bedeutung eines solchen Sujets für Medizin und Gesellschaft bislang unbeachtet geblieben ist, denn weder Neurologinnen oder Neurologen noch Literaturwissenschaftlerinnen oder Literaturwissenschaftler haben hierzu eine gesonderte Studie vorgelegt. Diese Leerstelle erstaunt umso mehr, als die akademische Bearbeitung der Wechselwirkungen zwischen Neurologie und Literatur in jüngster Zeit bedeutsame methodische Erweiterungen erfahren hat: Anekdotische Betrachtungen kurzer Krankheitsbeschreibungen in Einzelwerken[4] oder im Œuvre berühmter Schriftsteller[5] sind abgelöst worden von

---

\* Danksagung: Philine Seitz wurde 2015 mit der Arbeit „Die Krankheit der 1000 Gesichter – Multiple Sklerose in Prosa, Lyrik und Drama (1954–2008)" an der Medizinischen Fakultät der Universität zu Köln promoviert. Ihre Dissertation bildet die Grundlage des vorliegenden Beitrages. Ergänzend werteten die Studierenden der Medizin Nathalie Lehnen, Simon Oehm und Anna Mutter einzelne Romane im Rahmen von vorklinischen beziehungsweise klinischen Projektarbeiten aus.

[1] Famous People with MS. In: Disabled World. http://www.disabled-world.com/artman/publish/ms-famous.shtml (aufgerufen am 22. November 2015).

[2] Richard M. Swiderski: Multiple Sclerosis Through History and Human Life. Jefferson 1998; vgl. auch T. Jock Murray: Multiple Sclerosis. The History of a Disease. New York 2005.

[3] Axel Karenberg: Multiple sclerosis on-screen: from disaster to coping. In: Multiple Sclerosis 14 (2008), S. 530–540 und Axel Karenberg: Die Darstellung der Multiplen Sklerose in Fernsehserien. In: Der Nervenarzt 80 (2009), S. 415–421.

[4] T. Jock Murray: The neurology of Alice in Wonderland. In: Canadian Journal of Neurological Sciences 9 (1982), S. 453–457 und Roger L. Albin: The death of Nicholas Bolkonski: Neurology in Tolstoy's War and Peace. In: Archives of Neurology 47 (1990), S. 225–226.

[5] Lance Fogan: Neurology in Shakespeare. In: Archives of Neurology 46 (1989), S. 922–

systematischen Analysen umfangreicher Textkorpora, meist im historischen Längsschnitt.[6]

Die öffentliche Präsenz der MS einerseits, die gewandelten Ziele der „neurological humanities"[7] andererseits bilden somit den Hintergrund dieser Arbeit, die den Versuch unternimmt, fiktionale Texte mit MS-Motiv möglichst vollständig zu erfassen und aus literarischem wie medizinischem Blickwinkel zu untersuchen. Dabei stehen Fragen im Mittelpunkt wie: Welche Autorinnen und Autoren wählten die MS als Thema? Wie können ihre literarischen Hervorbringungen eingeordnet werden? Wie werden Krankheitssymptome, diagnostische und therapeutische Optionen, aber auch Patientinnen und Patienten, Ärztinnen und Ärzte sowie die Welt der Medizin im Medium der Literatur geschildert? Welche Handlungsformen, Erzähltechniken und Sprachbilder stehen im Vordergrund? Unterscheiden sich fiktionale Texte mit MS-Motiv von solchen, die Anfallsleiden, Alzheimer-Krankheit und Parkinson-Syndrom für die Leserinnen und Leser literarisch aufbereiten? Könnte die gegenwärtige Neurologie vielleicht sogar etwas aus den literarischen Patientenporträts lernen?

Methodik und Material

Hinweise auf einschlägige Texte erbrachte zunächst eine ausführliche Internetrecherche, welche die Schlagwörter „Multiple Sklerose" und „multiple sclerosis"

---

924 und José Eugenio García-Albea Ristol, Julia García-Albea Martín: Neurología en la obre de Lope de Vega. In: Revista de Neurología 38 (2004), S. 84–87.

[6] Siehe dazu u.a. Irma Jacqueline Ozer: Images of epilepsy in literature. In: Epilepsia 32 (1991), S. 798–809; Dietrich von Engelhardt, Hansjörg Schneble, Peter Wolf (Hg.): „Das ist eine alte Krankheit". Epilepsie in der Literatur. Stuttgart 2005; Holger Helbig: Alzheimer-Krankheit. In: Bettina von Jagow, Florian Steger (Hg.): Literatur und Medizin. Ein Lexikon. Göttingen 2005, Sp. 46–50; Axel Karenberg: Der Schlaganfall in der Literatur. In: Deutsche Schlaganfall Gesellschaft (Hg.): 10 Jahre Deutsche Schlaganfall Gesellschaft. Berlin 2011, S. 104–109; Martina Zimmermann: Narrating stroke: The life-writing and fiction of brain damage. In: Medical Humanities 38 (2012), S. 73–77 sowie Hendrik Voss: The representation of movement disorders in fictional literature. In: Journal of Neurology, Neurosurgery and Psychiatry 83 (2012), S. 994–999. Für einen Überblick siehe Dietrich von Engelhardt: Neurologische Erkrankungen im Medium der Literatur. In: Detlef Kömpf (Hg.): 100 Jahre Deutsche Gesellschaft für Neurologie (1907–2007). Berlin 2007, S. 346–363.

[7] Carmel Armon: Reflections: Neurology and the humanities. In: Neurology 70 (2008), S. 2347.

mit literaturwissenschaftlichen Begriffen verband und sich auf Literatur-Datenbanken, Suchmaschinen und OPACs US-amerikanischer, britischer und deutscher Bibliotheken erstreckte. Allerdings ließ sich auf diesem Weg lediglich etwa 75% des in der vorliegenden Untersuchung erschlossenen Materials erreichen. Das Auffinden des letzten Viertels verdankt sich Hinweisen von ärztlichen Kolleginnen und Kollegen, Mitarbeiterinnen und Mitarbeitern von MS-Gesellschaften und Buchbesprechungen in Feuilletons.

Diese Übersicht ist begrenzt auf eindeutig fiktionale Texte mit MS-Motiv, die in englischer und deutscher Sprache veröffentlich worden sind. Ausgeschlossen blieben damit andere literarische Genres wie (Auto-)Biographien, Erfahrungsberichte, Ratgeber und Sachbücher. Autobiographisch inspirierte Romane (autobiografiction) wurden eingeschlossen, sofern ein wesentlicher Teil des Werkes auf dichterischer Imagination gründete. Berücksichtigt wurde auch ein norwegischer Autor (Elling M. Solheim), da seine Gedichte überwiegend in englischer Übersetzung Verbreitung gefunden haben.

Der Identifikation und Beschaffung der Texte folgte die umfangreichste Aufgabe: die inhaltliche Analyse von 55 literarischen Werken mit insgesamt rund 7000 Seiten fiktionaler Literatur. Zunächst waren allgemeine Daten für jedes einzelne Werk (Genre, Erscheinungsjahr, Publikationssprache) und dessen Autorin beziehungsweise Autor (Alter, Herkunft, Profession) zu registrieren. Ein ähnlicher Datensatz wurde zu den literarischen MS-Charakteren generiert. Anschließend ermöglichte es eine mikroskopische Erfassung aller Textpassagen, die Aussagen zu fiktiven MS-Symptomen, Krankheitsverläufen sowie diagnostischen und therapeutischen Prozeduren enthielten, neurologische Profile für jedes individuelle Werk sowie für die gesamte Textsammlung zu erstellen. In gleicher Weise entstanden literarische Profile, die Angaben über Handlungsverläufe, narrative Techniken, Erzählperspektiven und Stilmittel beinhalteten. Besondere Aufmerksamkeit galt emotionalen und zwischenmenschlichen Konflikten, die in den Texten abgehandelt wurden, ebenso den Rollen von Ärztinnen und Ärzten und medizinischen Institutionen. Große Bedeutung erlangte ferner die Frage, ob über eine mögliche MS-Erkrankung der Autorin beziehungsweise des Autors belastbare Angaben zu finden waren. Alle diese Informationen zusammen erlaubten eine abschließende Analyse des Materials in zwei Dimensionen:

Zunächst galt es, dramaturgische Funktionen der MS im Handlungsgeschehen eines einzelnen Werkes zu definieren. Vor allem aber waren genuin literarische Elemente wie beispielsweise die Verwendung von Metaphern von besonderer Wichtigkeit. Eine solche Betrachtung ließ erkennen, mit Hilfe welcher Mittel Autoren originär medizinische Sachverhalte in literarische Motive und in eine poetische Sprache transformierten (qualitative Dimension).

Gleichzeitig konnte mittels einer statistischen Auswertung die Häufigkeit zum Beispiel von konstruierten Krankheitssymptomen und Verlaufsformen ausgezählt und vor dem Hintergrund epidemiologischer Untersuchungen diskutiert werden. Dieses Verfahren lieferte verlässliche Antworten auf Fragen nach dem Realitätsgehalt beziehungsweise der medizinischen Authentizität der sogenannten schönen Literatur sowie dem gesellschaftlichen Image der Multiplen Sklerose (quantitative Dimension).

Ergebnisse

Die Texte und ihre Autorinnen/Autoren

55 fiktionale Texte konnten anhand der festgelegten Ein- und Ausschlusskriterien in diese Studie aufgenommen werden (tabellarische Zusammenstellung im Anhang). Am häufigsten war das MS-Motiv in erzählenden Werken anzutreffen, doch neben zahlreichen Romanen und einer Novelle[8] waren auch 18 Gedichte[9] und ein Drama[10] nachzuweisen. Die Romane ließen sich teilweise klassischen Subgenres wie Entwicklungs-[11],

---

[8] Stanley Elkin: Her Sense of Timing. In: Stanley Elkin: Van Gogh's Room at Arles. New York 1994, S. 3–109.
[9] Philip Holmoy: Medicine and the arts – three Elling Solheim poems translated by Alison Ardene Philip. Academic Medicine 81 (2006), S. 474–475; Molly Holden: Hospital – Experimental Twig – Illness – Drug. In: Molly Holden, Simon Curtis, Alan Holden (Hg.): New and Selected Poems. Manchester, New York 1987, S. 34, 39, 41, 102; Monika Rollmann: Bilder meines Lebens. Berlin 2001; Joan Seliger Sidney: Body of Diminishing Motion: Poems and a Memoir. Fort Lee 2005; Marilyn McEntyre: An Incantation for the Small Hours of the Night by Annie Stenzel. Academic Medicine 82 (2007), S. 290f.; Peter Conn: Daily Oddities and Miracles. Québec 2012.
[10] Tom Kempinski: Duet for One. London 1980.
[11] Stanley Elkin: The Franchiser. New York 1976; David Milofsky: Playing from Memory. Niwot 1980; Faye Morgan: Riding the Gold Curve. Lubbock 1994; Sharon Baldacci: A Sundog Moment. New York 2004; Niklaus Schubert: Licht über verkrüppelten Palmen. Basel 2011.

Familien-[12], Liebes-[13], Kriminal-[14] oder Science-Fiction-Roman[15] zuordnen. Einzelne Bücher waren als moderne Form der Erbauungsliteratur zu charakterisieren[16], mindestens zehn Titel und damit ein knappes Viertel der Prosawerke bezeichneten Verlage als „Jugendbücher"[17].

Zu beachten ist, dass der Multiplen Sklerose in den untersuchten Prosatexten eine unterschiedliche Bedeutung im Rahmen des Werks zukam. In etwas weniger als der Hälfte aller Texte waren die Krankheit und ihre Auswirkungen das zentrale Thema des Buches, bei weiteren sieben spielte sie im Rahmen der Gesamthandlung eine wichtige, aber keine dominierende Rolle. In 13 weiteren Romanen stellte sie lediglich ein austauschbares Randmotiv dar.

Die hier versammelten fiktionalen Texte mit MS-Motiv entstanden zwischen 1954 und 2012. Wie die tabellarische Zusammenstellung im Anhang zeigt, hat ihre Zahl von Jahrzehnt zu Jahrzehnt zugenommen. Während bislang aus den 1950er und 1960er Jahren ausschließlich Gedichte nachgewiesen werden können,[18] sind Prosatexte seit Mitte der 1970er Jahre nahezu kontinuierlich präsent. Das einzige Drama aus dem Jahr 1980,[19] das auffällige Parallelen zur Krankengeschichte der weltberühmten Cellistin, MS-Betroffenen und frühen Aktivistin Jacqueline du Pré aufweist, entstand in engem zeitlichem Zusammenhang mit deren Ableben zwei Jahre zuvor.

---

[12] Margaret Blair Young: Heresies of Nature. Salt Lake City 2002 und Jacquelyn Mitchard: The Breakdown Lane. New York 2005.

[13] Jon Hassler: The Love Hunter. New York 1981; Sally Mandel: Out of the Blue. New York 2000; Russell Martin: The Sorrow of Archaeology. Albuquerque 2005.

[14] Sally S. Wright: Out of the Ruins. Sisters 2003; Frank W. Schreiber: Eine mörderische Kur. Wald-Michelbach 2011.

[15] William A. Rieser: Panacea. Bloomington 2002.

[16] Nicole Winkelhöfer: Tage unter weitem Himmel. Eine Begegnung auf Borkum. Giessen, Basel 2001; Anita Hermeling: Weg der Tränen – wie Theresa ihr Glück fand. Osnabrück 2002; Anita Hermeling: Alabaster und Gold. Osnabrück 2005.

[17] Birdie L. Etchison: Me and Greenley. Scottsdale 1981; Sandra Scoppettone: Long Time Between Kisses. New York 1982; Brigitte Blobel: Traumschritte. Solothurn 1991; Robert Montgomery: Hitting Streak. Mahwah 1991; Judy Baer: Cedar River Daydreams: Silent Thief. Minneapolis 1995; Charlotte Kerner: Blueprint – Blaupause. Weinheim u.a. 1999; Mick Cochrane: Sport. New York 2001; Lurlene McDaniel: Angels in Pink. Kathleen's Story. New York 2005; Alexandra Moss: Ellie's Chance to Dance. New York 2005 und David A. Adler: Don't Talk to Me About the War. New York 2008.

[18] Holmoy: Three Elling Solheim poems (Anm. 9); Holden et al.: New and Selected Poems (Anm. 9).

[19] Kempinski: Duet for One (Anm. 10).

Die hier erfassten Werke stammen von 41 Autoren, 23 weiblichen und 18 männlichen. Das Alter der Verfasserinnen und Verfasser zum Zeitpunkt der Veröffentlichung reichte – soweit zu ermitteln – von Mitte 30 bis zu 76 Jahren. Der Großteil der Texte entstand in der fünften und sechsten Lebensdekade: Nur drei Autorinnen beziehungsweise Autoren waren jünger als 40,[20] sieben älter als 60 Jahre.[21] Somit wählten bevorzugt Autorinnen und Autoren des mittleren Lebensalters das Sujet *MS*.

Viele Autorinnen und Autoren waren oder sind hauptberufliche Schriftsteller. Einige übten einen anderen Beruf aus, bevor sie mit dem Schreiben begannen. Dazu zählen Journalisten[22], Büroangestellte[23], Schauspieler[24] und Ballettänzer[25], aber auch eine Lehrerin beziehungsweise ein Lehrer[26], Pfarrer[27], Energietechniker[28] und ein Forstwirt[29]. Eine Krankenschwester[30] begann erst in ihrem letzten Lebensjahrzehnt mit dem Schreiben; eine Ärztin oder ein Arzt fand sich nicht unter den Verfassern. 13 der 41 Autorinnen und Autoren waren oder sind sicher,[31] zwei möglicherweise selbst an Multipler Sklerose erkrankt, vier mittlerweile gestorben.[32] Drei weitere erlebten die Erkrankung im engsten Familien- oder Freundeskreis mit.[33]

---

[20] Elkin: The Franchiser (Anm. 11); Milofsky: Playing from Memory (Anm. 11); Morgan: Riding the Gold Curve (Anm. 11).

[21] Etchison: Me and Greenley (Anm. 17); Blobel: Traumschritte (Anm. 17); Stephen Dixon: I. San Francisco 2002; McDaniel: Angels in Pink (Anm. 17); Sidney: Body of Diminishing Motion (Anm. 9); Adler: Don't Talk to Me About the War (Anm. 17); Conn: Daily Oddities and Miracles (Anm. 9).

[22] Etchison: Me and Greenley (Anm. 17); Blobel: Traumschritte (Anm. 17); Traude Engelmann: Kraft für ein Lächeln. Halle/Saale 1996; Kerner: Blueprint (Anm. 17); Baldacci: A Sundog Moment (Anm. 11); Mitchard: The Breakdown Lane (Anm. 12).

[23] Hermeling: Weg der Tränen (Anm. 16); Hermeling: Alabaster und Gold (Anm. 16).

[24] Kempinski: Duet for One (Anm. 10).

[25] York Van Nixon, III.: Missing Steps. Tucson 2007.

[26] Hassler: The Love Hunter (Anm. 13); Winkelhöfer: Tage unter weitem Himmel (Anm. 16); Franz-Josef Körner: Sophies Labyrinth. Thalhofen 2008; Jutta Zimmermann: Warum lässt du mich nicht los? Gelnhausen 2012.

[27] Schubert: Licht über verkrüppelten Palmen (Anm. 11).

[28] Schreiber: Eine mörderische Kur (Anm. 14).

[29] Holmoy: Three Elling Solheim poems (Anm. 9).

[30] Morgan: Riding the Gold Curve (Anm. 11).

[31] Elling Solheim, Molly Holden, Stanley Elkin, Faye Morgan, Monika Rollmann, Sharon Baldacci, Joan Seliger Sidney, Anita Hermeling, Annie Stenzel, York van Nixon, III., Niklaus Schubert, Frank W. Schreiber und Peter Conn.

[32] Elling Solheim, Molly Holden, Stanley Elkin und Faye Morgan.

[33] Stephen Dixon, Margaret Blair Young, Jacqueline Mitchard.

Ob und inwieweit eigenes Betroffensein die literarische Ausgestaltung der Erkrankung beeinflusst hat, soll weiter unten diskutiert werden.

Literarische Protagonistinnen/Protagonisten und ihre Entwicklung

Besondere Aufmerksamkeit widmeten Autorinnen und Autoren natürlich der Charakterisierung der MS-Figur – namentlich in jenen 25 der untersuchten 36 Werke, in denen diese Figur gleichzeitig die Protagonistin beziehungsweise den Protagonisten der Handlung darstellte (Gedichte sind hier nicht mitgezählt). Dies begann bei äußeren Merkmalen wie der Berufszuschreibung: Sie wurde in vielen Fällen so gestaltet, dass die fiktive Symptomatik die Ausübung der professionellen Tätigkeit besonders erschwerte und damit für eine deutliche Fallhöhe sorgte: Eine Malerin litt unter Sehstörungen,[34] Musikerinnen und Musiker unter Einbußen der Feinmotorik,[35] ein Sportler unter Lähmungen,[36] Lehrerinnen bzw. Lehrer und Professoren an kognitiven Defiziten.[37]

Naturgemäß nutzten Schriftstellerinnen und Schriftsteller ausgiebig ihre Fähigkeiten, um Leserinnen und Lesern die emotionale Innenwelt Betroffener nahezubringen und einen Jahrzehnte umfassenden psychologischen Entwicklungs- und Adaptationsprozess zu veranschaulichen. Oft ging es im Anschluss an die Übermittlung der Diagnose zunächst um Verzweiflung, Verleugnung und Wut: „Die Diagnose MS schleuderte sie heraus aus der normalen Welt und machte sie aufsässig und trotzig. Sie wollte sich diesem Schicksal nicht beugen, nicht sie! Niemals! (…) ‚Warum gerade ich!' schrie sie".[38] Im weiteren Verlauf der Handlung beherrschten Traurigkeit, Angst und sozialer Rückzug – oft in einem kunstvoll komponierten Neben- und Nacheinander – das Erleben und Verhalten der literarischen Figuren: "(…) feeling a chaotic range of emotions, feeling alternately worried or wistful, sad or sarcastic or even strangely sanguine about what would become of my life (…) Only

---

[34] Baer: Silent Thief (Anm. 17).
[35] Milofsky: Playing from Memory (Anm. 11); Kempinski: Duet for One (Anm. 10) und Kerner: Blueprint (Anm. 17).
[36] Bill Gaston: The Good Body. New York 2001.
[37] Hassler: The Love Hunter (Anm. 13); Engelmann: Kraft für ein Lächeln (Anm. 22); Mandel: Out of the Blue (Anm. 13); Winkelhöfer: Tage unter weitem Himmel (Anm. 16); Young: Heresies of Natur (Anm. 12).
[38] Kerner: Blueprint (Anm. 17), S. 13.

late at night (…) did I understand how truly terrified I was".³⁹ Insgesamt fand sich ein für Leserinnen und Leser gut nachvollziehbares Spektrum emotionaler Reaktionen.

Ein Motiv von herausragender Bedeutung, das direkt oder indirekt in viele Erzählungen integriert war, stellte der drohende Verlust des Selbstwertgefühls dar. Ein sehr bestürzendes Bild hierzu fand Sally Mandel, deren Hauptfigur Anna in *Out of the Blue* das Geschehen an einer Stelle kommentierte: "Oftentimes I'd see the garbage truck in eighty-fifth and wish the'd just pick me up (…) and compact me with the rest of the useless trash."⁴⁰ Selbstmitleid und Resignation wurde vor allem männlichen Betroffenen attestiert, während die Zuflucht zum Glauben innerhalb des Verarbeitungsprozesses ein Privileg weiblicher Charaktere war. Die Phrase von der Multiplen Sklerose als *Krankheit der 1000 Gesichter* findet so nicht nur angesichts der Vielzahl an möglichen Symptomen und Verläufen, sondern auch in Anbetracht des weiten Spektrums emotionaler Reaktionen und seelischer Entwicklungsprozesse eine literarische Bestätigung. Dazu lieferte der Roman *The Breakdown Lane* einen griffigen Kommentar: "[MS] affects different people in different ways, and it affects the same person in different ways at different times."⁴¹

Narrative Strukturen und ihre Anwendung

Die Präsentation der Multiplen Sklerose in den analysierten Prosawerken war abhängig vom Genre, von der avisierten Leser-/Leserinnen-Zielgruppe sowie vom Stellenwert der Erkrankung innerhalb der Handlung. Drei Grundkategorien lassen sich unterscheiden und mit einem prominenten Beispiel belegen.

Erstens: Entwicklungsromane fokussierten auf den Verarbeitungsprozess der Protagonistin beziehungsweise des Protagonisten und erzählten die Geschichte exklusiv aus ihrer beziehungsweise seiner Sicht; die MS bildete damit das zentrale Thema eines Buches, das sich an Erwachsene richtete.⁴² So agiert in Stanley Elkins *The Franchiser* der Unternehmer Ben Flesh als Hauptfigur, der die USA von Küste zu

---

³⁹ Martin: The Sorrow of Archaeology (Anm. 13), S. 143.
⁴⁰ Mandel: Out of the Blue (Anm. 13), S. 244.
⁴¹ Mitchard: The Breakdown Lane (Anm. 12), S. 222.
⁴² So zum Beispiel Elkin: Her Sense of Timing (Anm. 8); Morgan: Riding the Gold Curve (Anm. 11); Gaston: The Good Body (Anm. 36); Baldacci: A Sundog Moment (Anm. 11) und Mitchard: The Breakdown Lane (Anm. 12).

Küste bereist, um Geschäftskonzepte für Betreiber von Fastfood-Restaurants, Tanzstudios und Waschanlagen zu verkaufen. Seine Erkrankung zwingt ihn nach und nach jedoch zu der Einsicht, dass sein Lebensziel, die Entwicklung einer einträglichen eigenen Geschäftsidee, nicht zu verwirklichen ist. Der schleichende körperliche Verfall und die Reflexionen dazu stehen auch symbolisch für das Scheitern des Self-made-Businessman aus dem Amerika der 1950er und 1960er Jahre.[43]

Zweitens: Liebesromane und Beziehungsgeschichten stellten die Auswirkungen der MS auf ein Paar, meistens ein Ehepaar, in den Mittelpunkt; daher nahm nicht nur die Sichtweise der beziehungsweise des Erkrankten, sondern auch des Partners beziehungsweise der Partnerin breiten Raum ein. Besonders anschaulich verkörpert diesen Typus der Roman *Playing from Memory* von David Milofsky, der die Geschichte des jüdischen Violinisten Ben Seidler erzählt und damit nicht den einzigen Protagonisten kreiert, der auf dem Höhepunkt seiner musikalischen Karriere an MS erkrankt. Milofsky gelingt eine ebenso realistische wie ergreifende Darstellung, weil er die Beziehung zwischen Ben und dessen Frau differenziert ausleuchtet: Sie steht ihrem Mann trotz immenser Belastung stets bei und stellt ihre eigenen Wünsche hintan. Vor allem ihre Tagebucheinträge werden als Stilmittel genutzt, um Leserinnen und Lesern ein in jeder Hinsicht plastisches Bild zu liefern, wie der Alltag mit einem an MS erkrankten Partner aussehen kann.[44]

Drittens: Jugendbücher hingegen hatten Teenager als Zielgruppe im Auge; die MS-Symptomatik eines Elternteils diente lediglich als Ausgangspunkt eines Reifungsprozesses, der vom Standpunkt des "innocent bystander" aus geschildert wurde.[45] Aus etlichen trivialen Werken sticht in dieser Gruppe der Jugendroman *Don't Talk to Me About the War* heraus, der den Sommer des Jahres 1940 aus der Sicht des 13-jährigen New Yorker Jungen Tommy schildert. Wesentliche Motive sind seine erste große Liebe, Football, der Weltkrieg im fernen Europa und eine zunächst mysteriöse, Tommy stark belastende Erkrankung der Mutter. Der Text lebt von der Atmosphäre, die durch den historischen Kontext heraufbeschworen wird, und er macht deutlich, wie wenig im Vergleich zu heute über die Multiple Sklerose bekannt war.

---

[43] Elkin: The Franchiser (Anm. 11).
[44] Milofsky: Playing from Memory (Anm. 11); Hassler: The Love Hunter (Anm. 13).
[45] Etchison: Me and Greenley (Anm. 17); Scoppettone: Long Time Between Kisses (Anm. 17); Blobel: Traumschritte (Anm. 17); Montgomery: Hitting Streak (Anm. 17); Baer: Silent Thief (Anm. 17); Kerner: Blueprint (Anm. 17); Cochrane: Sport (Anm. 17); McDaniel: Angels in Pink (Anm. 17); Moss: Ellie's Chance to Dance (Anm. 17); Adler: Don't Talk to Me About the War (Anm. 17).

Um größtmögliche Nähe zu Leserin und Leser zu entwickeln, bedienten sich Autorinnen und Autoren oft einer personalen Erzählerin beziehungsweise eines personalen Erzählers. Diese schlüpften in die Haut der Figur und ließen die Leserinnen und Leser die fiktive Welt inklusive der Krankheit aus dem Blickwinkel dieser Figur erleben.[46] Eine intensive Innensicht ermöglichten auch Ich-Erzählungen, gestaltet entweder in Form des „erlebenden"[47] oder des „erzählenden"[48] Ichs. Ein völlig neutraler Erzähler erschien nur in einem Werk, in dem die MS lediglich ein Randthema bildete.[49]

Weitere literarische Techniken dienten spezifischen Zielsetzungen. Zahlreiche Rückblicke erweiterten den Umfang der erzählten Zeit und ermöglichten es, frühere Episoden der Krankengeschichte und ihrer Verarbeitung zwanglos einzubeziehen. Tagebucheinträge vermittelten „unzensiert" die Gefühlswelt und die Konflikte der Betroffenen,[50] besonders aber die der Angehörigen.[51] Solche Unterbrechungen des Erzählstroms können als Vorform des gelegentlich vorkommenden Perspektivwechsels[52] beziehungsweise als multiperspektivische Erzähltechnik[53] aufgefasst werden. Eine Autorin ließ jedes Kapitel mit einem kurzen Auszug aus dem Merck-Manual beginnen und bediente sich so medizinischer Sachtexte, um das Handlungsgeschehen zu gliedern.[54]

Narrative Techniken erzielten dann die größte Wirkung, wenn sie die Vielschichtigkeit sozialer Beziehungen und Beziehungsstörungen für die Leserinnen und Leser anschaulich machten. Sehr gut lässt sich dieser Zusammenhang an den Jugendbüchern mit MS-Motiv verdeutlichen. Von einer Ausnahme[55] abgesehen,

---

[46] Elkin: The Franchiser (Anm. 11); Elkin: Her Sense of Timing (Anm. 8); Gaston: The Good Body (Anm. 36); Baldacci: A Sundog Moment (Anm. 11).
[47] Scoppettone: Long Time Between Kisses (Anm. 17); Mandel: Out of the Blue (Anm. 13); Cochrane: Sport (Anm. 17); Winkelhöfer: Tage unter weitem Himmel (Anm. 16) sowie Adler: Don't Talk to Me About the War (Anm. 17).
[48] Mitchard: The Breakdown Lane (Anm. 12) und Martin: The Sorrow of Archaeology (Anm. 13)
[49] Wright: Out of the Ruins (Anm. 14).
[50] Zum Beispiel im Werk von Baldacci: A Sundog Moment (Anm. 11).
[51] Milofsky: Playing from Memory (Anm. 11); Mitchard: The Breakdown Lane (wie Anm. 12) und Moss: Ellie's Chance to Dance (Anm. 17).
[52] Kerner: Blueprint (Anm. 17); Winkelhöfer: Tage unter weitem Himmel (Anm. 16); Dixon: I (Anm. 21) und Mitchard: The Breakdown Lane (Anm. 12).
[53] Young: Heresies of Nature (Anm. 12) und Stangl: Ihre Musik (Anm. 19).
[54] Morgan: Riding the Gold Curve (Anm. 11).
[55] Scoppettone: Long Time between Kisses (Anm. 17).

wurden solche Geschichten aus der Perspektive der Tochter oder des Sohnes erzählt und führten durch die krankheitsbedingte Umkehrung der üblichen Mutter-Kind-Rolle zu einem frühzeitigen Erwachsenwerden des Jugendlichen: "Mom and I sit by the table (...), I watch her, and that seems odd to me, like she's the child and I'm her babysitter."[56] Solche Plots endeten in der Regel mit einer Distanzierung der Heranwachsenden von der Verantwortung zugunsten der Verfolgung eigener Lebensziele. Selbstverständlich war auch die immense Belastung einer Partnerschaft durch die MS ein bevorzugtes Thema aller anderen Prosawerke und des Dramas. Breit beschrieben die Autorinnen und Autoren, wie es zu einem Rückzug der Betroffenen kam und wie Partnerschaften zerbrachen – entweder unmittelbar im Anschluss an die Mitteilung der Diagnose oder im weiteren Verlauf; fast ausnahmslos waren es Männer, die auf der Suche nach sexueller Erfüllung ihre Frauen betrogen und verließen: "He [the physician] also said that nine times out of ten, despite the sense of betrayal and the terrible guilt, the spouse ends up bailing out. It just gets too hard finally (...)."[57] Diese drastische, der Tendenz nach korrekte Prognose legte Russell Martin dem behandelnden Arzt seiner Hauptfigur in den Mund. Doch lieferte die Literatur auch Gegenentwürfe: Vor allem Frauen pflegten liebe- und aufopferungsvoll den betroffenen Partner, auch wenn diese Haltung vornehmlich in frühen Werken vorkam: "What bothers and warms me is the suspicion that, horrible as the disease was, in some way it sustained us and allowed us to love each other more."[58]


Sprachliche Bilder und ihre Wirkung

Neben der souveränen Handhabung narrativer Techniken, der Erfindung überzeugender Figuren und der Konstruktion einer fesselnden Handlung ist vor allem eines vonnöten, um aus Texten Literatur zu machen: ein kunstvoller Einsatz stilistischer Mittel. Weitaus am häufigsten und eindrucksvollsten setzten Autorinnen und Autoren bei MS-Porträts sprachliche Bilder – also Metaphern, Personifikationen, Vergleiche und Symbole – ein, um schwer vorstellbare neurologische Phänomene an die

---

[56] Adler: Don't Talk to Me About the War (Anm. 17), S. 193.
[57] Martin: The Sorrow of Archaeology (Anm. 13), S. 261.
[58] Milofsky: Playing from Memory (Anm. 11), S. 269; Hassler: The Love Hunter (Anm. 13) und Hermeling: Weg der Tränen (Anm. 16).

Alltagserfahrungen der Leserinnen und Leser anzubinden. Bereits einzelne Titel brachten dieses Bemühen zum Ausdruck: Sie spielten entweder auf den heimtückischen (*Silent Thief*), unvorhersehbaren (*Out of the Blue*), schädigenden (*The Breakdown Lane*) oder widernatürlichen (*Heresies of Nature*) Charakter der Erkrankung an; sie verzerrten auf ironische Weise deren Auswirkungen (*The Good Body*); oder sie setzten ein Symbol der Hoffnung (*Sundog Moment, Licht über verkrüppelten Palmen*). Zusammenfassend lassen sich Sprachbilder, die für die Krankheitssituation als Ganzes verwendet wurden, unterscheiden von solchen, die für Einzelphänomene Gebrauch fanden.

Zunächst imponierte die häufig genutzte Stilisierung der MS zu einem mächtigen oder gar unbesiegbaren Feind, mit dem die oder der Betroffene sich im Kriegszustand befanden: "A disease attacked me, occupied my territory (…) I'm at war with the disease";[59] "MS (…) blitzkriegs the nerves".[60] Andere Autorinnen und Autoren gebrauchten Ausdrücke wie "guerilla war"[61], "civil war"[62] oder "this invading army inside me"[63]. Noch stärker konnte die Personifikation auf Leserinnen und Leser als dämonisches Monster wirken: "A fierce beast, with ravenous appetite"[64]; ein "alien occupant"[65], ein "unspeakable some thing"[66]. Ähnliche Darstellungen konnten sich auch auf die Betroffenen selbst beziehen, so etwa auf die Mutter des Protagonisten in *Sport*: "It seemed to me that she was not so much getting sicker as becoming transformed, slowly and inevitably, into something monstrous."[67] Gängig war auch die Wahrnehmung der MS als Gefängnis beziehungsweise die Selbstwahrnehmung der Kranken als "prisoner".[68] Eine geradezu kafkaeske Vorstellung des Eingesperrtseins brachte die Romanpatientin Dora Degen in *Ihre Musik* zum Ausdruck: „(…) alle Mauern, die sie angreift, und alle Türen, durch die sie tritt, gehören zu dem System von Orten in ihrem Kopf, zu dem Gefängnis".[69]

---

[59] Morgan: Riding the Gold Curve (Anm. 11). S. 332.
[60] Elkin: The Franchiser (Anm. 11), S. 277.
[61] Cochrane: Sport (Anm. 17), S. 60.
[62] Sidney: Body of Diminishing Motion (Anm. 9).
[63] Milofsky: Playing from Memory (Anm. 11), S. 48.
[64] Morgan: Riding the Gold Curve (Anm. 11), S. 261.
[65] McEntyre: An Incantation (Anm. 9). S. 290.
[66] McEntyre: An Incantation (Anm. 9), S. 290.
[67] Cochrane: Sport (Anm. 17), S. 217.
[68] Milofsky: Playing from Memory (Anm. 11), S. 173; ähnlich Holden et al.: New and Selected Poems (Anm. 9), Baldacci: A Sundog Moment (Anm. 11), S. 121 und Martin: The Sorrow of Archaeology (Anm. 13), S. 437.
[69] Thomas Stangl: Ihre Musik. Wien 2006, S. 137f.

In ähnlicher Häufigkeit tauchten Naturbilder, oft in bedrückender Dichte und Deutlichkeit, auf; zum Beispiel in den Gedichten von Molly Holden: "(…) this disease/that feels like mist upon my fingers, like/a cold wind for ever against my body, and/air and chill earth eternally about my bones."[70] In Prosatexten wurden depressive Tiefs auch als „Flauten" gekennzeichnet[71] oder das Fortschreiten des Leidens wurde mit den Bewegungen eines „Gletschers" gleichgesetzt, dessen Wachstum zwar mit zeitlupenartiger Langsamkeit abläuft, gleichwohl zu unabwendbaren Zerstörungen führt.[72] Konventioneller fiel die gelegentliche Charakterisierung der MS als „Abgrund" aus[73] – ein Vergleich, der die Ausweglosigkeit des Geschehens sowohl für Betroffene wie für Angehörige vor Augen führen sollte. Das kraftvollste Bild fand auch in diesem Bereich der österreichische Romancier Thomas Stangl, dessen Figur die Empfindung äußerte, dass ihr „Körper schwer und dumpf geworden ist wie ein Felsbrocken und durch ihren Willen und ihre Kräfte nicht von der Stelle zu bringen (…)".[74]

Als dritte große Gruppe von Sprachbildern lässt sich die Kennzeichnung der MS als tierhaftes Wesen erkennen: als „Wurm", der Löcher ins Gehirn frisst,[75] als Würgeschlange und Hydra-artiges Ungeheuer,[76] als „Katze", die mit der Patientin, der „Maus", spielt.[77] Abermals imponiert auch hier die Sprachgewalt von Thomas Stangl, der die Krankheit eine gespenstisch wirkende Wohngemeinschaft mit dem inneren Selbst der Betroffenen eingehen ließ: „(…) ein eigenwilliges kleines körperloses Haustier, nirgends zu finden, nicht herauszuschneiden, viel zu eng mit ihr selbst verwachsen, halb sie selbst: wenn sie es nicht spüren kann, kann sie es denken (…)".[78]

Auch prominente Einzelphänomene der MS hoben Autorinnen und Autoren mit griffigen sprachlichen Inszenierungen hervor. Stanley Elkin schrieb sich vermutlich eigene Erfahrungen von der Seele, als er seinen Helden Ben Flesh quälende

---

[70] Holden et al.: New and Selected Poems (Anm. 9), S. 39.
[71] Hassler: The Love Hunter (Anm. 13), S. 144.
[72] Milofsky: Playing from Memory (Anm. 11), S. 218.
[73] Hassler: The Love Hunter (Anm. 13), S. 113; Morgan: Riding the Gold Curve (Anm. 11), S. 261 und Kerner: Blueprint (Anm. 17), S. 12.
[74] Stangl: Ihre Musik (Anm. 69), S. 104.
[75] Morgan: Riding the Gold Curve (Anm. 11), S. 257.
[76] Morgan: Riding the Gold Curve (Anm. 11), S. 311.
[77] Mitchard: The Breakdown Lane (Anm. 12), S. 463.
[78] Stangl: Ihre Musik (Anm. 69), S. 11.

Parästhesien mit dem Fluch "I'm a f...... pin cushion!"⁷⁹ kommentieren ließ. Andere Autorinnen bevorzugten einen eher traditionellen Vergleich mit elektrischen Phänomenen und etikettierten sensible Missempfindungen als "wiring whack"⁸⁰, "hot-wired (…) running shoes"⁸¹ oder "burned toast"⁸², die zugrunde liegende Entmarkung der Nervenfasern als „Kabelbrand"⁸³. In ähnlicher Weise mutierten von Koordinationsstörungen affizierte Finger zu "chaotic worms"⁸⁴, kognitive Störungen zu "screws loosened, balances tipped"⁸⁵. Der an den unteren Extremitäten Gelähmte wurde zur "big nightmare puppet with packed rag legs"⁸⁶, der von Fatigue Geplagte zum "hibernating animal"⁸⁷. Und das Rezidiv einer Opticus-Neuritis verwandelte sich in ein düsteres Menetekel: „Bei dieser zweiten Sehnervenentzündung (…) schoben sich von rechts und links dunkle Wände in ihr Blickfeld und bildeten eine schwarze Gasse, die in einen Abgrund führt".⁸⁸ Deutlich seltener waren neutrale und positiv besetzte Metaphern anzutreffen: "They said (…) relapse and remission were the poles of your new planet"⁸⁹, so fasste ein fiktiver Patient sein verändertes Dasein zusammen; eine andere Figur nannte ihre MS-Medikamente fast zärtlich "my little sentinels against the dark"⁹⁰.

Literarische Patienten und ihre Symptome

In allen Prosawerken zusammen traten 27 weibliche und 11 männliche von MS betroffene Figuren auf; nahezu allen wurde ein Erkrankungsbeginn zwischen Anfang 20 und Ende 30 zugeschrieben. Zwei der weiblichen Charaktere dienten lediglich als fiktive Gesprächspartnerinnen, ohne näher bestimmt zu werden. In immerhin 29 der 35 Erzählwerke stimmte das Geschlecht der MS-Figur mit dem der Autorin bzw. des Autors

---

79 Elkin: The Franchiser (Anm. 11), S. 120.
80 Mitchard: The Breakdown Lane (Anm. 12), S. 84.
81 Mandel: Out of the Blue (Anm. 13), S. 3.
82 Mitchard: The Breakdown Lane (Anm. 12), S. 494.
83 Kerner: Blueprint (Anm. 17), S. 12.
84 Gaston: The Good Body (Anm. 36), S. 26.
85 Hassler: The Love Hunter (Anm. 13), S. 212.
86 Gaston: The Good Body (Anm. 36), S. 42.
87 Hassler: The Love Hunter (Anm. 13), S. 41.
88 Kerner: Blueprint (Anm. 17), S. 12.
89 Gaston: The Good Body (Anm. 36), S. 46.
90 Mitchard: The Breakdown Lane (Anm. 12), S. 506.

überein. Lediglich eine Verfasserin schuf einen männlichen Betroffenen,[91] fünf Verfasser hingegen feminine Charaktere.[92] Dies erklärt, warum im zeitlichen Verlauf zahlenmäßig zunächst männliche Figuren dominierten (1976–1982: vier von fünf), anschließend weibliche MS-Charaktere die Plots prägten (1991–2008: 21 von 27) und zuletzt wieder maskuline Protagonisten die Szene beherrschten (2011–2012: zwei von drei).

Wenn man alle Prosatexte zusammennimmt, so schrieben Autorinnen und Autoren ihren literarischen Patientinnen und Patienten die ganze Bandbreite neurologischer Krankheitszeichen zu, die bei der Multiplen Sklerose auftreten können. Diese enge Verschränkung von Klinik und Literatur soll hier mit wenigen sinnbildlichen Auswahlzitaten und orientierenden Zahlenangaben belegt werden.

Am häufigsten und in breiter Variation erschienen motorische Symptome. In vielen Werken ist von Kraftverlust und steifen Beinen die Rede, ebenso von einer zunehmenden Sturzneigung. Den Verlust der Kontrolle über ihre Extremitäten veranschaulichte die Protagonistin des Romans *The Breakdown Lane* mit den Worten: "I (…) watched my leg extend, slowly, creeping along the floor. But no longer like a part of my body. It felt like a robotic arm that I was operating for the first time."[93]

Fast ebenso oft wie Lähmungen und Tonuserhöhungen fügten Autorinnen und Autoren differenzierte Beschreibungen koordinativer Störungen ein, um die Alltagsprobleme ihrer Figuren zu veranschaulichen. Die Palette reicht von einem staggering gait über Dysmetrien und Intentionstremor bis zu einer subtilen Beeinträchtigung der Feinmotorik. Derartige Dysfunktionen schrieb die Autorin Charlotte Kerner der Pianistin Iris Sellin in *Blueprint* zu: „Die Multiple Sklerose machte langsam alle kleinen Bewegungen unmöglich, mit denen sie die Musik zum Leben erweckt hatte. Die Schultern, die Arme, die Hände, die Gelenke, ihr ganzer Körper konnte nicht mehr übertragen, was sie empfand. Alle Feinheiten gingen verloren."[94] Ebenso diente das gesamte Spektrum möglicher Sensibilitätsstörungen lebensnahen Beschreibungen der Multiplen Sklerose für die Leserschaft. Stanley Elkin erwähnte in dem frühen Werk *The Franchiser* diverse Formen sensibler Reiz- und Ausfallserscheinungen,[95] Sally Mandel legte der Hauptfigur in *Out of the Blue* folgen-

---

[91] Scoppettone: Long Time Between Kisses (Anm. 17).
[92] Dixon: I (Anm. 21); Martin: The Sorrow of Archaeology (Anm. 13); Stangl: Ihre Musik (Anm. 69); Adler: Don't Talk to Me About the War (Anm. 17); Körner: Sophies Labyrinth (Anm. 26).
[93] Mitchard: The Breakdown Lane (Anm. 12), S. 7f.
[94] Kerner: Blueprint (Anm. 17), S. 75.
[95] Elkin: The Franchiser (Anm. 11).

de Sätze in den Mund: "I feel like I'm wearing a corset around my midsection. The left side of me burns as if I've been out in the sun too long. And my feet feel as if they're tap dancing but they're not moving."[96]

Literarische MS-Patientinnen und MS-Patienten zeigten neben motorischen, koordinativen und sensiblen oft auch visuelle Störungen. In mehreren Romanen tauchten das Verschwommensehen und Gesichtsfeldausfälle als Vorboten der MS auf. Autorinnen und Autoren konstruierten solche Ereignisse im Handlungsverlauf einerseits, um die Dramaturgie spannungsreicher zu gestalten, andererseits, um Leserinnen und Lesern sprachlich dichte Beschreibungen zu bieten – wie folgende Sätze belegen, die Russell Martin in *The Sorrow of Archaeology* die Ärztin Sarah MacLeish aussprechen ließ: "My right eye was fine (…) but when I closed it and relied solely on the left eye, images were out of focus, colors were as flat as those in a photograph left out in the sun, and in my peripheral field of vision, a large swatch of the world had simply vanished."[97] Bei anderen fiktiven MS-Figuren traten Störungen der Okulomotorik in Erscheinung, im Wesentlichen als Doppelbilder. In lediglich zwei Romanen tauchte ein Nystagmus auf – ein Phänomen, dessen subjektive Erlebnisseite der Protagonist Peter aus *Licht über verkrüppelten Palmen* den Lesern mit folgender Szene nahezubringen versucht:

> Er setzte sich ans Steuer und fuhr los. Mit zunehmendem Tempo wurde es unheimlich. War nicht der Baum, der jetzt mitten auf der Straße tanzte, eben noch friedlich am Rand gestanden? Sicher war dieses Tanzen nur eine Frage seiner Sicht. Dem Bild vor Augen durfte er nicht trauen. Was er sah, war nur eine Täuschung, sein Wissen war wirklich.[98]

In vielen Prosastücken litten die fiktiven Kranken unter teils heftigen Schwindelattacken und Gleichgewichtsstörungen.

Vorwiegend, aber nicht ausschließlich wurden in älteren Romanen die Folgen einer neurogenen Blasenstörung detailliert beschrieben. In einer tabulosen, fast technischen Sprache schilderte Stanley Elkin die Anwendung des heute nicht mehr empfohlenen Credé-Manövers zum Auspressen der Harnblase.[99] Selbst betroffene Autorinnen und Autoren machten den Leserinnen und Lesern klar, dass mit dem

---

[96] Mandel: Out of the Blue (Anm. 13), S. 77.
[97] Martin: The Sorrow of Archaeology (Anm. 13), S. 142.
[98] Schubert: Licht über verkrüppelten Palmen (Anm. 11), S. 166.
[99] Elkin: Her Sense of Timing (Anm. 8), S. 7.

Verlust der Blasenkontrolle der Verlust der eigenen Würde drohte: "She was out past the fence of shame, in new territory."[100] Sexuelle Störungen wurden gelegentlich von männlichen Autoren bei literarischen Patienten ihres eigenen Geschlechts zum Thema gemacht. Ein solcher schilderte seine erektile Dysfunktion mit einem Vergleich, der an Verständlichkeit nichts zu wünschen übrig ließ: „Hatte die Krankheit aus dem kraftstrotzenden Eichenstamm zwischen seinen Beinen schon einen welken Gummibaum gemacht?"[101]

Psychische Veränderungen, vor allem in Form depressiver Verstimmungen, nutzten Autorinnen und Autoren, um interessierte Leserinnen und Leser noch enger mit der Innenperspektive der Betroffenen vertraut zu machen. Fast nie sind die Schilderungen so detailliert, dass sie eine Differenzierung zwischen leichteren, vorübergehenden Stimmungsschwankungen und einer schwerwiegenden depressiven Episode gestatten, wie sie etwa der Figur der Cäcilia in *Tage unter weitem Himmel* zugeschrieben wird: „Jeglicher innerer Antrieb schien ihr abhanden gekommen zu sein. Sie hatte zu nichts Lust und sah in nichts einen Sinn. Die Arbeit ging ihr nicht wie sonst von der Hand, und zunehmend fühlte sie sich überfordert, bis sie überhaupt keinen Ausweg mehr sah."[102] Suizidale Krisen waren ein Thema etlicher Romane, ähnlich der Sterbewunsch bei Verlust der Selbständigkeit wie auch die Euthanasie.[103] Euphorische Verstimmungen erwähnten hingegen nur zwei Autoren.[104]

Unerwartet oft fanden Fatigue und kognitive Störungen in den literarischen Texten Erwähnung. Die unkontrollierbare Ermüdung wurde teils mit dem Fachterminus – "those waves of fatigue"[105] – erwähnt, teils umschrieben wie in *Riding the Gold Curve*: "Her whole body had lost the necessary energy to pull herself up again. Now, she realized what it meant to be too tired to move a muscle."[106] Im gleichen Werk findet sich wenige Seiten später eine fast wissenschaftliche Zusammenfassung kognitiver Einbußen: "There were lapses of memory, inattention, poor judgement, but worst of all, indifference to everything."[107] Die Gleichgültig-

---

[100] Baldacci: A Sundog Moment (Anm. 11), S. 470.
[101] Schubert: Licht über verkrüppelten Palmen (Anm. 11), S. 61.
[102] Winkelhöfer: Tage unter weitem Himmel (Anm. 16), S. 27.
[103] Hassler: The Love Hunter (Anm. 13); Wright: Out of the Ruins (Anm. 14).
[104] Hassler: The Love Hunter (Anm. 13); Gaston: The Good Body (Anm. 36).
[105] Mandel: Out of the Blue (Anm. 13), S. 29.
[106] Morgan: Riding the Gold Curve (Anm. 11), S. 247.
[107] Morgan: Riding the Gold Curve (Anm. 11), S. 262.

keit im Endstadium der Erkrankung kam in mehreren Werken ebenfalls zur Darstellung.[108]

Literarische Werke, die einen Handlungszeitraum von nur wenigen Wochen umfassen, erlaubten keine typisierenden Aussagen zu Verlaufsformen der MS. Umgekehrt war eine solche Zuordnung bei Vorliegen längerer Handlungsstrecken oder bei in die Erzählung integrierten Rückblicken oftmals unschwer möglich. Mit Abstand am häufigsten entschieden sich die Verfasserinnen und Verfasser – vermutlich aus dramaturgischen Gründen – für einen schubförmigen Verlauf. In sechs Werken wurde die sekundär-progressive Form bevorzugt,[109] nur einmal eine primär-progrediente Variante.[110] In immerhin sieben Erzählungen fand die Handlung ihr Ende mit dem Tod der MS-Figur.[111]

Fiktive Ärztinnen/Ärzte und ihr Equipment

Die spezialisierte Medizin spielt keine Hauptrolle in der Welt der fiktionalen Multiplen Sklerose. Nur etwa die Hälfte der in Erscheinung tretenden Ärztinnen und Ärzte wurde explizit als Neurologinnen und Neurologen charakterisiert, in einem Viertel der Prosawerke kamen weder Ärzte und Krankenhäuser noch Arztpraxen oder medizinische Untersuchungen vor. Ansonsten kreierten Autoren ein in hohem Maße stereotypes Bild: Mediziner waren männlich, sensibel bei der Mitteilung der Diagnose, zurückhaltend bei der Einschätzung der Prognose und optimistisch im Kontakt mit Patientinnen und Patienten. Die Floskel "There is every reason to be hopeful" tauchte ähnlich formuliert in mehreren Romanen auf.[112] Ausnahmen von solch klischeehaften Porträts waren rar. Überhaupt traten Neuro-

---

[108] Siehe dazu beispielsweise Hassler: The Love Hunter (Anm. 13) und Gaston: The Good Body (Anm. 36).
[109] Hassler: The Love Hunter (Anm. 13); Etchison: Me and Greenley (Anm. 17); Montgomery: Hitting Streak (Anm. 17); Engelmann: Kraft für ein Lächeln (Anm. 22); Ingild Kind: Der Spagat. Das andere Leben der Katharina Pech. Norderstedt 2008; Schreiber: Eine mörderische Kur (Anm. 14).
[110] Scoppettone: Long Time Between Kisses (Anm. 17).
[111] Milofsky: Playing from Memory (Anm. 11); Hassler: The Love Hunter (Anm. 13); Engelmann: Kraft für ein Lächeln (Anm. 22); Kerner: Blueprint (Anm. 17); Wright: Out of the Ruins (Anm. 14); Young: Heresies of Nature (Anm. 12) und Stangl: Ihre Musik (Anm. 69).
[112] Baer: Silent Thief (Anm. 17); Baldacci: A Sundog Moment (Anm. 11) und andere.

loginnen nur zwei Mal auf,[113] und lediglich in drei deutschen Geschichten wurden Ärzte als kühl, arrogant, machtbewusst oder Patientinnen bzw. Patienten ausgrenzend kritisiert.[114]

Auch Diagnostik und Therapie der Multiplen Sklerose nahmen in den belletristischen Werken geringen Raum ein. Am häufigsten fanden bildgebende Verfahren wie Computertomographie und Magnetresonanztomographie Erwähnung, gefolgt von erzählstrategisch gut nutzbaren Liquorpunktionen sowie elektrophysiologische Prüfungen wie Elektroenzephalogramm, evozierte Potenziale, Bluttests und augenärztliche Untersuchungen. Die Diskrepanz zwischen spektakulärer Apparatemedizin und vergleichsweise simpler Reflexprüfung gab Bill Gaston in seinem Roman *The Good Body* Anlass, den Protagonisten folgende lakonische Reflexion anstellen zu lassen: "After so many high-tech gizmos and scans, the test of choice turned out to be the cartoonish popping him on the knee with the rubber hammer."[115]

Bei der ebenfalls bruchstückhaften Darstellung therapeutischer Optionen standen symptomatische Behandlungsformen (Analgetika, Physiotherapie u. a.) im Vordergrund. Im Rahmen der Schubtherapie erwähnen einzelne Autorinnen und Autoren Cortison, wobei sie seltener gesundheitlich positive Wirkungen oder schwerwiegende Nebenwirkungen, des Öfteren hingegen ästhetisch störende Begleiterscheinungen betonten. Wenige Werke thematisierten eine Langzeittherapie mit Beta-Interferonen, eines die Gabe von Imurek. Alternative Therapien spielten keine bedeutsame Rolle, dagegen fanden Patientenkontakte untereinander mit und ohne Selbsthilfegruppe breite Berücksichtigung, ebenso Entspannungstechniken und Psychotherapie. Das Theaterstück *Duet for One* brachte die Therapiesitzungen der MS-kranken Violinistin Stephanie Abrahams bei ihrem Psychiater Dr. Feldmann auf die Bühne und zeigte, wie die Betroffene ihre Krankheit Schritt für Schritt zu akzeptieren lernte.[116]

---

[113] McDaniel: Angels in Pink (Anm. 17) und Schubert: Licht über verkrüppelten Palmen (Anm. 11).
[114] Engelmann: Kraft für ein Lächeln (Anm. 22); Hermeling: Weg der Tränen (Anm. 16) und Kind: Der Spagat (Anm. 109).
[115] Gaston: The Good Body (Anm. 36), S. 44.
[116] Kempinski: Duet for One (Anm. 10).

## Diskussion

Da vergleichbare Untersuchungen fehlen, sind die literarischen Porträts der Multiplen Sklerose den Ergebnissen neurologischer Forschung gegenüberzustellen; mit Inszenierungen des gleichen Krankheitsbildes in den Medien Film und Fernsehen zu konfrontieren; mit fiktiven Texten zu anderen neurologischen Störungen zu vergleichen; im Kontext der Frage des kranken Dichters zu betrachten.

### Literarische Porträts versus neurologische Realität

Alles in allem zeichneten sich die erfassten literarischen Krankheitsbeschreibungen durch ein hohes Maß an Authentizität aus. Selbst triviale Werke, in denen die MS ein peripheres Motiv darstellte, bemühten sich um medizinische Genauigkeit. Dies betraf die Qualität der Schilderungen neurologischer Phänomene genauso wie die quantitative Verteilung der Symptome in der Textsammlung: Sie korreliert überraschend eng mit den Ergebnissen jüngerer epidemiologischer Erhebungen.[117] In der Summe litten literarische Figuren also in etwa der gleichen Häufigkeit an den gleichen Defiziten wie tatsächliche MS-Kranke. Leicht unterrepräsentiert in literarischen Texten waren Störungen, die einer breiten Leserschaft schwer vermittelbar waren (z.B. ein Nystagmus) oder immer noch ein gewisses Tabu-Thema darstellten (Störung der Blasen-, Darm-, Sexualfunktion); leicht überrepräsentiert waren die erzählerisch dankbaren und das wichtigste Sinnesorgan des Menschen betreffenden visuellen Störungen sowie Schwindel und vestibuläre Dysfunktionen.

Dieses hohe Maß an medizinischer Korrektheit verdankte sich mehreren Einflüssen. Zum einen waren fast ein Drittel der Autorinnen und Autoren selbst von MS betroffen und damit dank ihres Primärerlebens geradezu prädestiniert, authentische Schilderungen zu liefern. Mindestens drei weitere Verfasserinnen beziehungsweise Verfasser erlebten die Erkrankung im Umfeld hautnah mit. In anderen Fällen nutzten Autorinnen und Autoren ergänzende Strategien: Der amerikanische Schriftsteller Russell Martin erwarb spezielle Kenntnisse, indem er einen befreundeten Neurologen auf dessen Krankenhaus-Visiten begleitete; die deutsche Autorin

---

[117] Vgl. Ian McDonald, Alistair Compston: The symptoms and signs of multiple sclerosis. In: Alistair Compston (Hg): McAlpine's Multiple Sclerosis. London et al. 2005, S. 287–346.

Charlotte Kerner könnte wichtige Informationen zur MS dem Umstand verdanken, dass sie mit einem Professor für Neurologie verheiratet ist. Allerdings konzentrierte sich die Anwendung des vorhandenen oder erworbenen Wissens auf diejenigen Fakten, die unmittelbar die Patientinnen beziehungsweise Patienten und ihre Krankheitszeichen betraf. Diagnostische und vor allem therapeutische Optionen wurden höchst unvollständig und oberflächlich dargestellt – obwohl mehr als drei Viertel der Werke nach 1990 erschienen sind. Über die Motive für die Enthaltsamkeit in puncto Behandlung kann man nur spekulieren: Die Komplexität neuerer Therapieschemata mag ebenso eine Rolle spielen wie die Scheu der Autoren, der MS etwas von ihrem vermeintlich schicksalhaften und existenziell bedrohlichen Charakter zu nehmen.

Literarische Porträts versus filmische Inszenierungen

Nur zwei der hier vorgestellten Stoffe haben den Weg ins Kino oder Fernsehen gefunden: das Schauspiel *Duet for One* und der Science-Fiction-Roman *Blaupause – Blueprint*. Für andere MS-Filme griffen Produzenten und Drehbuchschreiber auf Biographien zurück, so etwa auf *Hilary & Jackie* aus der Feder der du Pré-Geschwister[118] oder auf *The Annette Funicello Story*[119], verfasst von der gleichnamigen Schauspielerin.

Filmische Inszenierungen stellten die Krankheitssymptome ebenfalls präzise dar.[120] Mindestens ebenso stark wie literarische Darstellungen nutzten sie die Unmittelbarkeit ihrer Geschichten und darüber hinaus die Macht ihrer Visualisierungen, um die Aufmerksamkeit auf emotionale Adaptationsprozesse und zwischenmenschliche Beziehungen zu richten und damit die Zuschauerinnen und Zuschauer zu faszinieren. Gleichwohl führte der Zwang, sich im Rahmen zum Beispiel einer

---

[118] Hilary du Pré, Piers du Pré: Hilary and Jackie. New York 1998.
[119] Annette Funicello: A Dream is a Wish Your Heart Makes. The Annette Funicello Story. Bel Air 1994.
[120] Eine große Ausnahme bildet einer der bekanntesten Kinofilme mit MS-Motiv: *Ich klage an*. Diese NS-Produktion aus dem Jahr 1941 sollte das Publikum auf ein geplantes „Euthanasie"-Gesetz einstimmen und konstruiert daher einen rasch fortschreitenden und völlig unplausiblen Krankheitsverlauf; folgerichtig kann das Leid der Filmpatientin im Sinne der NS-Ideologie nur durch den „Gnadentod" beseitigt werden, den der Ehemann (ein Professor der Medizin) in Form eines Giftbechers gewährt.

TV-Serie auf einen episodenhaften Ausschnitt zu beschränken, zu Stereotypisierungen – beispielsweise der Fernseh-Patientinnen als „wehrlose Opfer", „tapfere Kämpferinnen" oder „Geläuterte".[121] In Romanen, die oft Handlungsstrecken von mehreren Jahrzehnten umfassten, waren derartige Klischees, zumindest was die fiktiven Kranken anging, nicht oder nur in wenigen Fällen nachweisbar. Ferner sprang ein weiterer Unterschied ins Auge: Während sich bei MS-Filmen eine klare Entwicklung „vom Desaster zum Coping" erkennen ließ,[122] bildete die Literatur diese Tendenz nicht in gleicher Weise ab. Es gibt ältere, vor 1990 erschienene Werke, die Bewältigungsgeschichten erzählen, und Romane aus jüngster Zeit, die ein Katastrophenszenario ausmalen.

MS-Porträts versus fiktionale Darstellungen anderer neurologischer Störungen

Seit mehr als 500 Jahren zählen vor allem zwei neurologische Krankheiten zu den bevorzugten Themen literarischer Darstellungen: Die Epilepsie und der Schlaganfall. Wie die Multiple Sklerose kommen beide in allen literarischen Gattungen – ebenfalls bevorzugt in der Prosa – vor;[123] beide reizten Schriftstellerinnen und Schriftsteller aller Epochen, soweit wie möglich das subjektive Erleben der Betroffenen in den Mittelpunkt zu rücken. Damit allerdings enden die Gemeinsamkeiten. Als akute, unmittelbar lebensbedrohliche Ereignisse wurden der epileptische Anfall und die apoplektische Attacke erzähltechnisch genutzt, um den dramatischen Höhepunkt oder den Endpunkt einer Handlung zu markieren – oft mit einer schematischen, auf wenige Symptome beschränkten Stilisierung; die „literarische MS" hingegen steht als chronisches Leiden nahezu regelhaft am Beginn eines Plots und zeichnet sich durch facettenreiche, viele Symptom- und Verlaufsvarianten berücksichtigende Schilderungen aus. Während einer literarischen Figur mit Epilepsie zudem oft die symbolische Rolle als Heiliger oder Teufel zukam und bis in die Gegenwart nicht-wissenschaftliche Entstehungskonzepte Eingang in fiktionale Texte fanden,[124] dominierten bei den literarischen Porträts der MS durchweg normale, oft

---

[121] Karenberg: Die Darstellung der Multiplen Sklerose (Anm. 3), S. 420.
[122] Karenberg: Multiple sclerosis on-screen (Anm. 3).
[123] von Engelhardt et al.: Epilepsie in der Literatur (Anm. 6) und Karenberg: Der Schlaganfall in der Literatur (Anm. 6).
[124] von Engelhardt et al.: Epilepsie in der Literatur (Anm. 6).

sympathische und/oder bemitleidenswerte Charaktere sowie ein durch und durch naturwissenschaftlich geprägtes Krankheitsverständnis. Allerdings nähern sich auch fiktionale Schilderungen der Epilepsie und des Schlaganfalls zuletzt einer realistischeren Darstellungsweise an.[125]

Mediale Darstellungen der Alzheimer-Krankheit und der MS teilen eine wichtige Gemeinsamkeit: Beide siedeln ihre Figuren vorzugsweise in der sozialen Oberschicht und in anspruchsvollen Berufsfeldern an, um krankheitsbedingte Einschränkungen in einen scharfen Kontrast zum prämorbiden Zustand setzen zu können. Allerdings haben allein Alzheimer-Plots die „Implosion des Protagonisten" zu bewältigen und sind erzähltechnisch daher durchgängig auf die Perspektive eines "significant other" angewiesen;[126] bei MS-Geschichten dagegen steht zwar eine beeinträchtigte oder behinderte Figur im Zentrum, die den Notwendigkeiten der Dramaturgie jedoch uneingeschränkt nachkommen kann. Deutlich länger noch als demenzielle Syndrome ist die heterogene Gruppe neurologischer Bewegungsstörungen einschließlich des Parkinson-Syndroms in der Weltliteratur vertreten. Nachdem über viele Jahrzehnte solche motorischen Symptome genutzt wurden, um Charakterzüge einer Figur symbolisch zu unterstreichen oder dem Text einen Schuss „medizinische Exotik" hinzuzufügen, zeichnet sich auch für diese Krankheitsbilder – ähnlich wie bei der MS – eine zunehmend authentische Repräsentation ab.[127]


Krankheitserfahrung versus literarisches Talent

Hinsichtlich des Zusammenhangs zwischen einer möglichen Betroffenheit der Autorin beziehungsweise des Autors durch die Multiple Sklerose und dem Auftauchen dieses Motivs in literarischen Werken lässt sich eine Differenzierung in drei Gruppen formulieren.

Erstens: Schriftstellerinnen und Schriftsteller, die selbst nicht an Multipler Sklerose litten und vor und nach der Publikation ihres MS-Textes Romane oder Thea-

---

[125] Ozer: Images of epilepsy in literature (Anm. 6) und Zimmermann: Narrating stroke (Anm. 6).

[126] Siehe dazu Helbig: Alzheimer-Krankheit (Anm. 6) und Hans Jürgen Wulff: Als segelte ich in die Dunkelheit (...) Die ästhetische und dramatische Analyse der Alzheimer-Krankheit im Film. In: Bettina von Jagow, Florian Steger (Hg.): Jahrbuch für Literatur und Medizin 2. Heidelberg 2008, S. 199–216.

[127] Voss: The representation of movement disorders in fictional literature (Anm. 6).

terstücke mit gänzlich anderen Motiven verfassten. Zweitens: Schriftstellerinnen und Schriftsteller, die während ihrer literarischen Karriere an Multipler Sklerose erkrankten und neben vielen anderen Büchern auch eines (oder mehrere) schrieben, welche die eigene Krankheit als Sujet aufgriff(en). Drittens: In einem anderen Beruf tätige Menschen, die zu einem bestimmten Zeitpunkt ihres Lebens an Multipler Sklerose erkrankten, Jahre oder Jahrzehnte später ihre literarischen Fähigkeiten entdeckten und dann eines oder mehrere Werke vornehmlich mit MS-Motiv verfassten.

Allerdings trifft diese Einteilung nur für Autorinnen und Autoren von Prosawerken zu. Alle bisher bekannt gewordenen MS-Gedichte stammen ausnahmslos von Betroffenen; das einzige Drama hat ein Nicht-Betroffener verfasst. Darüber hinaus gibt es Schriftstellerinnen, die an MS erkrankt waren und dennoch das Leiden in ihrem literarischen Œuvre nie direkt erwähnten – so beispielsweise die früher vielgelesene deutsche Literatin Elisabeth Langgässer.[128]

Eine vergleichende Lektüre aller hier vorgestellten MS-Romane ließ rasch erkennen, dass sich zumindest im literarisch anspruchsvollen Segment Werke von Nicht-Betroffenen[129] in puncto Authentizität und Realitätstreue fast nicht von solchen aus der Feder Betroffener[130] unterschieden. Anders formuliert: Fehlende eigene Leidenserfahrung konnte im Idealfall weitgehend durch umfassende Recherche kompensiert werden. Allenfalls Beschreibungen körperlicher Einschränkungen bei Alltagsaufgaben – aufstehen, zur Toilette gehen, sich waschen, Essen zubereiten, sich im Rollstuhl fortbewegen etc. – gelangen betroffenen Autorinnen und Autoren präziser und anschaulicher. Umgekehrt bestand ein oft deutlich spürbarer Unterschied in der literarischen Qualität zwischen professionellen oder zumindest halbprofessionellen Schriftstellerinnen und Schriftstellern und solchen Autorinnen und Autoren, die erst spät im Leben oder nach Beginn der MS-Erkrankung einen gewissen Teil ihrer Zeit dem Verfassen von Texten widmeten. Literarisches Talent und erzählerische Fähigkeiten der Autorin bzw. des Autors trugen somit deutlich mehr zum Erfolg eines Werkes beim anspruchsvollen Publikum bei als unmittelbares Krankheitserleben.

---

[128] Sonja Hilzinger: Elisabeth Langgässer. Eine Biografie. Berlin 2009.
[129] So etwa Milofsky: Playing from Memory (Anm. 11); Mandel: Out of the Blue (Anm. 13); Dixon: I (Anm. 21).
[130] Zum Beispiel Elkin: The Franchiser (Anm. 11) und Elkin: Her Sense of Timing (Anm. 8).

## Schlussbemerkungen

Die vorliegende Studie hat 55 fiktionale Texte untersucht, die vorwiegend in den letzten 25 Jahren entstanden sind und das Thema Multiple Sklerose aufgegriffen haben. Gestützt auf dieses umfangreiche Textkorpus bezog die Analyse sowohl medizinische wie literarische Gesichtspunkte ein und ermöglichte daher Folgerungen zu Wechselwirkungen und Abhängigkeiten zwischen beiden Bereichen.

1. *Einfluss der Neurologie auf die moderne Literatur.* Viele zeitgenössische Autorinnen und Autoren greifen klinisches und naturwissenschaftliches Wissen zum Nervensystem und seinen Erkrankungen auf. Durch Rezeption und Verarbeitung dieses Wissens schaffen sie fiktionale Texte, die bezüglich möglicher Symptome und Verläufe ein weitgehend realistisches Bild der Multiplen Sklerose entwerfen und zu einer medikalisierten Form der Literatur führen.

2. *Auswirkungen der Literatur auf die Neurologie.* Literarische Darstellungen halten akribisch und präzise fest, was Demyelinisierung und Neuronenverlust für die betroffenen Individuen – Patientinnen und Patienten sowie ihre Angehörigen – bedeuten. Poetische Porträts der MS fokussieren damit auf höchst bedeutsame subjektive Aspekte des Krankseins: Wie Menschen eine Krankheit und deren Auswirkungen in ihrer Lebenswelt erfahren, wie sie sich bei der Konfrontation mit dem schrittweisen Verlust von Fähigkeiten, dem unerbittlichen Niedergang ihrer Gesundheit und der unausweichlichen Endlichkeit ihres Daseins verhalten – aber auch wie sie Ressourcen mobilisieren und einsetzen. Angesichts der Konzentration der neurowissenschaftlichen Forschung auf die molekulare Dimension und der Rationierung ärztlicher Zeitbudgets in Praxen und Kliniken kann eine solche Literarisierung anthropologischer Grunderfahrungen auch als Aufforderung an Ärztinnen und Ärzte gelesen werden, zutiefst menschliche Aspekte ihrer Tätigkeit nicht aus den Augen zu verlieren.

3. *Literarische Krankheitsporträts und Öffentlichkeit.* Darstellungen und Deutungen einzelner Erkrankungen spiegeln nicht nur gesellschaftliche und medizinische Trends wider, sondern beeinflussen auch die Einstellung einzelner Menschen und der Öffentlichkeit. Betroffenen und ihren Angehörigen spenden manche Werke Trost oder zeigen Lösungsmöglichkeiten für Konflikte auf – MS-Blogs sind voll von dankbaren Reaktionen. Anderen Leserinnen und Lesern imponieren die existentiellen Fragen, die direkt oder indirekt in vielen MS-Büchern auftauchen: Hinsichtlich der personalen Identität (Bleibe ich derselbe, wenn mein Gehirn chronisch

erkrankt?), hinsichtlich der Kontinuität des Lebensvollzugs (Wie kann ich mein Leben mit einem chronischen Nervenleiden fortsetzen?), hinsichtlich des Selbstkonzeptes (Wie sehe ich mich, wenn ich dauerhaft behindert sein werde?) und hinsichtlich der Autonomie (Was bleibt im Krankheitsfall von meiner Selbstbestimmung?). Für das allgemeine Publikum kann die Erörterung solch fundamentaler Probleme ebenso wie die wahrheitsgetreuen Darstellungen des chronischen und eventuell invalidisierenden Charakters der Erkrankung zu einer weiteren Entstigmatisierung beitragen und das Image der Multiplen Sklerose nachhaltig verändern. Damit schreiben sich viele der MS-Bücher in den großen Trend ein, Behinderung positiver und Betroffene multidimensionaler zu zeigen.

Ohne Zweifel kann die Zerbrechlichkeit der menschlichen Existenz zu Beginn des 21. Jahrhunderts sehr anschaulich durch eine bedrohliche Krankheit – insbesondere durch eine Krankheit des Nervensystems – illustriert werden. Insofern funktionieren fiktionale Text zur Multiplen Sklerose wie literarische Spiegelneurone des privaten und gesellschaftlichen Geschehens: Sie antizipieren eine Bandbreite von Handlungsmöglichkeiten in Krisensituationen und liefern den Leserinnen und Lesern Modelle sozialer Auffangnetze für die Zeiten von Krankheit und Behinderung. Allein dies ist keine geringe Leistung.

Korrespondenzadressen:
Dr. Philine Seitz
Steinacker 47
D-51429 Bergisch Gladbach
philineriem@aol.com

Prof. Dr. Axel Karenberg
Universität zu Köln
Institut für Geschichte und Ethik der Medizin
Joseph-Stelzmann-Straße 20
D-50931 Köln
ajg02@uni-koeln.de

Anhang: Zusammenstellung literarischer Texte mit MS-Motiv (1954–2012)

| Titel | Jahr | Autor | Genre | Zusammenfassung |
|---|---|---|---|---|
| Your Hands and Mine/ The Blue Jug/Fate | 1954–58 | Elling Solheim | Lyrik | In drei Gedichten veranschaulicht der norwegische Dichter und MS-Betroffene die Vergänglichkeit der Lebensenergie bei einer schweren Erkrankung. Er sucht besonders nach Bildern für den körperlichen Verfall und den damit einhergehenden Verlust der Virilität des lyrischen Ichs. |
| Hospital/Experimental Twig/ Illness/Drug | 1968–71 | Molly Holden | Lyrik | Selbst an Multipler Sklerose erkrankt, verarbeitet die britische Lyrikerin in wenigen der insgesamt über 100 Gedichte ihr Schicksal – selten allerdings expressis verbis. Im Vordergrund steht die physische und mentale Hilf- und Machtlosigkeit gegenüber der einer Naturgewalt ähnlichen Krankheit. |
| The Franchiser | 1976 | Stanley Elkin | Roman | Der Unternehmer Ben Flesh fährt quer durch die USA, um Geschäftskonzepte für Betreiber von Tanzstudios, Fastfood-Restaurants und Waschanlagen zu verkaufen. Wie der Autor leidet er an einer fortschreitenden MS-Erkrankung, durch die sein Hauptbestreben – die Entwicklung einer erfolgreichen Geschäftsidee – zum Scheitern verurteilt ist[**] |
| Playing from Memory | 1980 | David Milofsky | Roman | Ben Seidler, ein jüdischer Violinist, erkrankt auf dem Höhepunkt seiner Karriere an MS. Der Roman schildert seinen Kampf gegen die Krankheit, die selbstlose Unterstützung durch seine Ehefrau sowie die Auswirkungen des Leidens auf sein Familienleben bis zum Tod.[***] |
| Duet for One | 1980 | Tom Kempinski | Theaterstück | Motivisch eng an die MS-Krankheit der weltberühmten Cellistin Jacqueline du Pré angelehnter Einakter, der zwei Jahre nach dem Tod der Künstlerin entstand. In Szene gesetzt werden sechs Therapiesitzungen zwischen der Violinistin Stephanie und ihrem Psychiater Dr. Feldmann. |
| The Love Hunter | 1981 | Jon Hassler | Roman | Chris MacKensie ist in Rachel Quinn verliebt, deren Ehemann Larry – der auch gleichzeitig Chris' bester Freund ist – seit Jahrzehnten unter MS leidet. Um Larry von seinem Leid zu befreien und freie Bahn bei Rachel zu haben, plant Chris einen Jagdausflug, bei dem er seinen Freund umbringen und die Tat als Unfall tarnen will.[***] |

| Titel | Jahr | Autor | Genre | Zusammenfassung |
|---|---|---|---|---|
| Me and Greenley | 1981 | Birdie L. Etchison | Jugendbuch | Erzählung für Teenager um die 13-jährige Robinette, die mit einer MS-kranken Mutter aufwächst. Als deutlich wird, dass der beste Freund namens Greenley aus der Nachbarschaft wegziehen soll und sich die Symptome der Mutter verschlimmern, versucht die Protagonistin erfolgreich, aufkommende Probleme selbst in die Hand zu nehmen.* |
| Long Time Between Kisses | 1982 | Sandra Scoppettone | Roman | Im Sommer ihres 16. Lebensjahres steht das Leben der Protagonistin Billie auf auf dem Kopf: Sie verliebt sich in einen 21-jährigen Mann, der an MS erkrankt ist. Durch die Auseinandersetzung mit ihm und seiner Krankheit entwickelt Billie sich im Laufe des Romans von einem pubertierenden Teenager zu einer reifen jungen Frau – die MS bleibt allerdings ein Randthema.* |
| Traumschritte | 1991 | Brigitte Blobel | Jugendbuch | Geschichte um die ersten Symptome, die Mitteilung der Diagnose MS und die Therapie des Teenagers Nele. Nach anfänglicher Ausgrenzung durch Familie und Freund wird sie später liebevoll umsorgt und wächst trotz zunehmender körperlicher Einschränkungen und psychischer Belastungen an ihrer Erkrankung.*** |
| Hitting Streak | 1991 | Robert Montgomery | Jugendroman | Die große Leidenschaft des 20-jährigen Robbie ist das Baseballspiel. Während er mit seiner College-Mannschaft Erfolge sammelt, beschäftigt ihn privat eine mysteriöse Erkrankung des Vaters, der immer öfter über Sehstörungen klagt. Endlich wird die Diagnose „Multiple Sklerose" gestellt. Robbie unterschreibt einen Profivertrag und kann seine Familie nun finanziell unterstützen.* |
| Her Sense of Timing | 1993 | Stanley Elkin | Novelle | Ausgerechnet am Tag der alljährlich veranstalteten Feier für seine Studierenden wird Professor Schiff, der unter einer schweren MS leidet, von seiner Ehefrau Claire verlassen. Um sich vor den Gästen keine Blöße zu geben, versucht er, die Party trotz massiver MS-bedingter Einschränkungen zu organisieren. Der Abend läuft jedoch völlig aus dem Ruder und macht ihm deutlich, wie hilflos er ohne Claire ist*** |

| Titel | Jahr | Autor | Genre | Zusammenfassung |
|---|---|---|---|---|
| Riding the Gold Curve | 1994 | Faye Morgan | Roman | Teils autobiographischer Roman einer Krankenschwester. Die fiktionale Kollegin erkrankt im Alter von 19 Jahren an MS und muss nicht zuletzt deswegen lebenslang schwere Schicksalsschläge verkraften. Trotz wiederkehrender MS-Schübe, einer Alkohol-Krankheit und des Scheiterns zweier Ehen gibt sie den Kampf gegen die Krankheit nicht auf.*** |
| Silent Thief | 1995 | Judy Baer | Jugendbuch | Lexis Mutter Marylin wird während der Vorbereitung auf ihre erste Kunstausstellung plötzlich von Kopfschmerzen, Schwächegefühl und Sehstörungen geplagt. Die Diagnose „MS" erschüttert den Teenager und ihre Familie in den Grundfesten und zwingt Lexi dazu, schneller erwachsen zu werden, als ihr lieb ist.* |
| Kraft für ein Lächeln | 1996 | Traude Engelmann | Roman | Die junge Marie Sommer leidet nicht nur an einer MS, sondern mehr noch am Martyrium ihrer Ehe. Sogar als sie unfreiwillig in ein Pflegeheim gebracht wird, gehen die Grausamkeiten ihres Mannes weiter: Er unterbindet jeden Kontakt zwischen ihr und den gemeinsamen Kindern. Marie verliert schließlich den Kampf um das Sorgerecht und verstirbt durch einen Sturz aus ihrem Bett.*** |
| Blueprint – Blaupause | 1999 | Charlotte Kerner | Roman | Als die berühmte Pianistin Iris Sellin erfährt, dass sie an MS erkrankt ist, beschließt sie, ihren eigenen Klon auszutragen, um ihr Talent in einem gesunden Alter Ego weiterleben zu lassen. Erzählt wird die in der Zukunft angesiedelte Geschichte aus Sicht der Klon-Tochter Siri. Die neurologische Problematik spielt eine untergeordnete Rolle.* |
| Out of the Blue | 2000 | Sally Mandel | Roman | Geschichte um die Liebe von Anna Bolles und Joe Malone, die durch Annas MS-Erkrankung auf eine harte Probe gestellt wird. Vor dem Hintergrund einer dramatischen Beziehungsachterbahn wird der jahrelange Prozess der Krankheitsverarbeitung der jungen Lehrerin geschildert, die sich erst spät zur Liebe ihres Lebens bekennt.*** |

| Titel | Jahr | Autor | Genre | Zusammenfassung |
| --- | --- | --- | --- | --- |
| The Good Body | 2000 | Bill Gaston | Roman | Erzählt wird von der Rückkehr des an MS erkrankten, einstmals professionellen Eishockey-Spielers Bobby in seinen kanadischen Heimatort, wo er endlich seinen vor 20 Jahren zurück gelassenen Sohn Jason kennenlernen möchte.** |
| Sport | 2001 | Mick Cochrane | Roman | Coming-of-age tale über den baseballbegeisterten 12-jährigen Harlan, der mit einer an MS erkrankten Mutter aufwächst. Der gewalttätige Vater hat die Familie verlassen und zahlt keinen Unterhalt, was unweigerlich zu deren sozialem Abstieg führt. Einzig der Baseball-Trainer und Nachbar erkennt die schwierige Lage und nimmt sich des Jungen an.* |
| Tage unter weitem Himmel | 2001 | Nicole Winkelhöfer | Erzählung | Zwei Frauen, die ein gemeinsames Schicksal – die MS-Erkrankung – teilen, treffen auf der deutschen Nordseeinsel Borkum aufeinander. Cäcilia, die ältere von beiden, schildert rückblickend ihre Krankheitsgeschichte: vom ersten Symptom über die Auseinandersetzung mit der Krankheit bis hin zu der Erfahrung, mithilfe ihres Glaubens an Gott damit umzugehen.*** |
| Das alles ist mir so ans Herz gewachsen/Allen meinen Ärzten/Meiner MS und ihren Nebenwirkungen | 2001 | Monika Rollmann | Lyrik | Nur wenige der etwa hundert Gedichte aus dem Zyklus „Bilder meines Lebens" thematisieren explizit die chronisch-demyelinisierende Erkrankung der Autorin. Im Vordergrund steht das Bemühen, trotz schwerer Krankheitsschübe positive Aspekte wie Freude, Lebensbejahung und Dankbarkeit zum Ausdruck zu bringen. Beeindruckend die Gedichtzeile „Die Krankheit mit dem Beigeschmack: zeitlebens." |
| I. | 2002 | Stephen Dixon | Roman | Mehrere miteinander verknüpfte Geschichten aus dem Leben der Hauptfigur I., einem Autor fortgeschrittenen Alters, dessen Frau unter MS leidet – genau wie Dixons eigene Frau. I. ist verbittert, da er weder die Pflege seiner schwer kranken Frau noch die Erziehung seiner Töchter meistert und sich auch beruflich nicht der gewünschte Erfolg einstellt.** |

| Titel | Jahr | Autor | Genre | Zusammenfassung |
|---|---|---|---|---|
| Out of the Ruins | 2002 | Sally S. Wright | Roman | Eine Folge aus der Krimiserie um den Ermittler Ben Reese. Erzählt wird von der Auseinandersetzung um die Insel Cumberland, die sich im Besitz der an MS erkrankten und seit vielen Jahren bettlägerigen Hannah Hill befindet. Als diese plötzlich verstirbt, wittert Ben Reese ein Verbrechen und begibt sich auf die Suche nach dem Mörder.* |
| Panacea | 2002 | William Alan Rieser | Roman | Science-Fiction-Story um eine mysteriöse Entdeckung und ihre Folgen. Lionel Perkins, der wegen einer MS im Rollstuhl sitzt und deshalb von Frau und Kindern verlassen wurde, entwickelt zusammen mit seinem Freund Roger Keough in jahrelanger Forschung ein Wundermittel namens „Panacea". Nachdem Lionel damit schlagartig von seinem Leiden geheilt wird, findet das Wundermittel auch bei anderen Menschen Anwendung.* |
| Heresies of Nature | 2002 | Margaret Blair Young | Roman | Saga um die Mormonenfamilie Morgan, deren Glaube durch die MS-Erkrankung der Mutter Mary auf eine schwere Probe gestellt wird. Drei junge Töchter widmen beinahe ihr gesamtes Leben der hochgradig Behinderten. Eine Pflegerin verspricht die spirituelle Heilung der MS, beginnt gleichzeitig jedoch mit dem Familienvater eine Affäre. Am Ende verstirbt Mary an den Folgen ihrer Erkrankung. Die Familie bleibt trauernd, aber im Glauben gestärkt zurück.*** |
| Weg der Tränen – wie Theresa ihr Glück fand | 2002 | Anita Hermeling | Prosatext | Stark autobiographisch inspirierte Story um die Protagonistin Theresa, die während ihrer langjährigen MS-Erkrankung an der Seite ihres Mannes viele Höhen und Tiefen durchlebt. Mut und Kraft geben ihr ein starker Glaube und die Erkenntnis, dass das Ausleben ihrer Kreativität der Schlüssel zu ihrer Selbstverwirklichung ist.*** |
| A Sundog Moment | 2004 | Sharon Baldacci | Roman | Elizabeth Whittakers bislang sorgenfreies Leben verändert sich schlagartig, als bei ihr die Diagnose MS gestellt wird. Sie distanziert sich von ihrem Mann, der nicht mit der Erkrankung umgehen kann, und sucht Unterstützung in der Kirche und bei einer Selbsthilfegruppe.** |

| Titel | Jahr | Autor | Genre | Zusammenfassung |
|---|---|---|---|---|
| The Breakdown Lane | 2005 | Jacquelyn Mitchard | Roman | Geschichte einer fünfköpfigen Familie in Wisconsin, die durch das plötzliche Verschwinden des Vaters sowie die neu aufgetretene MS-Erkrankung der Mutter schwer erschüttert wird. Die älteren Kinder begeben sich heimlich auf die Suche nach ihrem Vater, während die Mutter unterschiedliche Stadien der Krankheitsverarbeitung durchläuft.[**] |
| Angels in Pink: Kathleen's Story | 2005 | Lurlene McDaniel | Jugendbuch | Erster Teil einer Trilogie um drei Freundinnen, die als freiwillige Helferinnen an einem Krankenhausprojekt teilnehmen. Kathleen lässt sich nur widerwillig von ihren Freundinnen dazu überreden, da sie zuhause ihre MS-kranke Mutter versorgen muss.[*] |
| Ellie's Chance to Dance | 2005 | Alexandra Moss | Jugendbuch | Erster Band einer Buchreihe, in der das amerikanische Mädchen Ellie ihrem Traum, Primaballerina zu werden, Jahr für Jahr ein Stückchen näher rückt. Im Mittelpunkt steht neben dem Tanzen die MS-Erkrankung der verwitweten Mutter. Die 10-jährige Ellie ist hin und her gerissen zwischen dem Verlangen, Tänzerin zu werden, und dem Wunsch, für ihre Mutter da zu sein.[*] |
| The Sorrow of Archaeology | 2005 | Russell Martin | Roman | Der archäologische Fund des Skelettes eines jungen Mädchens mit deformiertem Bein veranlasst die an MS erkrankte Ärztin Sarah MacLeish, über ihr Leben und ihre Ehe zu reflektieren. Nachdem sie bereits vor Jahren krankheitsbedingt ihre Arztpraxis aufgeben musste, erfährt Sarah nun, dass ihr Mann sie betrügt. Hals über Kopf verlässt sie die Stadt, um sich darüber klar zu werden, wie sie ihr Leben weiterhin gestalten möchte.[***] |
| Alabaster und Gold | 2005 | Anita Hermeling | Prosatext | Geschichte um eine Familie, deren verschiedene Generationen immer wieder mit schweren Schicksalsschlägen umzugehen haben. Protagonistin ist die an MS erkrankte Charlotte Bergmann, der es – ähnlich wie der Autorin selbst – trotz krankheitsbedingter Einschränkungen mit Hilfe des Vorbildes von Mutter und Großmutter gelingt, ihr Leben aktiv zu gestalten und ihr Schicksal in Würde anzunehmen.[***] |

| Titel | Jahr | Autor | Genre | Zusammenfassung |
|---|---|---|---|---|
| Body of Diminishing Motion/Betrayal/Naming | 2005 | Joan Seliger Sidney | Lyrik | Ebenfalls nur wenige Gedichte aus der Sammlung "Body with Diminishing Motion" gehen direkt auf körperliche Beschwerden der MS-betroffenen Lyrikerin ein. Im Vordergrund steht die Absicht, individuelles (Krankheits-)Erleben mit der kollektiven (Familien-)Erfahrung des Holocaust dichtend zu verbinden. |
| Ihre Musik | 2006 | Thomas Stangl | Roman | Die Universitätsdozentin Emilia Degen und ihre MS-kranke Tochter Dora leben im Wiener Bezirk Leopoldstadt zwar gemeinsam in einer Wohnung, jedoch nebeneinander her. Der Erzähler nimmt einmal die Perspektive der resignierten Mutter, einmal die der Tochter ein, die den Kampf gegen die MS schon lange aufgegeben hat und am Ende des Romans verstirbt.** |
| Der Spagat | 2006 | Ingild Kind | Roman | Die an MS erkrankte Katharina Pech muss stets den „Spagat" zwischen Alltag und Krankheit bewältigen. Am meisten leidet sie unter dem mangelnden Verständnis vieler Mitmenschen gegenüber Behinderten. Ihr Fazit ist dennoch positiv: Zwar hat sie mit den Jahren körperlich stark abgebaut, an geistiger Stärke jedoch gewonnen.*** |
| An Incantation for the Small Hours of the Night | 2007 | Annie Stenzel | Lyrik | Kurz nach Erhalt der Diagnose MS verfasstes 20-zeiliges Gedicht der amerikanischen Lyrikerin. Die eindrucksvollen Strophen zeigen die Krankheit als wilde und unberechenbare Bestie, die dem wehrlosen Opfer jederzeit den Garaus machen kann. Kehrtwende in Richtung Hoffnungsschimmer in den letzten Zeilen. |
| Missing Steps | 2007 | York Van Nixon, III | Roman | Auf dem Höhepunkt seines künstlerischen Schaffens wird der Balletttänzer Kory Vanon von MS-Symptomen heimgesucht. Als die Diagnose gesichert ist, setzt er die schulmedizinische Therapie eigenmächtig ab und versucht stattdessen durch Training, Meditation und Diät die Kontrolle über seinen Körper wiederzuerlangen. Nicht nur die Namensähnlichkeit von Autor und Protagonist weisen auf autobiographische Züge hin.**** |

Die Krankheit der 1000 Gesichter: Multiple Sklerose in der Literatur 95

| Titel | Jahr | Autor | Genre | Zusammenfassung |
|---|---|---|---|---|
| Don't Talk to Me About the War | 2008 | David A. Adler | Jugendbuch | Geschildert wird im Rückblick das Leben des 13-jährigen Tommy, das sich im Sommer 1940 um die erste Liebe, Football, den Weltkrieg in Europa und am Rande auch um die mysteriöse Erkrankung seiner Mutter dreht. Diese leidet unter zitternden Händen, verwaschener Sprache, Müdigkeit und Koordinationsstörungen. Erst nach einigen Fehldiagnosen wird schließlich MS bei ihr festgestellt – auch weil noch recht wenig über die Krankheit bekannt ist.[*] |
| Sophies Labyrinth | 2008 | Franz-Josef Körner | Roman | Die Journalistin Sophie begibt sich aus Anlass des 200. Geburtstages der Schriftstellerin Sophie de LaRoche auf historische Spurensuche nach Kaufbeuren. Während dieser Recherche bekommt sie telefonisch die Diagnose MS mitgeteilt. In ihrer Verzweiflung findet sie schließlich Trost und Zuversicht in der Umgebung eines Klosters.[**] |
| Strength in Numbers | 2010 | Charlotte C. Carter | Roman | [nicht beschaffbar] |
| Licht über verkrüppelten Palmen | 2011 | Niklaus Schubert | Roman | Dieser Text fokussiert auf die Entwicklung des Architekturstudenten Peter, die geprägt ist durch das Fortschreiten seiner MS. Allerdings gelingt es ihm – als der Hauptfigur – hier mögen gewisse autobiographische Parallelen gegeben sein – durch stete Anpassung seiner Lebensplanung, ein selbstbestimmtes und erfülltes Leben zu führen.[***] |
| Eine mörderische Kur | 2011 | Frank W. Schreiber | Thriller | Hintergrund dieses packenden Krimis bildet ein Kuraufenthalt des an MS erkrankten Mark Danson. In der Klinik stellt er schnell fest, dass merkwürdige Dinge vor sich gehen; so werden mit Patienten ohne deren Wissen gefährliche Studien durchgeführt. Dawson lässt sich von seiner Krankheit, die sich hauptsächlich durch eine Gangataxie bemerkbar macht, nicht einschränken und deckt am Ende mit Hilfe einer jungen Reporterin einen landesweiten Pharma-Skandal auf.[****] |

| Titel | Jahr | Autor | Genre | Zusammenfassung |
|---|---|---|---|---|
| Warum lässt du mich nicht los? | 2012 | Jutta Zimmermann | Roman | Beziehungsgeschichte um die 37-jährige verheiratete Mona, die seit Jahren neben einer MS an einer ausgeprägten Angststörung leidet. Geschildert wird ihr Aufenthalt in einer Reha-Klinik, während dessen sich zwischen ihr und einem Mitpatienten eine folgenschwere Affäre entwickelt. Als sie schwanger wird, kann der gewalttätige Ehemann dies nicht akzeptieren und es kommt zum dramatischen Ende.* |
| Questions and Answers/The Gift/Sleep/The Furnace | 2012 | Peter Conn | Lyrik | Während seines letzten Lebensjahres schrieb der aus Schottland stammende Pädagoge mehr als 100 Gedichte, die 2012 – seinem Todesjahr – unter dem Titel "Daily Oddities and Miracles" publiziert wurden. Conns lakonisch-resignative Naturlyrik wird nur von wenigen Versen unterbrochen, die auf sein jahrzehntelanges Leben mit MS Bezug nehmen. |

Bei Prosatexten:
*** MS im literarischen Text als zentrales Thema
** MS als wichtiges, aber nicht dominantes Sujet
* MS als lediglich peripheres Motiv

Christiane Vogel

*Der heimliche Lehrplan in Samuel Shems medizinischem Bildungsroman*
*The House of God (1978)*

Abstract: *The House of God* (1978), a medical *Bildungsroman* by physician writer Samuel Shem, negotiates the boundaries of the arts-sciences-spectrum and reinforces the connection between literature and medicine. It is a remarkable example of a narrative which positively influences the medical environment by its metaphorical power (relationship between physician and patient, education of medical students, approach to health and illness). This doctor's account offers fruitful soil for a prolific endeavor to humanize the science-driven medical care and to provide idiosyncratic insight for both the medical staff and the layperson. The present paper will showcase this by examining some of the valuable, hitherto unwritten thirteen laws that appear throughout the novel. Despite the cynical-sarcastic undertone these laws hide messages that are still important for doctors-to-be. Some laws are going to be investigated not only in terms of a hidden curriculum that is taught apart from the syllabus, but also in regard of a principle-oriented ethics of nonmaleficence as well as beneficence.

1. Einleitung

Samuel Shem, Pseudonym für Psychiater und Autor Stephen J. Bergman (geb. 1944), führt in seinem medizinischen Bildungsroman *The House of God*[1] aus dem Jahr 1978 dreizehn bis dato ungeschriebene Regeln ein, deren Einhaltung helfen soll, den Weg zum perfekten Arzt[2] möglichst unbeschadet zu überstehen. Diese wertvollen Regeln, zusammengefasst auf Seite 420, gilt es zu beachten um zunächst

---
[1] Im Folgenden wird aus der Dell Book Ausgabe zitiert: Samuel Shem: The House of God. New York 2003.
[2] Wo im Folgenden zur besseren Übersichtlichkeit die maskuline Formulierung verwendet wird, sind selbstverständlich Frauen wie Männer gleichermaßen gemeint.

im Praktischen Jahr und zukünftig in der Rolle eines guten Arztes zu bestehen. Trotz des zynisch-sarkastischen Untertons verstecken sich hinter den Regeln wichtige Botschaften, die noch heute für angehende Mediziner von hoher Wertigkeit sein können. In diesem Beitrag werden einige der Regeln sowohl vor dem Hintergrund eines heimlichen Lehrplans, welcher abseits des Curriculums vermittelt wird, als auch in Bezug auf eine prinzipienorientierte Ethik des Nichtschadens und des Wohltuns untersucht.

Im ersten Schritt soll das Genre klassifiziert werden. Der Roman *The House of God* ist eine Kombination aus Bildungsroman und Satire mit dem jungen Dr. Roy Basch als Protagonisten und Erzähler. Beschrieben wird das Praktische Jahr in der Inneren Medizin des *House of God*, eine Anspielung auf das *Beth Israel Hospital* in Boston, in dem Shem von 1973–74 selbst sein Internship absolvierte.[3] Es handelt sich um eine Initiationsgeschichte, also um eine "(...) story about a young person's introduction into a new sphere of society, activity, or experience".[4] Einen Großteil der Geschehnisse, die an den Leser herangetragen werden, hat Shem nach eigener Aussage während seiner Ausbildung selbst erlebt. Das Schreiben hat ihm während dieser schweren Zeit geholfen: "I was unprepared for the shock of internship, and began writing *The House of God* as a catharsis; to make sense of what seemed the worst year of my life."[5]

Gespickt mit Zynismus und Sarkasmus stellt er der Leserschaft das Ausbildungsjahr mit all seinen Stärken und Schwächen vor. Unethisches Verhalten in Bezug auf die Patientenversorgung zeichnet sich dabei besonders ab. Mit viel Ironie wird das zum Teil respektlose Verhalten gegenüber den Patienten thematisiert, welches im zweiten Schritt im Zusammenhang mit pejorativen Begriffen und abwertendem Humor vor dem Hintergrund der Ausbildungsphase von angehenden Ärzten analysiert werden soll. Der Begriff des *Gomers* und die Zuschreibung *Gemüse*

---

[3] Samuel Shem: Fiction as Resistance. In: Annals of Internal Medicine 137 (2002), S. 934–937, hier S. 934. Angeschlossen an das *House* ist die BMS – die Best Medical School, also die weltweit beste medizinische Fakultät, eine Anspielung auf die Harvard Medical School, in der Shem im Jahr 1973 den Abschluss gemacht hat (ebd.).

[4] Manfred Jahn: Narratology: A Guide to the Theory of Narrative. Version 1.8. English Department, University of Cologne. 28.5.2005. http://www.uni-koeln.de/~ame02/pppn.htm#N3.3.4 (aufgerufen am 12. Dezember 2015), N3.3.4.

[5] Samuel Shem: 2009 Harvard Medical School Commencement Speech. Official Website of Samuel Shem. 6.8.2009. http://www.samuelshem.com/v2/2009-harvard-medical-school-commencement-speech/ (aufgerufen am 5. Dezember 2015), 03:26'–03:35'.

werden in Bezug auf einen bestimmten Patiententyp näher betrachtet. Insgesamt wird die Entwicklung der zynischen Haltung bei Medizinstudierenden untersucht. Warum ist gerade diese Berufsgruppe davon betroffen, welche Faktoren spielen diesbezüglich eine Rolle? Die Entwicklung der Fähigkeit sich zu distanzieren spielt hierbei eine große Rolle. Diese geht damit einher, dass die ahnungslosen Anfänger sich im Laufe ihrer Ausbildung oft von einer zynischen Einstellung wegbewegen und infolge steigender Fachkompetenz mit Humor auf „(...) Angst, Frustration [und] Verzweiflung (...)" reagieren.[6]

Im nächsten Schritt soll der heimliche Lehrplan, welcher eine prominente Rolle in der medizinischen Ausbildung einnimmt, im Mittelpunkt der Untersuchung stehen. Was wird durch diesen Lehrplan vermittelt und wie genau geschieht das? Inwieweit versteckt sich ein solches Curriculum in Shems Roman und welche Auswirkungen kann es auf die Leserschaft haben? Dies soll vor allem im Kontext einer prinzipienorientierten Ethik des Nichtschadens anhand der fünften und dreizehnten Regel analysiert werden. Inwiefern lässt sich das Verbot, Schaden zuzufügen mit diesen Regeln in Verbindung bringen und welche Botschaft soll über diese Regeln an den Leser vermittelt werden? Ähnlich werden auch die zweite, dritte und vierte Regel betrachtet, hier aber im Kontext einer prinzipienorientierten Ethik des Wohltuns. Dabei geht es um das Gebot, Schaden zu vermeiden, beispielsweise durch präventive, aktive Handlungen. Inwieweit versteckt sich dieses Gebot in den ausgewählten Regeln und was macht das mit dem Leser?

Im letzten Schritt sollen noch weitere Regeln, welche über die des Buches hinausgehen und gänzlich ohne Ironie und Sarkasmus auskommen, betrachtet werden. Sie stammen auch von Shem, der bei deren Einhaltung eine menschlichere Medizin voraussagt.

---

[6] Johanna Elisabeth Hagedorn: Warum ist Humor wichtig für das Wohlergehen von Mensch und Organisation? In: Thomas Johann, Tobias Möller (Hg.): Positive Psychologie im Beruf. Freude an Leistung entwickeln, fördern und umsetzen. Wiesbaden 2013, S. 77–84, hier S. 78.

## 2. Medizinischer Bildungsroman trifft auf Satire

Der Roman *The House of God* erzählt den Entwicklungsgang des Protagonisten Basch, der im Rahmen des einjährigen Praktikums der Inneren Medizin „über (...) bald desillusionierende Erfahrungen zur Selbstfindung (...) führt".[7] Dabei steht die zentrale Figur nicht selten vor schwer lösbaren Konflikten und muss sich in einer Welt zurechtfinden, die seinen Erwartungen in Bezug auf die „Verwirklichung der individuellen Natur" nicht entspricht; ein Umstand, der sich in Fehlgriffen und Niederlagen widerspiegelt.[8] Im Fortgang seiner Entwicklung lassen sich durch Erfahrungswerte solche Fehler korrigieren. Typische Erfahrungswerte des Bildungshelden, die mit dem Roman korrespondieren, sind das Einwirken von Mentoren (Fat Man), erotische Abenteuer, die sich primär nur im Kopf abspielen (Schwester Molly) sowie die fachliche Selbsterprobung (genereller Bestandteil des Praktischen Jahres).[9] Der medizinische Bildungsroman kann also als spezialisierte Version dieses Subgenres verstanden werden. Basch bewältigt das Praktische Jahr, allerdings nicht ohne dass dauerhafte Wunden zurückbleiben.[10]

Shems pointierte und spöttische Beschreibungen und Dialoge, die ordinäre Sprache, die sexistischen Elemente und die desolaten Patientengeschichten (u.a. Yellow Man, Dr. Sanders) machen das Lesen und die Verarbeitung des Gelesenen stellenweise sehr schwer. Die Verspottung bestimmter Subjekte ist eng mit der Anwendung von Satire verbunden, insbesondere, um diesbezüglich Fehler (hier im medizinischen System) hervorzuheben.[11] In *The House of God* wird primär die Praktikumserfahrung in der Inneren Medizin verhöhnt, doch auch die bestehenden Krankenhaushierarchien[12] verbunden mit dem Aspekt der Macht werden nicht verschont:

---

[7] Jürgen Jacobs, Markus Krause: Der deutsche Bildungsroman. Gattungsgeschichten vom 18. bis zum 20. Jahrhundert. München 1989, S. 20.
[8] Jacobs, Krause: Bildungsroman (Anm. 7), S. 20, 37.
[9] Jacobs, Krause: Bildungsroman (Anm. 7), S. 37.
[10] Steven Hyman: Shem Redux: Is It Time? In: Martin Kohn, Carol Donley (Hg.): Return to The House of God. Medical Resident Education 1978–2008. Kent 2008, S. 187–189, hier S. 187.
[11] Roger J. Kreuz, Richard M. Roberts: On Satire and Parody: The Importance of Being Ironic. In: Metaphor and Symbolic Activity 8 (1993), S. 97–109, hier S. 100.
[12] Zur Hierarchie in deutschen Krankenhäusern siehe Marian C. Poetzsch: Notaufnahme: Von A wie Adrenalin bis Z wie Zusammenbruch. Berlin, Heidelberg 2013, S. 12.

> The House medical hierarchy was a pyramid—a lot at the bottom and one at the top. Given the mentality required to climb it, it was more like an ice-cream cone—you had to lick your way up. From constant application of tongue to next uppermost ass, those few toward the top were all tongue. (...) The nice thing about the ice cream cone was that from the bottom, you got a clear view of the slurping going on. There they were, the Slurpers, greedy optimistic kids in an ice-cream parlor in July, tonguing and tonguing and tonguing away. It was quite a sight.[13]

Die Rotationen durch die verschiedenen Stationen des Hauses (u.a. die Notfallaufnahme und die Intensivstation) beinhalten den Umgang mit denen, die Macht besitzen und sie unmenschlich bei denjenigen einsetzen, die ohne Macht sind – Oberärzte verhalten sich unmenschlich gegenüber Auszubildenden, Ärzte aller Hierarchien verhalten sich unmenschlich gegenüber den Patienten.[14] Shem nutzt, typisch für eine Satire, kontinuierlich Ironie und Sarkasmus. Ironie lässt sich beispielsweise bereits im Romantitel erkennen, da sich ein Gotteshaus auf einen geweihten Ort bezieht und nicht auf ein Krankenhaus, wie es Shem beschreibt. Dabei lässt sich die Ironie bei Shem mit den Worten von Wayne C. Booth trefflich beschreiben:

> The author I infer behind the false words is my kind of man, because he enjoys playing with irony, because he assumes *my* capacity for dealing with it, and—most important – because he grants me a kind of wisdom; he assumes that he does not have to spell out the shared and secret truths on which my reconstruction is to be built.[15]

Durch die Kombination aus Bildungsroman und Satire lässt sich Baschs Ausbildungsjahr als Parodie einer "hero's quest for salvation (...)" zusammenfassen.[16]

---

[13] Shem: The House of God (Anm. 1), S. 21f.
[14] Delese Wear: The House of God: Another Look. In: Academic Medicine 77 (2002), S. 496–501, hier S. 498f.
[15] Wayne C. Booth: A Rhetoric of Irony. Chicago, London 1974, S. 26 (Hervorhebung im Original).
[16] Jack Coulehan: Imagining the House of God. In: Kohn, Donley: Return to The House of God (Anm. 10), S. 106–116, hier S. 115.

## 3. Pejorative Begriffe und abwertender Humor

Viele Begebenheiten, die im Roman beschrieben werden, sind selbst Jahrzehnte nach dessen Veröffentlichung Bestandteil einer realen (medizinischen) Welt. Sicherlich muss diesbezüglich in Betracht gezogen werden, dass grundsätzliche Unterschiede zwischen den USA und Deutschland bestehen, wenn es um das Gesundheitssystem und die Ausbildung von Medizinstudierenden geht. Begebenheiten und Bedingungen der Medizinerausbildung während der Entstehungszeit des Romans, die von Shem kritisiert werden, sind zum Teil sehr speziell und nicht zwingend mit deutschen Verhältnissen vergleichbar. Nichtsdestotrotz lassen sich in seinem Roman zahlreiche Berührungspunkte ausmachen, die auch auf deutsche Verhältnisse verweisen. Darunter fallen die Verwendung pejorativer Begriffe für Patienten, der Zusammenhang zwischen medizinischer Ausbildung und menschenverachtenden Verhaltens sowie der Gebrauch abwertenden Humors. Das Gefühl der Frustration, Überforderung und Verstimmung gegenüber bestimmten Patientengruppen[17] kann insbesondere im klinischen Abschnitt der medizinischen Ausbildung zur Etikettierung und Entmenschlichung von Patienten beitragen.[18] Der medizinische Jargon war und ist im realen medizinischen Umfeld reichlich ausgestattet mit Wörtern, Phrasen und Akronymen[19] aus dem Roman. Delese Wear schreibt diesem Phänomen ein Wiedererkennungswert zu, "(…) which signals an expectation that readers will recognize and share meaning with those who use such terms".[20]

---

[17] Laut einer Studie von Peter E. Dans sind es hauptsächlich ausfallende, selbstzerstörerische, drogenabhängige und unhygienische Patienten, bei denen pejorative Begriffe häufig gebraucht werden (Peter E. Dans: The use of pejorative terms to describe patients: "Dirtball" revisited. In: Baylor University Medical Center Proceedings 15 (2002), S. 26–30, hier S. 29).

[18] Dans: pejorative terms (Anm. 17), S. 26.

[19] "Acronymic medical argot sometimes arises when young clinicians are faced with the combination of long hours, intense work, demanding superiors, and sometimes even more demanding patients. (…) The construction and use of acronymic slang may provide some small measure of emotional self-defense. Some of the terms (…) are, frankly, derogatory, but they exist in our hospitals and clinics." Robert B. Taylor: White Coat Tales. Medicine's Heroes, Heritage, and Misadventures. New York 2008, S. 110.

[20] Wear: Another Look (Anm. 14), S. 497.

## 3.1 *Gomer* und *Gemüse*

Bei informellen Patientenetikettierungen handelt es sich um eine charakteristische Sprache, welche die medizinische Subkultur prägt. Diese Sprache ist nicht für die Ohren des Patienten vorgesehen, sondern begründet eine Form der Arzt-Arzt-Kommunikation.[21] Ein Beispiel für eine oft gebrauchte Patientenzuschreibung ist der Begriff des *Gomers*, im Roman ein Akronym für "Get Out of My Emergency Room".[22] Laut Leiderman und Grisso versteckt sich hinter diesem Begriff ein Patiententyp, der schwierige diagnostische, therapeutische und verhaltensbezogene Probleme aufweist, unter geistiger Minderung leidet, lange Zeit in einem Krankenhaus verbringt beziehungsweise verbracht hat und der letztendlich nur schwer in der Lage ist, in sein eigenes Umfeld und seine Erwachsenenrolle zurückzufinden.[23] Der Begriff findet insbesondere in der Notfallaufnahme, einer "high stress area", Gebrauch.[24] Nirgendwo im Krankenhaus sind die Energien und Fertigkeiten des medizinischen Personals so sehr gefragt wie hier. "[T]his is why there is great resentment among the staff if they feel their talents and dedication are being wasted on individuals whom they consider to be malingerers and hypochondriacs."[25] Im Roman wird der *Gomer* folgendermaßen vorgestellt und wiederholt in den Regeln des Hauses aufgegriffen:

> But gomers are not just dear old people, (…). Gomers are human beings who have lost what goes into being human beings. They want to die, and we will not let them. We're cruel to the gomers, by saving them, and they're cruel to us, by fighting tooth and nail against our trying to save them. They hurt us, we hurt them.[26]

---

[21] Deborah B. Leiderman, Jean-Anne Grisso: The Gomer Phenomenon. In: Journal of Health and Social Behavior 26 (1985), S. 222–232, hier S. 222.

[22] Laut Glossar der deutschen Knaur-Ausgabe ist ein *Gomer* „[e]in menschliches Wesen, das, oft durch Alter, verloren hat, was einen Menschen ausmacht." Samuel Shem: House of God. Übers. Heidrun Adler. München 1998, S. 482. Dieser Begriff ist im Roman über 200 Mal aufgeführt. Siehe zum Begriff des *Gomers* auch Poetzsch: Notaufnahme (Anm. 12), S. 48ff.

[23] Leiderman, Grisso: The Gomer Phenomenon (Anm. 21), S. 222.

[24] Victoria George, Alan Dundes: The Gomer. A Figure of American Hospital Folk Speech. In: The Journal of American Folklore 91 (1978), S. 568–581, hier S. 570.

[25] George, Dundes: The Gomer (Anm. 24), S. 570. George und Dundes setzen den Begriff *Gomer* mit einem ungepflegten, widerwärtigen und chronischen Problempatienten gleich (S. 572). Mehr Informationen zur Entstehungsgeschichte dieses Begriffs siehe ebd., S. 570–572.

[26] Shem: The House of God (Anm. 1), S. 38.

Das Gegenstück zum *Gomer* ist die *LOL in NAD*, im Roman ein Akronym für "Little Old Lady in No Apparent Distress" – eine liebe alte Dame in gutem Allgemeinzustand, eine liebenswerte Person, die im Guten an eine Großmutter erinnert.

Eine andere pejorative Zuschreibung bezieht sich auf einen Patienten, der nicht mehr in der Lage ist, sich adäquat zu äußern. Ein Patient, der zum Beispiel einen beträchtlichen Hirnschaden in Folge eines Apoplex erlitten hat, könnte als *Gemüse* bezeichnet werden. Dieser Begriff deutet an, dass er zwar technisch gesehen am Leben, aber vollkommen unfähig ist, mit seiner Umwelt in Kontakt zu treten.[27] Im Roman wird diese Art der Patientenzuschreibung im Rahmen einer Szene verdeutlicht, in der es zu einem Behandlungsfehler im Rahmen einer Dialysebehandlung gekommen ist:

> Tina had died by being inadvertently murdered by a nurse in dialysis who'd mixed up the bottles. Instead of diluting Fast Tina's blood, the machine had concentrated it further, and all the water had been pulled out of Tina's body and her brain had shrunk and rattled around in her skull like a pea while the nurse sat and read *Cosmopolitan*. Tina's pea-brain had rattled and stretched until one of the arteries straining between her neck and thalamus burst and she had hemorrhaged to death.[28]

3.2 Zynische Haltung bei Medizinstudierenden

Befinden sich Menschen in Situationen übermäßiger Anspannung, in bedrückenden oder unerträglichen Lagen, kann Galgenhumor zum Ventil werden, um diesem Zustand mit gespielter Heiterkeit zu begegnen. Unter angehenden Ärzten kann Galgenhumor ein Mechanismus sein, den sie sich im Laufe ihrer Ausbildung aneignen, denn im medizinischen Bereich ist diese Art des Humors meist eine Reaktion auf den Stress, der durch Ungewissheit und fehlende Kompetenzen hervorgerufen wird.[29] Es ist gleichermaßen ein Bewältigungsmechanismus um mit frustrierenden und deprimierenden Situationen umzugehen – mit Patienten beispielsweise, die nicht selbst auf sich aufpassen.[30] Ein anderes Motiv für den Gebrauch derogativen

---

[27] George, Dundes: The Gomer (Anm. 24), S. 569.
[28] Shem: The House of God (Anm. 1), S. 281.
[29] Leiderman, Grisso: The Gomer Phenomenon (Anm. 21), S. 223.
[30] Delese Wear, Julie M. Aultman, Joseph D. Varley, Joseph Zarconi: Making Fun of

oder zynischen Humors, welches Wear et al. ansprechen, bezieht sich darauf, Abstand von sehr kranken Patienten zu halten, also eine Barriere zwischen Bezugsperson und Patient herzustellen, wobei der Patient droht, von einer Person zu einem Fall degradiert zu werden.[31] Hierin zeigt sich, dass Zynismus zwar ein "(…) buffer against anxiety, fear of failure, and exposure to human suffering" sein kann, allerdings dabei das professionelle Verhalten Einbußen erleiden kann.[32]

Laut Peter E. Dans haben Studien über die Jahre bewiesen, dass der „Zynismus Quotient" in Bezug auf Medizinstudierende während der medizinischen Ausbildung dramatisch ansteigt.[33] Warum sich dies insbesondere so deutlich in dieser Ausbildungsgruppe abzeichnet, versuchen John K. Testerman et al. anhand zweier Modelle zu erklären. Beim ersten handelt es sich um das "(…) intergenerational transmission model, [where] students' cynicism [is] a learned response to maltreatment by abusive and cynical resident and faculty role models, who pass on their attitudes to the next generation of physicians."[34] Das zweite Modell ("professional identity model") suggeriert, dass der Zynismus bei sich in Ausbildung befindenden Medizinern ein temporäres Beiprodukt der raueren Aspekte des professionellen Sozialisierungsprozesses ist.[35] In Bezug auf dieses Modell fällt es den Studierenden schwer, gleichzeitig eine professionelle Identität zu entwickeln und die anspruchsvollen akademischen und klinischen Herausforderungen zu meistern.[36]

Zynismus entwickelt sich durch das Erleben von Beleidigungen und Machtlosigkeit direkt aus dem Ausbildungsumfeld heraus, was sich in einem ethischen Dilemma für die Studierenden widerspiegelt.[37] Um ihr Umfeld in dieser Zeit besser bewältigen zu können, erhebt kaum jemand seine Stimme, "when someone at a higher rank uses derogatory humor", auch wenn er diesen Humor nicht teilt bezie-

---

    Patients: Medical Students' Perceptions and the Use of Derogatory and Cynical Humor in Clinical Settings. In: Academic Medicine 81 (2006), S. 454–462, hier S. 459.
31  Wear et al.: Making Fun of Patients (Anm. 30), S. 459.
32  Liselotte N. Dyrbye, Matthew R. Thomas, Tait D. Shanafelt: Medical Student Distress: Causes, Consequences, and Proposed Solutions. In: Mayo Clinic Proceeedings 80 (2005), S. 1613–1622, hier S. 1616.
33  Dans: pejorative terms (Anm. 17), S. 29.
34  John K. Testerman, Kelly R. Morton, Lawrence K. Loo, Joanna S. Worthley, Henry H. Lamberton: The Natural History of Cynicism in Physicians. In: Academic Medicine 71 (1996), S. S43–S45, hier S. S43.
35  Testerman et al.: Natural History (Anm. 34), S. S43.
36  Wear et al.: Making Fun of Patients (Anm. 30), S. 455.
37  Testerman et al.: Natural History (Anm. 34), S. S43.

hungsweise unangemessen findet, weil von den Auszubildenden in einigen Situationen erwartet wird, zu lachen oder zumindest nicht zu protestieren.[38]

Bleibt diese Art des Humors keine Form des kulturellen Insiderwissens,[39] kann das für Außenstehende sehr verstörend sein. Dies thematisiert Shem in seinem Roman am Beispiel von Baschs Freundin Berry. Sie besucht ihren Freund während seiner Arbeit auf Station und wird von ihm ohne Rücksicht auf Verluste in seinen Alltag eingeführt:

> At the ten-o'clock meal she watched as we interns played 'The Gomer Game,' where someone would call out an answer, like 'Nineteen hundred and twelve,' an answer given by a gomer, and the rest of us would try to come up with a question to the gomer that might have produced the answer, such as, 'When was your last bowel movement?' or 'How many times have you been admitted here?' or 'How old are you?' (…)
> 'Sick,' Berry said afterward in a somber, almost angry tone, 'it's sick.'
> 'I told you the gomers were awful.'
> 'Not them, you. They make me sad, but the way you treat them, making fun of them, like they were animals, is sick. You guys are sick.'[40]

Der über diese Situation sehr verärgerte Resident (Fat Man) macht Basch gegenüber deutlich, dass er so mit seiner Freundin nicht umgehen kann, da es ihre Gefühle verletzt:

> 'You can't use our inside jokes with the ones outside all this, the ones like her.'
> 'Sure you can,' I said, 'they need to see—'
> 'THEY DON'T!' yelled Fats. 'They don't need to, and they don't want to. Some things have to be kept private, Basch. You think parents want to hear schoolteachers making fun of their kids?'[41]

## 4. Der heimliche Lehrplan

Beide Modelle, die von Testerman et al. in Bezug auf den Zynismus bei Medizinstudierenden angebracht werden, verweisen auf die Evidenz eines heimlichen Lehrplans. Die Wechselwirkung der individuellen Wahrnehmung der Studierenden und

---

[38] Wear et al.: Making Fun of Patients (Anm. 30), S. 458.
[39] Wear et al.: Making Fun of Patients (Anm. 30), S. 455.
[40] Shem: The House of God (Anm. 1), S. 293.
[41] Shem: The House of God (Anm. 1), S. 295.

die der inhaltlichen Aspekte dieses Lehrplans bringt entweder ein negatives (Zynismus) oder ein positives (Professionalität) Resultat hervor.[42] Der heimliche Lehrplan der Medizinerausbildung symbolisiert einen Teil der Dichotomie, in der jenes Erlernte von außerhalb der Lehrbücher in Opposition zu dem stehen kann, was über den festgelegten Lehrplan erworben werden soll.[43] Es handelt sich um einen speziellen Lernprozess, der im besten Fall die Lücken schließt, die in der formalen Ausbildung nicht ausgefüllt werden können. Laut Heinrich Bollinger und Joachim Hohl tragen die Mechanismen dieses Curriculums entscheidend zur Entwicklung der ärztlichen Persönlichkeit bei.[44] Dass es sich hierbei um einen essentiellen Prozess handelt, unterstreichen beide im Rahmen einer Tätigkeitsbeschreibung des angestrebten Berufsfeldes:

> Wie bei keiner anderen Berufsgruppe impliziert das Handeln permanent Tabuverletzungen und Grenzüberschreitungen – Patienten sind ihm ausgeliefert, sie sind nackt, bewußtlos, der Arzt darf sie berühren, sie stechen, schneiden; er kann sogar ihren Tod riskieren; er darf ihre Intimschranken überschreiten, er muß sie beurteilen, begutachten, (…). Während seiner Sozialisation zum Arzt[45] muß er viel von dem lernen zu überwinden, was den zivilisierten Menschen ausmacht – Scham- und Ekelbarrieren, Aggressionstabus etc.[46]

---

[42] Testerman et al.: Natural History (Anm. 34), S. S45. Siehe hierzu auch Frederic W. Hafferty, Brian Castellani: The hidden curriculum. A theory of medical education. In: Caragh Bronson, Bryan S. Turner (Hg.): Handbook of the Sociology of Medical Education. New York 2009, S. 15–35, hier S. 19.

[43] Hafferty, Castellani: The hidden curriculum (Anm. 42), S. 16.

[44] Heinrich Bollinger, Joachim Hohl: Auf dem Weg von der Profession zum Beruf: Zur Deprofessionalisierung des Ärztestandes. In: Soziale Welt 32 (1981), S. 440–464, hier S. 441.

[45] Zu den Sozialisationsprozessen gehört laut Siegrist die: „Aneignung von Basiswissen und -fertigkeiten für die berufliche Tätigkeit; Verinnerlichung beruflicher Normen (…); Fähigkeit, Entscheidungen zu treffen, diese in Handlungen umzusetzen und persönlich zu verantworten; Schulung von Interaktionskompetenz gegenüber Patienten [und] Befähigung zum Aushalten extremer [vorwiegend psychischer] Belastungen sowie Affektkontrolle." Johannes Siegrist: Medizinische Soziologie. 5. Auflage. München et al. 1995, S. 238f.

[46] Bollinger, Hohl: Deprofessionalisierung (Anm. 44), S. 463. Zum Thema Ekel in der Medizin siehe: Daniela Erhard: Igitt! Ekel in der Medizin. Lege artis 1 (2011), S. 304–307; Anne Schienle, Gabriele Dietmaier, Rottraut Ille, Verena Leutgeb: Eine Skala zur Erfassung der Ekelsensitivität. Zeitschrift für Klinische Psychologie und Psychotherapie 39 (2010), S. 80–86.

Johannes Siegrist spricht von einem verborgenen Plan, dessen Ziel die Förderung persönlicher extrafunktionaler Qualifikationen (Motivation, Leistungsbereitschaft, Stamina) ist.[47] So können während der Ausbildung beispielsweise Distanzierungstechniken sowohl auf emotionaler Ebene (Humor) als auch auf kognitiver Ebene (Abstraktion) eingeübt werden.[48] Laut William D. Linn et al. sind es möglicherweise solche informellen Erfahrungen, die im Vergleich zu den traditionellen didaktischen Vorlesungen, wirksamer in der Vermittlung von Ethik, Professionalität und Menschlichkeit sein können.[49] Um solche Attribute geht es, wenn vom heimlichen Lehrplan die Rede ist. Es ist ein Curriculum der Regeln, Vorgehensweisen, Erwartungen und Ängste. Solche Geschichten beziehen häufig schwierige Kasuistiken, welche die Moral oder Ethik der Auszubildenden herausfordert, mit ein. Sie können die Essenz des kompetenten Auftretens sehr eindringlich vermitteln.[50]

Leider kommt es bei Betreuern von Studierenden aufgrund von emotionalen Krisen, Depressionen, Burn-out und Stress immer wieder zur Modellierung von Zynismus und zu unethischem Verhalten, was im Gegensatz zu den Lehren des formalen Curriculums steht.[51] Solche Geschehnisse sind nicht ungewöhnlich, ist der Arztberuf doch „(…) in überdurchschnittlichem Maße belastend".[52] So kann es passieren, dass Studierende auf Ärzte treffen, die ihre Patienten in einer abwertenden Art und Weise behandeln: "60% reported witnessing unethical behavior toward a patient. More than two thirds of students experienced guilt about their personal role in these episodes but felt forced to 'fit in' and receive favorable evaluation."[53]

Neben den formalen medizinischen Lehrbüchern findet sich eine Vielzahl populärer Bücher, welche die Medizinerausbildung sowie die Sozialisation Auszubildender als Teil des Arztwerdens beschreiben ohne explizit auf den Begriff des heimlichen Lehrplans einzugehen. Diesbezüglich sind Dr. Xs *Intern* (1965)[54], Shems *The*

---

[47] Siegrist: Medizinische Soziologie (Anm. 45), S. 240.
[48] Siegrist: Medizinische Soziologie (Anm. 45), S. 240.
[49] William D. Linn, Cynthia N. Nguyen, Kevin C. Lord: Do Pharmacy Schools Have A Hidden Curriculum? In: University of the Incarnate Pharmacy Review 3 (2014).
[50] Linn et al.: Pharmacy Schools (Anm. 49).
[51] Dyrbye et al.: Medical Student Distress (Anm. 32), S. 1615.
[52] Siegrist: Medizinische Soziologie (Anm. 45), S. 241.
[53] Dyrbye et al.: Medical Student Distress (Anm. 32), S. 1615.
[54] Autor und Arzt Alan E. Nourse hat *Intern* unter dem Pseudonym Dr. X geschrieben. Das im Journal-Stil verfasste Werk wurde in einer Spiegel-Serie (21/1966–29/1966) veröffentlicht. Thematisiert wird, ähnlich wie bei Shem, das Praktische Jahr angehender Mediziner.

*House of God* und Perri Klass's *Not an Entirely Benign Procedure* (1987)[55] als prominente Vertreter zu erwähnen.[56] Auch Oscar London, seines Zeichens „perfekter Halbgott in Weiß" und Autor, gibt in seinem Buch *Kill as Few Patients as Possible* (1987) nützliche – jedoch nicht immer ernst zu nehmende – Tipps, um immerhin zweitbester Arzt der Welt zu werden.[57] Aktuell und aus deutscher Feder sei auf Marian C. Poetzsch und seine alphabetische Bestandsaufnahme in Bezug auf die Arbeit in einer Notaufnahme – der bereits erwähnten *high stress area* – verwiesen.[58]

Das Besondere an solch belletristischer Literatur sind die Bilder, die im Leser hervorgerufen werden, beziehungsweise die ihm im Fall von *The House of God* durch die Augen von Basch erreichen. Sie übernehmen für Medizinstudierende, Ärzte in der Ausbildung oder Lehrkräfte medizinischer Fächer die Funktion eines „bedeutenden Untergrund-Reiseführers"[59] oder eben die eines heimlichen Lehrplans.

Im Roman von Shem besteht dieser Lehrplan primär aus dreizehn bis dato ungeschriebenen Regeln, die im Folgenden aufgeführt werden:

---

[55] Perri Klass, amerikanische Schriftstellerin und Kinderärztin, hat in *Not an Entirely Benign Procedure* 34 autobiografische Essays über ihre Zeit als Medizinstudierende der Harvard-Klasse von 1986 geschrieben. "The insightful but often funny stories cover a variety of scientific and clinical subjects, lifestyle, eating habits, and relationships with other professionals, including nurses." NYU School of Medicine. Literature Arts Medicine Database. Jacalyn Duffin: A Not Entirely Benign Procedure: Four Years as a Medical Student by Perri Klass. 30.9.1998, http://medhum.med.nyu.edu/view/764 (aufgerufen am 9. Dezember 2015).

[56] Joseph F. O'Donell: Introduction. The Hidden Curriculum – a Focus on Learning and Closing the Gap. In: Frederic W. Hafferty, Joseph F. O'Donell (Hg.): The Hidden Curriculum in Health Professional Education. Dartmouth 2014, S. 1–20, hier S. 3. An dieser Stelle sei auch auf die Vielzahl von Krankenhausserien verwiesen, welche die Ausbildungsphase junger Mediziner – und damit auch mehr oder weniger den heimlichen Lehrplan – thematisieren (u.a. Grey's Anatomy und Scrubs – Die Anfänger).

[57] Siehe hierzu Oscar London: Töte möglichst wenig Patienten: 56 goldene Regeln, um der beste Arzt der Welt zu werden. Übers. Marion Zerbst. München 2014.

[58] Siehe hierzu Poetzsch: Notaufnahme (Anm. 12).

[59] Howard Markel: The House of God. 30 Years Later. Rev. of The House of God, by Samuel Shem. In: Journal of the American Medical Association 299 (2008), S. 227–229, hier S. 227.

I. GOMERS DON'T DIE.
II. GOMERS GO TO GROUND.
III. AT A CARDIAC ARREST, THE FIRST PROCEDURE IS TO TAKE YOUR OWN PULSE.
IV. THE PATIENT IS THE ONE WITH THE DISEASE.
V. PLACEMENT COMES FIRST.
VI. THERE IS NO BODY CAVITY THAT CANNOT BE REACHED WITH A #14 NEEDLE AND A GOOD STRONG ARM.
VII. AGE + BUN = LASIX DOSE.
VIII. THEY CAN ALWAYS HURT YOU MORE.
IX. THE ONLY GOOD ADMISSION IS A DEAD ADMISSION.
X. IF YOU DON'T TAKE A TEMPERATURE, YOU CAN'T FIND A FEVER.
XI. SHOW ME A BMS WHO ONLY TRIPLES MY WORK AND I WILL KISS HIS FEET.
XII. IF THE RADIOLOGY RESIDENT AND THE BMS BOTH SEE A LESION ON THE CHEST X-RAY, THERE CAN BE NO LESION THERE.
XIII. THE DELIVERY OF MEDICAL CARE IS TO DO AS MUCH NOTHING AS POSSIBLE.[60]

Laut Howard Brody umfassen diese Regeln "a great deal of medical wisdom [and they] are still worthy of careful review".[61] Sie sind die Eckpfeiler des ganzen Praktikums im Haus. Vorgestellt vom Fat Man (Resident), werden sie im Rahmen von Diskussionen, Notfällen und patientenbezogenen Ereignissen in angeordneter Reihenfolge im Roman vorgestellt. Einige Regeln werden besonders hervorgehoben und mehrmals wiederholt. Da Basch und die anderen Interns während der ersten drei Tage der praktischen Ausbildung sehr viel über die Prozesse im Haus lernen und demzufolge viel erleben, ist diese Passage nicht nur relativ lang (Seite 35 bis Seite 98), sie beinhaltet auch eine entsprechende Anzahl an Regeln (Regel 1 bis 8). Die dreizehnte Regel wird nicht direkt im Text eingeführt, sondern erscheint erstmals auf Seite 420 mit den anderen Regeln des *House of God*. Im Prinzip ist diese letzte Regel eine Zusammenfassung der Einstellung des Fat Man, wie medizinische Praxis am besten funktioniert. Anhand eines Dialogs zwischen Basch und dem Leggo (Chief of Medicine) lässt sie sich bereits antizipieren:

---

[60] Shem: The House of God (Anm. 1), S. 420.
[61] Howard Brody: The Laws of the House of God Revisited: or, Sneaking Primary Care into Man's Greatest Hospital. In: Kohn, Donley: Return to The House of God (Anm. 10), S. 91–100, hier S. 100.

'I've [Basch] been taught that the treatment for them [Gomers] is to do nothing. The more you do, the worse they get.'
'What? Who taught you that?'
'The Fat Man.' (...)
'I don't understand. The Fat Man taught you that to deliver no medical care is the most important thing you can do?'
'The Fat Man said that that was the delivery of medical care.'[62]

## 4.1 Die *House*-Regeln im Kontext einer prinzipienorientierten Ethik des Nichtschadens

Die prinzipienorientierte Ethik nach Tom L. Beauchamp und James F. Childress[63] mit ihren vier Prinzipien mittlerer Reichweite (autonomy, beneficence, nonmaleficence und justice) hat sich in der Praxis (bei ethischen Dilemmata) „(…) als Gerüst für Entscheidungsprozesse bewährt".[64] Hinter dem Begriff *nonmaleficence* steht das Prinzip des Nichtschadens, also ein Verbot schädigender Eingriffe bei Patienten – eine negative Verpflichtung.[65] Dieses Prinzip baut auf dem traditionellen Grundsatz des primum non nocere auf.[66]

---

[62] Shem: The House of God (Anm. 1), S. 181f.
[63] Tom L. Beauchamp, James F. Childress: Principles of Biomedical Ethics. New York, Oxford 2009.
[64] Florian Steger: GTE Medizin. Göttingen 2011, S. 47.
[65] Oliver Rauprich: Prinzipienethik in der Biomedizin – Zur Einführung. In: Oliver Rauprich, Florian Steger (Hg.): Prinzipienethik in der Biomedizin. Moralphilosophie und medizinische Praxis. Frankfurt a. M., New York 2005, S. 11–45, hier S. 20.
[66] Tom L. Beauchamp: Prinzipien und andere aufkommende Paradigmen in der Bioethik. In: Rauprich, Steger: Prinzipienethik (Anm. 65), S. 48–73, hier S. 52. Siehe dazu auch Michael Quante, Andreas Vieth: Welche Prinzipien braucht die Medizinethik? Zum Ansatz von Beauchamp und Childress. In: Marcus Düwell, Klaus Steigleder (Hg.): Bioethik. Eine Einführung. Frankfurt a. M. 2003, S. 136–151, hier S. 138; Georg Marckmann: Was ist eigentlich prinzipienorientierte Medizinethik? In: Ärzteblatt Baden-Württemberg 55 (2000), S. 499–502, hier S. 500. Bezüglich des Aphorismus primum non nocere siehe Cedric M. Smith: Origin and Uses of *Primum Non Nocere* – Above All, Do No Harm! In: The Journal of Clinical Pharmacology 45 (2005), S. 371–377; Virginia Ashby Sharpe, Alan I. Faden: Medical Harm. Historical, Conceptual and Ethical Dimensions of Iatrogenic Illness. Washington 1998; Albert R. Jonson: Do No Harm: Axiom of Medical Ethics. In: Stuart F. Spicker, Tristram Engelhardt (Hg.): Philosophical Medical Ethics: Its Nature and Significance. Dordrecht 1977.

*Placement comes first*

Die fünfte ("Placement comes first.")[67] und die dreizehnte Regel ("The delivery of medical care is to do as much nothing as possible.") des Hauses beinhalten drei im Roman hervorstechende Routinen: das Abschieben (to turf),[68] das Zurückprallen (to bounce)[69] und das Frisieren (to buff)[70] von Patienten. Bedenkt man deren Bedeutung für den jeweiligen *unerwünschten* Patienten, der aus Sicht des Arztes am liebsten gar nicht auf der eigenen Station aufgenommen werden soll, würde das Prinzip des Nichtschadens deutlich verletzt werden. Der Patient würde zum Gegenstand degradiert, der schnellstmöglich aus dem eigenen Blickfeld, von der eigenen To-Do-Liste gestrichen werden müsste. Solche Prozesse entstehen nicht nur aus einer Abneigung gegenüber einer bestimmten Patientengruppe heraus, es sind eher das enorme Arbeitspensum, das chronische Gefühl der Überarbeitung und der hohe Stresspegel, die zur Entwicklung solcher Denkmechanismen beitragen können. Der Artikel "Emergency Department Crowding" von John C. Moskop et al.[71] unterstreicht diese Tatsache und stellt vor allem die Konsequenzen für die betroffenen Patienten in den Vordergrund: "[T]he inability to transfer emergency patients to inpatient beds [resulting in Emergency Department crowding, has] moral consequences (…), including increased risks of harm to patients,[72] delays in providing needed care, comprised privacy and confidentiality, impaired communication, and diminished access to care."[73] Es ist ein Zustand, der ernsthafte Bedenken aufkommen lässt, denn weitverbreitete, fundamentale moralische Normen werden

---

[67] Zum Thema Placement siehe Poetzsch: Notaufnahme (Anm. 12), S. 107.

[68] „Abschieben, loswerden, aus deiner Station in eine andere oder ganz aus dem House abschieben. Grundwissen. Die wichtigste Art der Behandlung in der Inneren." Shem: House of God (Anm. 22), S. 65. Siehe dazu Poetzsch: Notaufnahme (Anm. 12), S. 137f.

[69] "BOUNCE: to return to: 'I BUFFED her and then TURFED her to Urology, but she BOUNCED back to me.'" Shem: The House of God (Anm. 1), S. 422. Siehe dazu Poetzsch: Notaufnahme (Anm. 12), S. 17.

[70] "BUFF: polish to make look good, as BUFF a car, BUFF a chart, BUFF a gomer; part of BUFF and TURF." Shem: The House of God (Anm. 1), S. 422.

[71] John C. Moskop, David P. Sklar, Joel M. Geiderman, Raquel M. Schears, Kelly J. Bookman: Emergency Department Crowding, Part 1 – Concept, Causes, and Moral Consequences. In: Annals of Emergency Medicine 53 (2009), S. 605–611.

[72] Patienten sind gezwungen, existierendes Leid, wie Schmerzen und Angst, für einen längeren Zeitraum zu ertragen (Moskop et al.: Emergency Department Crowding (Anm. 71), S. 607).

[73] Moskop et al.: Emergency Department Crowding (Anm. 71), S. 605.

verletzt. Nicht zuletzt beeinträchtigt das "ED crowding" die Fähigkeit des Mediziners, diese fundamentalen Prinzipien (auch das des Nichtschadens) zu würdigen.[74] Er muss sich daraus resultierend mit ernsthaften Konsequenzen bezüglich seines Berufs auseinandersetzen: "(...) including decreased job satisfaction, frustration, anger, depression, and ultimately burnout".[75] Der Umstand, wie das ED crowding zustande kommt, kann für die betroffenen Ärzte ein weiterer deprimierender Faktor sein: "[H]ospital inpatients near the end of their hospitalization, who are often awaiting nursing home placement or social work assistance (...) probably have the lowest need for hospital care, [still] these patients continue to occupy an inpatient bed."[76] Demzufolge ist es gut nachvollziehbar, dass schon allein der Aufwand, der für die Bettensuche betrieben werden muss, „(...) eine hohe Belastbarkeit, Frustrationstoleranz und Beharrlichkeit erfordert".[77] Um der fünften Regel entgegenzuwirken und die Verweildauer im Krankenhaus nicht unnötig auszudehnen, gibt Brody folgenden Hinweis: "Early on in the hospital stay, be sure to identify the end goals of hospitalization, what outcome is being sought for the patient (...)."[78]

*The delivery of medical care is to do as much nothing as possible*

Bezüglich der dreizehnten Regel verweist Shem auf den Aspekt, dass der menschliche Körper erstaunliche Heileigenschaften besitzt: "It is saying: stay out of the way and let life heal. Use what the old doctors used to call: tincture of time."[79] Auch Brody bezieht sich auf die Selbstheilung als versierte Eigenschaft des Körpers: "Once one has excluded immediately life-threatening conditions, doing nothing can accomplish at least two useful things. First, and most obviously, the condition may resolve spontaneously. Second, the condition may evolve in a direction by which the underlying disease can more obviously declare itself."[80]

---

[74] Moskop et al.: Emergency Department Crowding (Anm. 71), S. 607.
[75] Moskop et al.: Emergency Department Crowding (Anm. 71), S. 609.
[76] Moskop et al.: Emergency Department Crowding (Anm. 71), S. 609.
[77] Poetzsch: Notaufnahme (Anm. 12), S. 16.
[78] Brody: The Laws (Anm. 61), S. 96.
[79] Shem: Harvard Medical School Commencement Speech (Anm. 5), 06:30'–06:46'.
[80] Brody: The Laws (Anm. 61), S. 99.

> 'So all this looseness (…)—IF YOU DON'T TAKE A TEMPERATURE YOU CAN'T FIND A FEVER—that's really trying your hardest to do something by doing nothing, right?'
> 'Right. *Primum non nocere* with modifications,' I said.
> '*Primum non* … But then why do doctors do anything at all?'
> 'The Fat Man says to produce complications.'
> 'Why do doctors want to produce complications?'
> 'To make money.'[81]

In diesem Zitat wird die zehnte Regel ("If you don't take a temperature you can't find a fever.") erwähnt. Sie ist Wegbereiter für die dreizehnte Regel, denn es geht um das Unterlassen einer diagnostischen Tätigkeit. Nicht weil es ein schädigender Eingriff wäre, sondern weil es zum Teil nutzlos sein kann, wenn das Ergebnis dieser Diagnostik keinerlei Auswirkungen auf den Behandlungsplan hat.[82] Die satirische Aufbereitung und Einarbeitung der erwähnten Regeln in den Plot mögen für den medizinischen Laien brutal und unmenschlich erscheinen, doch sie vermitteln zwischen den Zeilen und anhand der Geschichten, die diesbezüglich erzählt werden, medizinisches Wissen aus erster Hand. Die Anwendung einer prinzipienorientierten Ethik des Nichtschadens auf diese Regeln unterstreicht das Potenzial, welches sich für angehende Mediziner in Bezug auf ihre Kernkompetenzen ergibt.

## 4.2 Die House-Regeln im Kontext einer prinzipienorientierten Ethik des Wohltuns

Aus dem letzten Unterkapitel geht hervor, dass das Prinzip des Nichtschadens das Verbot enthält, den Patienten zu schädigen. Positiv ausgerichtet geht es um „das *Gebot* der Vermeidung von Schaden".[83] Gemeint ist nach Beauchamp und Childress das Prinzip des Wohltuns (beneficence).[84] Auch wenn die beiden Prinzipien sich sehr ähneln, müssen sie differenziert betrachtet werden, denn im Gegensatz zum Nichtschaden wird beim Prinzip des Wohltuns vom Handelnden mehr gefordert,

---

[81] Shem: The House of God (Anm. 1), S. 182.
[82] Brody: The Laws (Anm. 61), S. 98.
[83] Quante, Vieth: Prinzipien Medizinethik (Anm. 66), S. 138.
[84] Beauchamp, Childress: Principles of Biomedical Ethics (Anm. 63).

ein noch breiteres Spektrum abgedeckt.[85] Es geht um Prävention, um aktives Handeln, um die Förderung des Wohlergehens der Patienten, aber auch um die Wiedergutmachung oder Kompensation für einen erlittenen Schaden oder Nachteil.[86]

*Gomers go to ground*

> 'Oh, and by the way,' said the Fat Man, poking his head in again, 'I've written an order for this.' In his hand was a Los Angeles Rams football helmet.
> 'What's that for?' asked Potts.
> 'It's for Ina,' Fats said, strapping it on her head. 'LAW NUMBER TWO: GOMERS GO TO GROUND.'
> 'What does that mean?' I asked.
> 'Fall out of bed. (…) She cracked her skull twice last year, and was here for months. Till we tought of the helmet.'[87]

Die zweite Regel ("Gomers go to ground.") sticht besonders hervor, wenn es um das Prinzip des Wohltuns geht. Thematisiert wird die ärztliche Sorgfaltspflicht, „(…) die sich einerseits daraus ergibt, dass bei mangelnder Sorgfalt die Gefahr besteht, einem Patienten Schaden zuzufügen, und andererseits dadurch, dass durch eine hohe Sorgfalt der Erfolg einer Behandlung und somit das Wohl des Patienten gesteigert werden kann."[88] Sicherheit bezieht sich in diesem Rahmen auf die Voraussetzung, vor Erfahrungen geschützt zu werden, die Verletzungen, Schmerzen oder Verluste hervorrufen.[89] Die Regel verweist nicht nur auf die Neigung älterer Patienten, aus ihrem Krankenhausbett zu fallen und sich in Abhängigkeit der eingestellten Höhe (orthopädische oder neurologische) dabei schwere Verletzungen (gebrochene Hüfte oder Gehirnblutung) zuzuziehen. Sie zeigt auch, dass "(…) an assessment of fall risk remains an important evaluation in both hospitalized and

---

[85] Quante, Vieth: Prinzipien Medizinethik (Anm. 66), S. 138; siehe Jan Schildmann, Verena Sandow, Jochen Vollmann: Interessenkonflikte in der Medizin. Ein Beitrag aus medizinethischer Perspektive. In: Klaus Lieb, David Klemperer, Wolf-Dieter Ludwig (Hg.): Interessenkonflikte in der Medizin. Hintergründe und Lösungsmöglichkeiten. Berlin, Heidelberg 2011, S. 47–60, hier S. 54.
[86] Rauprich: Prinzipienethik (Anm. 65), S. 19.
[87] Shem: The House of God (Anm. 1), S. 45f.
[88] Rauprich: Prinzipienethik (Anm. 65), S. 20.
[89] Huey-Ming Tzeng, Chang-Yi Yin: Heights of occupied patient beds: a possible risk factor for inpatient falls. In: Journal of Clinical Nursing (2008), S. 1503–1509, hier S. 1504.

ambulatory patients (...)".⁹⁰ Laut Linn et al. hatte diese Regel die Erstellung von Leitlinien zur Schadensvorsorge zur Folge.⁹¹

> 'Given LAW NUMBER TWO (...) the only way to prevent them [Gomers] from hurting themselves is to have the mattresses on the floor.'⁹²

So überzogen dieses Zitat auch scheinen mag, es beherbergt den bereits erwähnten medical wisdom, der besagt, dass je älter der Patient, desto höher die Gefahr, dass er aus dem Krankenhausbett fällt: "The fall risk in patients older than 65 years is more than twice as high (...) as in younger patients."⁹³ Dabei spielt die Höheneinstellung des Bettes eine elementare Rolle, die auch Shem in seinem Roman im Rahmen der Erklärungen zum Gomerbett, ausgeführt vom Fat Man, aufgreift.

> [W]hen Rokitansky was five feet off the ground chest-level with us all, the Fat Man said, 'This is one of the most important positions. From this height, if a gomer goes to ground it is an automatic intertrochanteric fracture of a hip, and a TURF TO ORTHOPEDICS. This height (...) is called The Orthopedic.' (...) Mr. Rokitansky floated on up, coming to rest at the level of our heads. 'This height is called The Neurosurgical. Going to ground from here results in the TURF TO NEUROSURGERY. And from there, they rarely BOUNCE back.'⁹⁴

Auch hier wird mit „satirischer Überzeichnung"⁹⁵ diese sehr ernsthafte Problematik angesprochen, die sich auf ein bestimmtes Krankenhausinventar bezieht, über das man weiß, dass die Höheneinstellung signifikante Auswirkungen auf ein mög-

---

[90] Brent Reed: Going to ground: risk of falls and oral anticoagulation. Heart Meds. 17.9.2012. http://www.thepharmacyconnection.com/cardiology/2012/09/17/ground-risk-falls-oral-anticoagulation/?utm_source=dlvr.it&utm_medium=twitter (aufgerufen am 16. Dezember 2015).
[91] Linn et al.: Pharmacy Schools (Anm. 49).
[92] Shem: The House of God (Anm. 1), S. 63.
[93] Cornelia Heinze, Ruud JG. Halfens, Theo Dassen: Falls in German in-patients and residents over 65 years of age. In: Journal of Clinical Nursing (2007), S. 495–501, hier S. 496.
[94] Shem: The House of God (Anm. 1), S. 63.
[95] Annette Kern-Stähler, Bettina Schöne-Seifert, Anna Thiemann: Patientenbilder I – Arzt-Patienten-Verhältnis. Samuel Shem, *House of God* (1978). In: Ethik in der Medizin. Literarische Texte für den neuen Querschnittsbereich GTE. Münster 2013, S. 33–47, hier S. 33.

liches Verletzungsmuster haben kann und dass diese Höhe ein "(...) overlooked contributor to inpatient falls (...)" sein kann.[96]

*At a cardiac arrest, the first procedure is to take your own pulse*

Es ist gerade kein Notfallpatient oder *Gomer*, der Basch und seinen Kollegen Potts diese dritte, elementare Regel vor Augen führt. Leo, der planmäßig für eine Aufnahme im Krankenhaus erschienen war, kollabiert vor den Augen der jungen Mediziner, die diese Situation nur aus einer Schockstarre heraus mitverfolgen können.

> In the midst of a chuckle at one of Pott's jokes, Leo turned blue and fell down on the floor. Potts and I stood there mute, still, frozen, unable to move. (...) Fats glanced over, leaped to his feet, yelled out 'Thump him!' which we were too panicked to do (...) ran over to us, thumped Leo, breathed Leo, closed-chest-cardiac-massaged Leo, IV'd Leo, and organized with a cool virtuosity Leo's cardiac arrest and Leo's return from the world of the dead. A large crowd had arrived to assist in the arrest, and Potts and I had been pushed out of the action. I felt embarrassed and inept. (...) When Leo returned to life, Fats walked us back to the nursing station (...) and said, 'All right all right so you panicked and you feel like shit. I know. It's awful and it's not the last time neither. Just don't forget what you saw. LAW NUMBER THREE: AT A CARDIAC ARREST, THE FIRST PROCEDURE IS TO TAKE YOUR OWN PULSE.'[97]

Vorfälle, die über Leben oder Tod entscheiden, rufen eine besondere Nervenanspannung hervor. Diese ist auch auf die Belastung zurückzuführen, die durch die Verantwortung entsteht, den Patienten zu behandeln.[98] Vor allem bei jungem Personal, denen die Routine fehlt, spiegelt sich dies in Verhaltensweisen wider, die vergleichbar mit der oben angegebenen Textstelle sind. Eine Antwort auf die Plötzlichkeit eines solchen Ereignisses kann genauso gut eine Handlung aus einer Adrenalin-getriebenen Erregung sein,[99] die einem automatisch die Prozesse abrufen lässt, die in diesem Moment notwendig und richtig sind (ähnlich dem Verhalten des Fat Man). In vielen Bereichen der Medizin kann viel Schaden zugefügt werden "by

---

[96] Tzeng, Yin: Heights of occupied patient beds (Anm. 89), S. 1504.
[97] Shem: The House of God (Anm. 1), S. 49f.
[98] George, Dundes: The Gomer (Anm. 24), S. 568.
[99] Stephen Pitts, Arthur L. Kellermann: Hyperventilation during cardiac arrest. In: The Lancet 364 (2004), S. 313–315, hier S. 313.

doing too much too quickly," eine Aussage, die auch zwischen den Zeilen der dreizehnten Regel mitschwingt.[100] Es gibt aber auch Momente in der Medizin, da bedeutet "not doing the right thing quickly enough" Schaden für den Patienten.[101] Der soll durch aktives Handeln lege artis möglichst verhindert werden. Bei einer Reanimation ruhig zu bleiben, gelingt nur, wenn dem natürlichen Gefühl der Panik etwas entgegengebracht werden kann. So ist es in einer Notfallsituationen keine schlechte Idee, ein oder zwei Sekunden in sich zu gehen – "taking one's own pulse virtually if not actually".[102]

*The patient is the one with the disease*

Es sind die schwierigen, herausfordernden klinischen Situationen, die dazu führen können, dass Ärzte gegenüber ihren Patienten distanziert oder eben übermäßig involviert sind. Das wiederum kann sich in einer Unter- oder Überbehandlung zeigen.[103] Weder das eine noch das andere ist im Sinn einer prinzipienorientierten Ethik des Wohltuns. Zwischen Patient und Arzt muss eine emotionale Distanz geschaffen werden, die sich genau am rechten Platz des Spektrums von "(…) cold detachment and overidentification, or enmeshment" befindet.[104] Somit kann es helfen, sich die vierte Regel ("The patient is the one with the disease.") zu Herzen zu nehmen. Im Roman findet diese Regel in Bezug auf das „Rosenzimmer" Anwendung.

> 'This room has taken fine young men and broken them. There should be an antidepressant dispenser at the door. Always remember, when you leave the Rose Room and feel like killing yourself, remember that it is they of the Rose Room, and not you, who are ill. THE PATIENT IS THE ONE WITH THE DISEASE.'
> 'Why is it called the Rose Room?'
> '[B]ecause it invariably happens that the four female beds contain gomeres named Rose.' In hushed silence we stood in the middle of the dimly lit Rose Room. All was

---

[100] Brody: The Laws (Anm. 61), S. 95.
[101] Brody: The Laws (Anm. 61), S. 95.
[102] Brody: The Laws (Anm. 61), S. 95.
[103] Dennis H. Novack, Anthony L. Suchman, William Clark, Ronald M. Epstein, Eva Najberg, Craig Kaplan: Calibrating the Physician. Personal Awareness and Effective Patient Care. In: Journal of the American Medical Association 278 (1997), S. 502–509, hier S. 505.
[104] Brody: The Laws (Anm. 61), S. 95.

> still, spectral, (…). It was all very nice, until the smell hit, and then it was disgusting. The smell was shit. (…)
> 'Yeah, well, you can learn a lot from that aroma. With luck, in three months you'll be able to stand in the middle of that room and give the four diagnoses as the different bowel odors smack your olfactory lobes.'[105]

Es wird immer einen Zeitpunkt während der Ausbildung geben, an dem Ärzte anerkennen müssen, dass der Patient als Feind ein heimliches Trauma für sie darstellt. Sie wollen das nicht wahrhaben, aber irgendwann wird der Patient als faszinierender Fall dehumanisiert oder als der Grund der eigenen Machtlosigkeit gesehen. Regel vier – die „Schlüsselbeobachtung" des Buches – kann helfen, mit diesem Trauma besser umzugehen.[106] Funktioniert es nicht, Stressfaktoren wie Überlastung und das Leiden der Patienten nicht an sich herankommen zu lassen, kann Burnout eine Folge sein, die weitere Schädigungen mit sich bringen kann: Depressionen, Alkohol- und Drogenmissbrauch.[107] Auch dieser Aspekt muss im Sinn einer Förderung des Wohlergehens der Patienten betrachtet werden, denn sie ist dadurch stark gefährdet. Shem thematisiert diese möglichen Entwicklungen (unter Nichtbeachtung der vierten Regel) während der Ausbildung der Mediziner anhand der Charaktere von Potts und Hyper Hooper sehr deutlich. Am Beispiel von Potts, der in suizidaler Absicht "(…) had taken the elevator straight to floor eight, had opened a window, and had thrown himself out to his death"[108] und am Beispiel von Hyper Hooper, der im Verlauf der Ausbildung beginnt, sich selbst wie ein *Gomer* zu benehmen:

> On occasion I'd find him sleeping next to Jane Doe in an armchair recliner, mouth in O Sign, and when the Fish insisted we go on walk rounds, Hooper would slip into a wheelchair and wheel himself around, singing Jane's chromatic scale. (…) The real problem arose when Hooper took to sleeping in the electric gomer beds in restraints.[109]

---

[105] Shem: The House of God (Anm. 1), S. 255f.
[106] Martha Elks, Isaac M. T. Mwase: Justice and Humor in The House of God. In: Kohn, Donley: Return to The House of God (Anm. 10), S. 57–73, hier S. 61.
[107] Novack et al.: Calibrating the Physician (Anm. 103), S. 505. Siehe dazu auch Dyrbye et al.: Medical Student Distress (Anm. 32).
[108] Shem: The House of God (Anm. 1), S. 310.
[109] Shem: The House of God (Anm. 1), S. 305.

## 4.3 Um in der Medizin menschlich zu bleiben bedarf es weiterer Regeln[110]

In seiner Rede vor Universitätsabsolventen der Harvard Medical School im Jahr 2009 spricht Shem über sein Buch *The House of God* und darüber, wie man in der Medizin menschlich bleibt. Dabei bezieht er sich nicht auf die dreizehn viel umworbenen Regeln im Roman, sondern stellt eine Synopsis der elementaren Regeln, die dabei eingehalten werden sollten, vor. Es geht unter anderem darum, die Ungerechtigkeiten im Gesundheitswesen gemeinschaftlich zu bekämpfen und diesbezüglich die Stimme zu erheben. Isolation ist dabei nicht hilfreich und so besagt eine weitere Regel, auf die Shem verweist, in Verbindung mit der Umwelt, insbesondere mit Kollegen und Patienten zu bleiben; Kontakte und Beziehungen zu pflegen und den allgemeinen Zusammenhalt im Sinn eines Teams zu fördern. Dennis H. Novack et al. beziehen sich auf den Nutzen, der aus dieser bereichernden Wahrnehmung für Mediziner entspringen und frustrierenden Situationen ihrer Praxis entgegenwirken kann.[111] Eine weitere wichtige Regel von Shem bezieht sich auf das Lernen von Empathie um der Selbstzentriertheit zu widerstehen. Wenn Mediziner Mitgefühl zeigen, kann diese "patients' experience of physician empathy" zum Heilungsprozess beitragen.[112] Als abschließende Regel hält es Shem für wichtig, seinen Platz in der Welt zu finden, um am Ende gute medizinische Arbeit leisten zu können: "Medicine is caring in the full sense, taking care of, being with the patient (…) using all tools and skills to care (…). Become aware that the pain and suffering of others is the same as our own (…) become aware if we are ignorant of our neighbor's sorrow, we bring sorrow to our own door."[113] Literatur, respektive Fiktion, spielt dabei für ihn eine bedeutende Rolle, denn er sieht eine heilende Essenz in der Erschaffung eines wir zwischen den Erfahrungen, die der Autor gemacht hat und den individuellen Erfahrungen des Lesers: "I still believe that a piece of fiction written with guts and humor can reveal and heal, making a difference by bringing brutality and hu-

---

[110] Die folgenden vier Regeln gehören nicht zu den dreizehn berühmten Regeln des *House of God*, sondern sind Vorschläge von Shem selbst, wie man in der Medizin menschlich bleibt. Entnommen sind sie aus seinem Artikel Fiction as Resistance (Anm. 3), S. 936, aus seinem Beitrag in einem Sammelband (Samuel Shem, Stephen Bergmann: Resistance and Healing. In: Kohn, Donley: Return to The House of God (Anm. 10), S. 227f.) und aus seiner Harvard Medical School Commencement Speech (Anm. 5), 22:43'–23:28'.
[111] Novack et al.: Calibrating the Physician (Anm. 103), S. 503.
[112] Novack et al.: Calibrating the Physician (Anm. 103), S. 504.
[113] Shem: Harvard Medical School Commencement Speech (Anm. 5), 22:43'–23:28'.

bris to light, and changing things for the better."[114] Mit seinem Roman *The House of God* ist ihm genau dies gelungen. Vom britischen Medizinjournal *The Lancet* wurde er neben Sinclair Lewis's *Arrowsmith* als einer der bedeutendsten amerikanischen medizinischen Romane des zwanzigsten Jahrhunderts benannt.[115]

5. Fazit

Die berühmten dreizehn Regeln des Fat Man bieten sich als Untersuchungsgegenstand für das Feld der Medical Humanities im besonderen Maße an. Aus der Feder eines Ärzteliteraten spiegeln sie das vielversprechende Potenzial wider, welches sich hinter dem Begriff der Medical Humanities verbirgt. Zweifelsohne zeigt sich in ihnen der Nutzen der Humanities in der medizinischen Ausbildung sowie in der Entwicklung und Verbesserung von Kernkompetenzen (Einfühlungsvermögen, Selbstreflexion). Der Leserschaft von *The House of God* (1978) wird unentwegt aufgezeigt, dass es diese Fähigkeiten sind, die während der Assistenzzeit und Facharztausbildung vor allem hinsichtlich des Umgangs mit dem Patienten obligatorisch sind. Werden die Regeln durch den Einsatz von Ironie und Sarkasmus auch überspitzt dargestellt, reflektieren sie doch einen Wahrheitsgehalt in Bezug auf die medizinische Ausbildung.

Shem lässt in seinem Roman die Genregrenzen verschmelzen. Der medizinische Bildungsroman trifft auf eine Satire, in dessen Zentrum der junge Dr. Roy Basch als Protagonist und Erzähler steht. Aus seiner Sicht werden das Praktische Jahr und die damit einhergehenden Rotationen in der Inneren Medizin des *House of God* beschrieben. Shems Schreibstil ist gekennzeichnet durch zynische und sarkastische Episoden, die oft nur schwer verdaulich sind. Anhand dieser Episoden kann er das unethische Verhalten gegenüber den Patienten in den Mittelpunkt stellen und spricht somit ein reales Problem der Medizinerausbildung an: die Verwendung pejorativer Begriffe, menschenverachtenden Verhaltens sowie der Gebrauch abwertenden Humors. Die Verwendung von Begriffen wie beispielsweise *Gomer* ist aber nicht allein auf die Abneigung gegenüber einigen Patientengruppen zurückzuführen. Die Belastung durch die Ausbildung, das enorme Arbeitspensum und der hohe Stresspegel

---

[114] Shem, Bergmann: Resistance and Healing (Anm. 110), S. 235.
[115] Samuel Shem. Official Homepage. Reviews and Interviews (2009). http://www.samuelshem.com/v2/the-house-of-god-named-as-one-of-most-important-american-medical-novels/ (aufgerufen am 24. Dezember 2015).

tragen gleichermaßen zur Entwicklung einer zynischen Haltung bei. Der satirisch verpackte heimliche Lehrplan, wie er im Rahmen der Regeln des Fat Man gelehrt wird, kann als eine Art „Untergrund-Reiseführer" für Beschäftigte im Gesundheitswesen, besonders aber für Ärzte in der Ausbildung, betrachtet werden, auch wenn dieser nicht immer bitterernst zu nehmen ist. Die Untersuchung einiger Regeln vor dem Hintergrund einer prinzipienorientierten Ethik des Nichtschadens verdeutlicht, wie schwer es im Krankenhausalltag sein kann, den Aphorismus primum non nocere einzuhalten. Keinen Schaden zuzufügen, indem der Patient schnellstmöglich auf eine andere Station abgeschoben oder ihm so wenig ärztliche Betreuung wie möglich zur Verfügung gestellt wird, ist sicherlich nicht die Botschaft, die bei der Leserschaft ankommen soll. Sie verweist vielmehr auf den chronischen Bettennotstand, den finanziellen Druck sowie die Arbeitsüberlastung. Umstände, die dazu beitragen können, solche Denkmechanismen zu generieren – als eine Art Katharsis. Das Gebot des Wohltuns vor dem Hintergrund einiger Regeln verdeutlicht, welch praxisrelevantes Wissen (beispielsweise Sturzprävention bei älteren Patienten um die Verletzungsgefahr einzudämmen) via des heimlichen Lehrplans vermittelt werden kann. Thematisiert wird ferner die persönliche Rolle des Arztes im Umgang mit den Patienten. Ist der Arzt mit sich und seiner Umwelt nicht im Reinen, fällt es schwer, das Wohlergehen der Patienten – besonders in Notfall- oder in aussichtslosen Situationen – zu befördern. Das eigene Wohlbefinden während der Behandlung von Patienten im Auge zu behalten ist demzufolge für beide Parteien eine wünschenswerte Intention. Shem hat sein Regelwerk um die Aspekte des Zusammenhalts, des Einfühlungsvermögens, der eigenen Moralvorstellungen und der Selbstfindung erweitert, um Anregungen zu geben, wie man in der Medizin menschlich bleiben kann.

Wie der Beitrag beispielhaft verdeutlicht, ist belletristische Literatur in der Lage, „(...) die Grundsituation der Medizin in ihrer Konkretheit und Symbolik [darzustellen]".[116] Shems medizinischer Bildungsroman ist diesbezüglich ein sehr gutes Beispiel, denn ein Roman aus Sicht eines praktizierenden Arztes kann im besonderen Maße einen Einblick in die Welt und Geschehnisse derer geben, die sich um Kranke kümmern. Besonders für medizinisches Personal ist dies erstrebenswert, denn ihnen wird durch das Lesen solcher Literatur nahegelegt, Medizin mit Empathie, Professionalität und Vertrauenswürdigkeit zu praktizieren.[117] Da sich Shem in

---

[116] Dietrich von Engelhardt: Geleitwort. In: Bettina von Jagow, Florian Steger (Hg.): Literatur und Medizin. Ein Lexikon. Göttingen 2005, Sp. 1–6, hier Sp. 4.

[117] Rita Charon: Narrative Medicine. A Model for Empathy, Reflection, Profession, and

seinem Roman in großen Teilen mit der conditio humana auseinandersetzt, kann das Wahrnehmungsvermögen der Leserschaft erweitert und das Verständnis für die menschliche Natur übergreifend verbessert werden.[118]

Korrespondenzadresse:
Christiane Vogel, M.A., M.mel.
Martin-Luther-Universität Halle-Wittenberg
Medizinische Fakultät
Institut für Geschichte und Ethik der Medizin
Magdeburger Straße 8
D-06112 Halle (Saale)
christiane.vogel@medizin.uni-halle.de

---

Trust. In: Journal of the American Medical Association 286 (2001), S. 1897–1902, hier S. 1897.

[118] Gert H. Brieger: Bodies and Borders: A New Cultural History of Medicine. In: Perspectives in Biology and Medicine 47 (2004), S. 402–421, hier S. 404f.

Carmen Birkle

*"How Are You Feeling Today?"*
*Sprache und Kommunikation in der Medizin am Beispiel von Margaret Edsons*
*W;t (1999)*


Abstract: Margaret Edson's play *W;t* (1999) has by now become one of the most frequently discussed plays in the teaching of medicine in the U.S. Focusing on the last few days of the protagonist, 50-year-old professor of seventeenth-century English poetry, Dr. Vivian Bearing, the play's hospital setting allows for the exploration of the relationship between literary studies/literature and medicine in the context of the Medical Humanities. A short discussion of the associated concepts of life sciences and narrative medicine will be followed by an analysis of the representation of language and communication, with particular reference to Bearing's ironic (meta-)comments and addresses to the audience as well as her flashbacks into her past. The technique of the play within the play furthermore offers futile ground for an investigation of doctor-patient relationships, with which the play makes evident the parallels between the ethics in literary and medical scholarship and the hubris eminent researchers (here Dr. Kelekian and Dr. Bearing) display toward their patients and students respectively. Bearing's new perspective as a patient leads to her gradually changing understanding of her own research focus, the poet John Donne (1572–1631), and reveals the play's movement toward human and, ultimately, divine redemption. The study of literature and the treatment of patients, as the play seems to argue, require a humanistic approach in order to transform science into life science in the most literal meaning of the word.

## 1. Akt: Medical Humanities und die Literaturwissenschaft

"How are you feeling today?" ist nicht nur der Satz, mit dem das Theaterstück der US-Amerikanerin Margaret Edson, *W;t*,[1] beginnt, sondern auch die Frage, die am häufigsten im Stück gestellt und nur selten wahrheitsgetreu beantwortet wird. Es ist der Satz, mit dem sich uns die Protagonistin des Stückes, Vivian Bearing, vorstellt. In den Bühnenanweisungen lesen wir über und auf der Bühne bei der Aufführung sehen wir die 50-jährige Hauptfigur mit einer Infusion am Arm und kahlköpfig nur mit einer Baseballmütze und Krankenhauskleidung bekleidet über die Bühne gehen. Dabei bricht sie die theatralische Fiktion durch eine Metalepse, indem sie die Grenze zwischen fiktiver Innenwelt und fiktiver Rahmenwelt der Erzählfigur überschreitet und das Publikum direkt anspricht. Erst im Laufe des Stückes erfahren wir, dass sie im letzten Stadium an Eierstockkrebs erkrankt ist, zwar noch in einem University Hospital Comprehensive Cancer Center mit Chemotherapie behandelt wird, dass aber die Aussichten auf Heilung gering bis nicht vorhanden sind. Vivian Bearing ist Professorin für die Lyrik des 17. Jahrhunderts und spezialisiert auf die Sonette von John Donne (1572–1631).

Schon die Figur der Literaturwissenschaftlerin, die sich im Stück in einem medizinischen Kontext bewegt, evoziert das Feld der Medical Humanities, deren interdisziplinärer Ansatz versucht, Erkenntnisse der Literatur und Literaturwissenschaft und der Medizin für den jeweils anderen Bereich fruchtbar zu machen. Wie Shlomith Rimmon-Kenan erläutert, ist *W;t* zu Beginn des 21. Jahrhunderts zu einem Standardtext in der medizinischen Ausbildung geworden, vor allem in der Medizinethik und Palliativmedizin, für die die Beziehungen zwischen Patientinnen[2] und Ärztinnen und die Frage der Wiederbelebung nach einem klinischen Tod[3] von großer Relevanz sind. Traditionellerweise hat man bis ins 19. Jahrhundert

---

[1] Margaret Edson: WIT. New York 1999. Im Gegensatz zur üblichen Schreibweise W;t werden in der hier zugrunde gelegten Ausgabe Großbuchstaben für den Titel benutzt. Für alle Titelangaben, die sich nicht auf diese Ausgabe beziehen und nicht Zitate aus der Sekundärliteratur sind, wird W;t verwendet. Das Stück wurde 2001 erfolgreich mit Emma Thompson in der Hauptrolle verfilmt (Regisseur: Mike Nichols).

[2] Da die Konventionen des Jahrbuchs für Literatur und Medizin keine *Gender*-Markierungen erlauben, werde ich im Folgenden bei allgemeinen Aussagen ausschließlich die weibliche Form verwenden. Die männliche Form ist jeweils mitgedacht, wenn der Kontext es sinnvoll erscheinen lässt.

[3] Shlomith Rimmon-Kenan: Margaret Edson's Wit and the Art of Analogy. In: Style 40 (2006), S. 346–356, hier S. 346.

hinein von den medizinischen Künsten gesprochen.⁴ Diese enge Verknüpfung von Medizin und Künsten, worunter auch die Literatur fällt, löste sich mit zunehmender Technisierung der Medizin auf und wird schließlich mit der Entstehung eines neuen Verständnisses der Medical Humanities im späten 20. Jahrhundert wieder aufgegriffen. Ottmar Ette argumentiert für ein Verständnis von Literaturwissenschaft als Lebenswissenschaft, das heißt Erzählungen vermitteln ein Wissen über Leben, das auch der Medizin zu Gute kommt: „Wie die Biowissenschaften partizipieren auch die Philologien an Lebenswissenschaften, die an einem umfassenden und komplexen Begriff vom Leben ausgerichtet sind."⁵ So zeigt auch Hubert Zapf die Literatur als eigenständige Form des Wissens über Leben auf: "[L]iterature represents not just a derivative but an independent, specifically complex and multi-layered form of cultural knowledge in its own right."⁶ Lilian Furst zieht daraus den Schluss: "Medical history can therefore be complemented by the analysis of literary works."⁷ Rita Charon hat aus dieser Idee das Konzept der "narrative medicine" entwickelt und definiert dies folgendermaßen: "medicine practiced with the narrative competence to recognize, absorb, interpret, and be moved by the stories of illness".⁸ Sie sieht darin einige Vorteile für die medizinische Behandlung:

> A medicine practiced with narrative competence will more ably recognize patients and diseases, convey knowledge and regard, join humbly with colleagues, and accompany patients and their families through the ordeals of illness. These capacities will lead to more humane, more ethical, and perhaps more effective care.⁹

Während für Charon die medizinischen Künste und die Medical Humanities Teil der gleichen Disziplin sind, warnt David Greaves davor, diese Konzepte zusammen zu werfen, da dies verhindere, die medizinische Wissenschaft und die technologische Medizin als zentralen Fokus in der Medizin in Frage zu stellen.¹⁰ Daraus resul-

---

4   Elizabeth Blackwell: Pioneer Work in Opening the Medical Profession to Women. Amherst 2005, S. 148, 201, 250, 275.
5   Ottmar Ette: ÜberLebenswissen. Die Aufgabe der Philologie. Berlin 2004, S. 19.
6   Hubert Zapf: Literature and Science. Introduction. In: Anglia 133 (2015), S. 1–8, hier S. 3.
7   Lilian R. Furst: Between Doctors and Patients. The Changing Balance of Power. Charlottesville 1998, S. x.
8   Rita Charon: Narrative Medicine. Honoring the Stories of Illness. Oxford 2008, S. vii.
9   Charon: Narrative Medicine (Anm. 8), S. vii.
10  David Greaves: The Nature and Role of the Medical Humanities. In: Martyn Evans, Ilora G Finlay (Hg.): Medical Humanities. London 2001, S. 13–22, hier S. 21.

tiere, dass die Werte und Methoden klinischer Praxis im Großen und Ganzen unverändert blieben.[11] Greaves nimmt folgende Unterteilung vor: die "medical arts" als "essentially an ornament to medicine"[12] und die Medical Humanities als "an integral part of it".[13] Daraus resultiert für ihn die folgende Differenzierung: "the medical arts are aimed at humanising practitioners" im Gegensatz zu: "the medical humanities is aimed at humanising medicine".[14] Aus meiner Sicht ist diese Trennung nicht aufrecht zu erhalten und kann über ein umfassenderes Verständnis von dem, was die Medical Humanities leisten können, rückgängig gemacht werden. Greaves' "medical arts" und Charons "narrative medicine" sind Elemente einer breiteren und vielfältigen Disziplin, die im Konzept der Medical Humanities zum Ausdruck kommt.

Am Beispiel des Theaterstücks *W;t* von Margaret Edson, mit besonderem Fokus auf die Beziehung zwischen Vivian Bearing und den behandelnden Ärzten und die verbale Kommunikation der Figuren untereinander soll skizziert werden, wie Literatur und Literaturwissenschaft Lebenswissen erzeugen und für die Medizin, vor allem in der Krankenbehandlung, hilfreiche Eindrücke und Erkenntnisse vermitteln können. Gleichzeitig darf nicht außer Acht gelassen werden, dass die Situation im Stück und die Protagonistin selbst immer wieder Parallelen zwischen Medizin und Literatur sowie medizinischer Forschung und Literaturwissenschaft herstellen. Meine Analyse des Theaterstückes soll im Folgenden verdeutlichen, dass ein genaueres und systematischeres Verständnis von Sprache in ihrer Vielschichtigkeit ein Bewusstsein im medizinischen Alltag wecken kann, das durch ein Hinterfragen der eigenen Verwendung von Sprache die Fähigkeit zur Empathie fördert. Eine Analyse von Sprache in literarischen Texten, die sich auf die Darstellung von Begegnungen zwischen Ärztinnen und Patientinnen konzentriert, kann Mechanismen oder auch typische Rituale solcher Begegnungen verdeutlichen, deren Bewusstmachung potentiell zu einer Humanisierung der Medizin durch das medizinische Personal führen kann. Durch die beiden fiktiven Ebenen der Handlung, das heißt der eigentlichen Krankengeschichte und der Ansprache des Publikums durch die Protagonistin, wird die Wirkmächtigkeit der Sprache auf das Publikum deutlich verstärkt. Dieser Effekt wird noch durch die ansonsten leere Bühne verstärkt.

---

11 Greaves: Nature and Role of the Medical Humanities (Anm. 10).
12 Greaves: Nature and Role of the Medical Humanities (Anm. 10), S. 22.
13 Greaves: Nature and Role of the Medical Humanities (Anm. 10), S. 22.
14 Greaves: Nature and Role of the Medical Humanities (Anm. 10), S. 22.

## 2. Akt: Sprache und Kommunikation

"How are you feeling today?" ist eine Frage, die Vivian zu Beginn mockierend-imitierend als *"mimesis"*[15] widergibt und die begleitet wird von der Antwort "Great" und dem möglichen Kommentar eines möglichen Gegenübers "That's just great." Dass es mit diesen Sätzen etwas Besonderes auf sich hat, zeigt bereits der Nebentext, der Vivians Pose als Zitat andeutet: "(*In false familiarity, waving and nodding to the audience.*)",[16] um dann wieder auf ihre eigene Stimme zu verweisen: "(*In her own professional tone.*) This is not my standard greeting, I assure you."[17] Vivian präsentiert und kommentiert, wie wir im Laufe ihrer Ausführungen erfahren, wie die sie behandelnden Ärzte mit ihr sprechen. Dabei ist die Frage "How are you feeling today?" in besonderem Maß problematisch, da sie in der Umgangssprache, aber wohl noch mehr im Kontext einer Krebserkrankung im Endstadium unangemessen erscheint. Jedoch zielt die Frage auf das Gefühl der Patientin und nicht auf ihren objektiven Gesundheitszustand, so dass ihr eine gewisse Legitimation nicht abgesprochen werden kann, da psychologische Gemütszustände durchaus einen Einfluss auf den Verlauf einer Krankheit haben können, wie beispielsweise Siri Hustvedt,[18] Antonio Damasio[19] und andere dargestellt haben.

Im Alltag ist die Frage "How are you?" losgelöst vom eigentlichen Inhalt und von der vermuteten Intention des Fragenden nach dem Gesundheits- oder Gefühlszustand des Gegenüber. Auf die Frage "How are you?" wird kaum einer mit seiner oder ihrer Krankengeschichte antworten. Die übliche Replik "Thank you, fine" oder „Danke, gut" wird im Allgemeinen erwartet, zum Teil jedoch nicht einmal gehört und schon gar nicht zum Thema gemacht. Schaut man sich Sprache in der konkreten kommunikativen Handlung an, so betritt man das linguistische Feld der Pragmatik, das Vivian Bearing und das Theaterstück evozieren. Die Pragmatik arbeitet „die Bedingungen für erfolgreiches Kommunizieren als Ergebnis der

---

[15] Rimmon-Kenan: Wit and the Art of Analogy (Anm. 3), S. 354 (Hervorhebung im Original).
[16] Edson: WIT (Anm. 1), S. 7.
[17] Edson: WIT (Anm. 1), S. 7 (Hervorhebung im Original).
[18] Siri Hustvedt: Borderlands. First, Second, and Third Person Adventures in Crossing Disciplines. In: Alfred Hornung (Hg.): American Lives. Heidelberg 2013, S. 111–135.
[19] Antonio Damasio: Self Comes to Mind. New York 2010.

Interaktion von Sprecher und Hörer in einem konkreten Äußerungskontext"[20] heraus. Die Analyse einer Kommunikationssituation

> beinhaltet in erster Linie das Erkennen der Kommunikationsabsicht des Sprechers und erfordert – auf der Grundlage des Gesagten, des gemeinsamen Hintergrundwissens und des Wissens um die Umstände in einem konkreten Äußerungskontext – Inferenzen, also Schlussfolgerungen, auf Seiten des Hörers, da vieles in der Alltagskommunikation implizit bleibt.[21]

Gleichzeitig kann dies auch als Prozess des Enkodierens und Dekodierens in einem gegebenen Kontext verstanden werden, der deutlich macht, dass Ausgangs- und Endpunkt nicht identisch sind, das heißt in der Übermittlung von Sprache mehr als nur die rein linguistischen Komponenten eine Rolle spielen. Das, was sich dazwischen abspielt, kann mit der Sprechakttheorie von John L. Austin und John R. Searle und mit der Theorie der „konversationelle[n] Implikaturen"[22] von Herbert P. Grice näher betrachtet werden.

Der Sprechakt, der aus der Frage "How are you feeling today?" und der Antwort "Great. That's just great" besteht, lässt sich nicht auf eine wahre oder falsche Bedeutung reduzieren. Es geht vielmehr um die Situation des Sprechers und die Wahrnehmung der Hörerin beziehungsweise Empfängerin. Die kommunikative Absicht wird auch als Illokution bezeichnet. Die gewählte Phrase in diesem Beispiel beginnt mit einer Frage, mit der sich der jeweilige Sprecher, im Verlaufe des Stückes einer oder mehrere Ärzte, nach dem Wohlbefinden der Patientin zu erkundigen scheint. Damit diese Sorge um die Patientin auch von dieser so verstanden wird, müssen bestimmte Gelingensbedingungen (felicity conditions) erfüllt sein. Ist der Sprecher wirklich aufrichtig mit seiner Frage, oder handelt es sich vielmehr um eine Floskel, die routinemäßig verwendet und nicht von der jeweiligen Sprechaktsituation abhängig gemacht wird? Von dieser letzten Interpretation der Frage gehe ich in diesem Fall aus, ebenso wie dies auch das Verständnis der Protagonistin ist. Diese mögliche Verletzung der Aufrichtigkeitsbedingung wird auch deutlich in der erwarteten Antwort: "Great." Diese übliche Antwort nicht zu geben, würde einen Bruch der Konventionen bedeuten, eine mögliche bewusste Provokation und einen Kon-

---

[20] Bernd Kortmann: Linguistik: Essentials. Anglistik – Amerikanistik. Berlin 1999, S. 190.
[21] Kortmann: Linguistik (Anm. 20), S. 190f.
[22] Kortmann: Linguistik (Anm. 20), S. 202ff.

flikt mit dem Gegenüber. Auf einen Konflikt kann es der Patientin nicht ankommen, da sie nicht nur physisch unheilbar krank und psychisch deprimiert, sondern auch abhängig vom medizinischen Umfeld ist. Dass auf ihre eigene Antwort dann "That's just great" folgt, ist ein weiterer Hinweis für die Unehrlichkeit des jungen Arztes, der in einer für die Patientin schwierigen Situation übertriebene Heiterkeit und Sorglosigkeit an den Tag legt und letztendlich sein Desinteresse deutlich macht. Die pragmatischen Inferenzen der Unehrlichkeit und Taktlosigkeit gelten für diesen speziellen Kontext einer Krebspatientin, die nicht mehr lange zu leben hat. Die Patientin ist kooperativ, da sie die Regeln dieser Kommunikationsform kennt und ihnen folgt, sie verletzt dabei jedoch die Gricesche Maxime der Qualität, da sie etwas sagt, das nicht der Wahrheit entspricht. Eine alternative Interpretation der Reaktion der Ärzte wäre durch Betrachtung der Funktionen der Spiegelneuronen gegeben, die Handlungen eines Gegenübers als eigene Handlungen erscheinen lassen beziehungsweise bei der Beobachtung von Handlungen werden in den Beobachtenden die gleichen Neuronen aktiviert wie bei denen, die tatsächlich die Handlung durchführen. Christine Marks erläutert dazu bezugnehmend auf Hustvedt: "The discovery of mirror neurons thus demonstrated that human beings mirror each other's actions in their brains."[23]

Der vorgespielte Optimismus springt jedoch nicht auf die Patientin über. Diese spekuliert im Folgenden über mögliche Antworten: "Should one reply 'I feel good,' using 'feel' as a copulative to link the subject, 'I,' to its subjective complement, 'good'; or 'I feel well,' modifying with an adverb the subject's state of being?"[24] Sie ist keine Linguistin, sondern Literaturwissenschaftlerin, so dass sie einfach nur mit "'Fine'" antwortet. Sie entlarvt die aus ihrer Sicht gegebene Leere und Unehrlichkeit dieser Floskel durch beißende Ironie, wenn sie sagt:

> Of course it is not very often that I do feel fine. I have been asked 'How are you feeling today?' while I was throwing up into a plastic washbasin. I have been asked as I was emerging from a four-hour operation with a tube in every orifice, 'How are you feeling today?' I am waiting for the moment when someone asks me this question and I am dead.[25]

---

[23] Christine Marks: I Am because You Are. Relationality in the Works of Siri Hustvedt. Heidelberg 2014, S. 211.
[24] Edson: WIT (Anm. 1), S. 7.
[25] Edson: WIT (Anm. 1), S. 7.

Dieses letzte Beispiel beschreibt das ultimative Scheitern von Kommunikation im medizinischen Umfeld. Dass Sprache aber nicht automatisch scheitern muss, belegt die gelungene Kommunikation des Stückes mit dem Publikum.

Vivian Bearing thematisiert in ihrem Monolog weitere sprachliche und metadramatische Elemente zusätzlich zur Ironie, durch die sie auf die Gattung des Theaterstücks selbst Bezug nimmt. Sie verwendet Ironie und Humor, die als Elemente des Stückes dem Publikum bewusst machen, dass sich die Figur im Klaren darüber ist, Teil eines Theaterstücks zu sein, in dem sie nur gezwungenermaßen aufgrund ihrer Krankheit mitspielen muss. Ein Stück über sie, so hatte sie es sich gewünscht, hätte den "mythic – heroic – pastoral mode"[26] verwenden sollen, aber Krebs im Endstadium eigne sich nicht dafür. Auch die gleichzeitige Negation und Ausübung einer Vorausschau, die den Ablauf des Stückes selbst kommentiert, zeigt die Relevanz von Sprache und gleichzeitig Vivian Bearings eigene sprachliche Kompetenz:

> It is not my intention to give away the plot, but I think I die at the end. They've given me less than two hours. (…) If I were poetically inclined, I might employ a threadbare metaphor – the sands of time are slipping through the hour-glass, the two-hour glass. (…) At the moment, however, I am disinclined to poetry.[27]

Indem sie sprachlich zum Ausdruck bringt, was sie nicht tun wird, es aber gleichzeitig tut, bringt sie das Spannungsverhältnis zwischen Körper und Geist zum Ausdruck ebenso wie die Dramatik der Situation, in der sie als Lyrikspezialistin kein Verlangen nach Lyrik hat. Sie kommentiert die Länge des Stückes und die Zeit, die sie noch zu leben hat, und oszilliert damit zwischen zwei Ebenen, der rein fiktiven Binnenwelt der Figuren und der ebenfalls fiktiven Welt der Rahmenerzählerin. Damit gibt sie den Anschein, als gehöre sie in die Welt des Publikums und überschreitet zweifach fiktionale Grenzen. Obwohl das Publikum sie nur als theatrale Figur wahrnimmt, erleichtert die direkte Ansprache den Empathieeffekt im Publikum.

---

[26] Edson: WIT (Anm. 1), S. 8.
[27] Edson: WIT (Anm. 1), S. 8.

## 3. Akt: Arzt – Patientin / Medizinische und literaturwissenschaftliche Forschung

Auch im Folgenden durchbricht Vivian immer wieder durch Kommentare rückblickend die Theaterillusion, so beispielsweise, wenn ihr Arzt Dr. Kelekian ihr ohne Umschweife mitteilt, dass sie Krebs hat: "You have cancer."[28] Er selbst deutet auf ihre Arbeit als Professorin hin, während sie ebenfalls die Parallele zu seiner Profession zieht, was ihn verunsichert: "Kelekian: You are a professor, Miss Bearing. Vivian: Like yourself, Dr. Kelekian. Kelekian: Well, yes. Now, then."[29] Abgesehen davon, dass er Dr. Bearing ohne Doktortitel und mit dem Titel "Miss" anspricht, der auf eine unverheiratete Frau verweist und im 21. Jahrhundert nicht mehr verwendet wird, sind seine folgenden Erläuterungen in einer medizinischen Fachsprache gehalten, die unverständlich ist. Diese soll die verbale und kognitive Überlegenheit dokumentieren. Vivian beginnt, diese Situation und Sprache mit den ihr eigenen Mitteln der Literaturwissenschaft zu analysieren. Seine Sätze und Vivians Kommentare sind im Text parallel gedruckt und werden auf der Bühne gleichzeitig gesprochen. Vivian versucht, sich die Bedeutung über Analogien, Etymologien, literarische Zitate[30] und eigene Arbeitsaufträge zu erschließen, wie zum Beispiel: "Must read something about cancer. Must get some books, articles. Assemble a bibliography."[31] Die Monologizität des Arztes mündet erst am Ende wieder in einen Dialog, dem ein Zeitsprung zurück in Vivians Studienzeit folgt. Ihre Professorin, Dr. Ashford, gibt ihr einen nicht gelungenen Essay zurück und schockiert damit die ehrgeizige junge Studentin. Dieser Situation setzt sie die ihr eigene Willensstärke und Rationalität entgegen, von der sie hofft, dass sie ihr auch bei ihrer Krankheit hilft.

Die Analogie zwischen ihrem eigenen Beruf und dem des Arztes und Forschers kommt auch im Folgenden immer wieder zum Tragen. Homonyme machen jedoch deutlich, dass die Welt der Literatur(wissenschaft) von den Ärzten und dem medizinischen Personal ausgeblendet wird. So fragt ein Techniker Vivian vor einer Röntgenuntersuchung:

---

[28] Edson: WIT (Anm. 1), S. 8.
[29] Edson: WIT (Anm. 1), S. 9.
[30] Vgl. Heath Diehl: 'And Death – capital D – Shall Be no More – semicolon'. Explicating the Terminally Ill Body in Margaret Edson's W;t. In: Sally Chivers, Nicole Marcotić (Hg.): The Problem Body. Projecting Disability on Film. Columbus 2010, S. 109–128, hier S. 117.
[31] Edson: WIT (Anm. 1), S. 10.

> Technician 1: Doctor.
> Vivian: Yes, I have a Ph.D.
> Technician 1: *Your* doctor.
> Vivian: Oh, Dr. Harvey Kelekian.[32]

Im Folgenden spricht Vivian über ihre literaturwissenschaftlichen Erfolge und ihre Bedeutung als Wissenschaftlerin, die Techniker sind jedoch nur an der Untersuchung interessiert und schreiben ihr vor, wie sie sich zu positionieren hat.

Was das Ärzte-Patientin-Verhältnis im Stück noch komplizierter macht, ist die Tatsache, dass einer der jüngeren Ärzte, Dr. Jason Posner, einer ihrer früheren Studierenden ist. Seine Motivation für Vivians als anspruchsvoll geltenden Kurs war lediglich der Wunsch, die eigene erfolgreiche Vielseitigkeit als Nachwuchswissenschaftler zu beweisen: "(…) you can't get into medical school unless you're well rounded".[33] Bei der weiteren Befragung der Patientin ignoriert er ihren beruflichen Kontext und konzentriert sich auf die üblichen Fragen nach Krankheiten in der Familie, die in der Regel mit ja oder nein beantwortet werden können. Die Sinnhaftigkeit dieser Fragen und der anschließenden physischen Untersuchung werden durch Vivians Aussage, dass Dr. Kelekian diese Untersuchung bereits gemacht habe, in Zweifel gezogen. Weder Dr. Kelekian noch Dr. Posner vermitteln Vivian das Gefühl, dass sie Verständnis für ihre Lage haben, insbesondere auch aufgrund der intimen Untersuchung durch einen ehemaligen Studenten. Dass dieser dann, während der eigentlichen Unterleibsuntersuchung, mit der Krankenschwester Susie über seinen Kurs beziehungsweise Vivian Bearing in der dritten Person spricht, so als wäre sie nicht präsent, zeigt mehr als deutlich sein mangelndes Verständnis für die Situation. Statt nach der Untersuchung zumindest mit der Patientin über den weiteren Ablauf der Untersuchungen und Behandlungen zu sprechen, verschwindet er sofort. Falls die Untersuchung Erkenntnisse gebracht hat, bleiben diese unerwähnt und lassen Dr. Bearing im Ungewissen.

Die folgende Visite im Anschluss an Vivians Übelkeit verursachende Chemotherapie, die sie selbst thematisiert und wiederum zu ihrem Beruf in Beziehung setzt, zeigt ein weiteres Mal die Fokussiertheit der Ärzte auf die medizinischen Befunde, Jasons falsche Heiterkeit ("That's great. That's just great"[34]) und das Desinteresse an Vivian als Person. Während Jason die medizinische Situation Kelekian

---

[32] Edson: WIT (Anm. 1), S. 16.
[33] Edson: WIT (Anm. 1), S. 19.
[34] Edson: WIT (Anm. 1), S. 31.

und den anderen Ärzten erläutert, spricht Vivian parallel zum Publikum, da sie als selbstständige und sprachlich kompetente Person im Krankenzimmer nicht wahrgenommen wird. Sie erläutert sprachlich-etymologisch den Begriff der "Grand Rounds", die weder grandios sind noch Runden beinhalten, sondern, wie sie sagt, der eigentlichen Problematik ausweichen: "Here, 'Rounds' seems to signify darting *around* the main issue ... which I suppose would be the struggle for life ... *my* life ... with heated discussions of side effects, other complaints, additional treatments."[35] Die Visite gerät zu einer Lehrveranstaltung, bei der Jason sein Wissen zeigen kann. Vivian selbst zieht diesen Vergleich, ohne dass die Ärzte sich dessen bewusst sind: "(...) I feel right at home. It is just like a graduate seminar. With an important difference: in Grand Rounds, *they* read *me* like a book.[36] Once I did the teaching, now I am taught. This is much easier. I just hold still and look cancerous. It requires less acting every time."[37] Noch bevor Kelekian Jason ein Kompliment aussprechen kann, tut dies Vivian: "Excellent command of details",[38] ein Satz, den der Vorgesetzte wiederholt.

Es finden sich viele weitere Parallelen zwischen medizinischer Forschung und Literaturwissenschaft, sowohl in Bezug auf die Methoden der Forschung, die Erkenntnisinhalte als auch die beteiligten Forscherinnen und Forschungsobjekte. Es geht in beiden Fällen um die Frage nach der Ethik einer Forschung um der Forschung willen, um das entsprechend (un)ethische Verhalten der beteiligten Forscherinnen, um das fehlende Einfühlungsvermögen dieser, die das Prinzip der Rationalität deutlich über Emotionalität stellen, um den Einsatz von Sprache, deren Bedeutung kontext-bedingt multiple Assoziationen zulässt oder unreflektiert und ritualisiert eingesetzt wird. Verletzungen der sprachlichen Maximen, wie zu Beginn gezeigt, führen bei der Patientin ebenso wie bei ihren Studierenden zu emotionalen Verletzungen. Sowohl die Literaturprofessorin als auch die Ärzte erkennen nicht, beziehungsweise Dr. Bearing erst aufgrund ihrer Krankheit, dass sie in ihrer jeweiligen Position Verantwortung tragen. Sie sind einerseits für sich selbst verantwort-

---

[35] Edson: WIT (Anm. 1), S. 31 (Hervorhebung im Original).
[36] In einem Rückblick deutet sich bereits an, was Vivian gerade erlebt. In ihrer Vorlesung über die Gedichte Donnes wird sie bei der Projektion des Gedichts "If Poysonous Mineralls" selbst zur Projektionsfläche; sie liest Donne, die Studierenden lesen sie: *"(Vivian moves in front of the screen, and the projection of the poem is cast directly upon her)."* Edson: WIT (Anm. 1), S. 41 (Hervorhebung im Original).
[37] Edson: WIT (Anm. 1), S. 32 (Hervorhebung im Original).
[38] Edson: WIT (Anm. 1), S. 32.

lich, die Materialität des Körpers und die Emotionalität und Rationalität des Menschen in Balance zu halten. Andererseits tragen sie für andere, die ihnen aufgrund der spezifischen Situation ausgeliefert oder auch anvertraut sind, ebenso Verantwortung. Studierende und Patientinnen sind keine emotionslosen Objekte, denen man ausschließlich mit Rationalität, Technologie und Wissenschaft begegnen kann. Sowohl die Humanities als auch die Life Sciences enthalten das Konzept „Leben", das, wenn auch vielfältig interpretierbar, Körper und Psyche beinhaltet, die beide Beachtung finden müssen, wenn, wie Ette es nennt, „ÜberLebenswissen" generiert werden soll. Ohne diese Beachtung werden mögliche Heilungsprozesse und intellektuelle Entwicklungsprozesse be- oder verhindert.

4. Akt: John Donne, *W;t* und die Medizin

Dr. Vivian Bearing ist nicht zufällig Professorin für die englische Lyrik des 17. Jahrhunderts und Expertin für die *Holy Sonnets* des englischen Lyrikers und Mitglieds des Anglikanischen Ordens John Donne. Bereits für den Titel des Stückes spielen John Donne und die *Metaphysical Poets* eine unübersehbare Rolle. *W;t* spielt an auf ein Lyrikkonzept dieser Autoren, das Helen Gardner folgendermaßen erläutert: "What came to be called by its denigrators the 'strong-lined' style had its origins in this general desire at the close of Elizabeth's reign for concise expression (...). Along with this went admiration for difficulty in the thought."[39] In ihren Kommentaren zu John Donnes Lyrik erläutern Arno Löffler und Eberhard Späth „das argumentierende, logisch-analytische Verfahren"[40] Donnes:

> Die *metaphysical poets* fassen und komprimieren ihre Aussagen gerne in spitzfindig und dunkel anmutenden, verrätselnden Bildern. In diesen sogenannten *conceits* werden Dinge miteinander verglichen, die auf den ersten Blick unvergleichbar erscheinen, zwischen denen aber dennoch eine sinnreiche Analogiebeziehung besteht.[41]

---

[39] Helen Gardner: Introduction. In: Helen Gardner (Hg.): The Metaphysical Poets. Harmondsworth, Middlesex 1972, S. 15–29, hier S. 16f..

[40] Arno Löffler, Eberhard Späth: John Donne. In: Arno Löffler, Eberhard Späth (Hg.): English Poetry. Eine Anthologie für das Studium. Heidelberg 1994, S. 46–53, hier S. 46.

[41] Löffler, Späth: John Donne (Anm. 40).

Diese scheinbare Unvergleichbarkeit trifft auch, so meine Interpretation, auf die beiden Bereiche der Medizin und der Literaturwissenschaft wie sie in *W;t* eine Rolle spielen, zu. Auf den ersten Blick unvereinbar haben sie doch, wie Vivian Bearing schmerzlich erleben muss, sehr viel gemeinsam und verwenden beide, so macht das Stück deutlich, für außerhalb der jeweiligen Profession Stehende einen häufig undurchdringlichen und schwer verständlichen Diskurs. Jason, der versucht Susie John Donne zu erklären, scheitert, da er nicht Zeit gehabt habe, ständig nach "*meaning-of-life* garbage"[42] zu suchen:

> Everything is brilliantly convoluted. Really tricky stuff. Bouncing off the walls. Like a game, to make the puzzle so complicated (...). The puzzle takes over. You're not even trying to solve it anymore. Fascinating, really. Great training for lab research. Looking at things in increasing levels of complexity.[43]

Da bereits der Titel auf die lyrischen und damit religiösen Aspekte des Stückes verweist, scheint es sinnvoll, über das Intellektuelle hinausgehend, auch die religiöse Dimension in einer Analyse zu erfassen. Schließlich lässt Margaret Edson ihr Publikum wissen, dass Religion eine deutliche, wenn nicht sogar zentrale, Rolle spielt: "'The play is about redemption, and I'm surprised no one mentions it. Grace is the opportunity to experience God in spite of yourself, which is what Dr. Bearing ultimately achieves.'"[44] John D. Sykes, Jr. sieht deutliche Parallelen zwischen den religiösen Implikationen der *Holy Sonnets* von Donne und der Krise, die Vivian Bearing durchmacht: "Like the Donne of the Holy Sonnets, she is unable to trust God, in large parts because she lacks the humility to do so."[45] Solange Vivian *wit*, das heißt intellektuelle Gedankenspiele und ein hohes Maß an Rationalität nicht aufgibt, ist Erlösung nicht möglich. Erst ihr Leiden und schließlich der Besuch ihrer ehemaligen Mentorin, Prof. Ashford, lassen sie bescheiden und offen für die einfachen Dinge des Lebens werden, wie das Vorlesen durch Prof. Ashford von Margret Wise Browns Kinderbuch *The Runaway Bunny* deutlich zum Ausdruck bringt. Auch das Ende des Stuckes, als sich Vivian nach ihrem Tod vom Bett erhebt, ihre Kleidung

---

[42] Edson: WIT (Anm. 1), S. 61 (Hervorhebung im Original).
[43] Edson: WIT (Anm. 1), S. 60.
[44] Zitiert nach John D. Sykes, Jr.: Wit, Pride and the Resurrection: Margaret Edson's Play and John Donne's Poetry. In: Renascence: Essays on Values in Literature 55 (2003), S. 163–175. Keine Seitenangabe in der Internetausgabe.
[45] Sykes, Jr.: Wit (Anm. 44).

ablegt und auf ein kleines Licht zugeht, und Jason ironischerweise nur noch "Oh, God"[46] sagen kann, evoziert die Idee der Erlösung. Die Komplexität der *Metaphysical Poets* und John Donnes Lyrik im Besonderen, die Jason noch zuvor versucht hat, der Krankenschwester Susie zu erläutern, wird aufgelöst in dem christlichen Bild der Auferstehung. Vivians Stolz auf ihre analytischen Fähigkeiten und theoretischen Erkenntnisse, die sie zu Beginn des Stücks offenbart, sind gänzlich verschwunden: "I know all about life and death. I am, after all, a scholar of Donne's Holy Sonnets, which explore morality in greater depth than any other body of work in the English language."[47] Dazu passt das Gedicht, das sie in ihrer Studienzeit analysieren muss, *Death Be Not Proud*, und eine minderwertige Ausgabe mit Druckfehlern verwendet. Durch Hervorhebung der Bedeutung der Helen Gardner-Ausgabe werden Parallelen zwischen Prof. Ashford und Helen Gardner deutlich. Vivian missversteht ihre Professorin, die versucht, ihr zu erklären, dass das Gedicht eine Wahrheit über das Leben beinhaltet, die sie noch nicht versteht: "Life, death … I see. *(Standing)* It's a metaphysical conceit. It's wit! I'll go back to the library and rewrite the paper—",[48] woraufhin Prof. Ashford ihr antwortet: "It is *not wit*, Miss Bearing. It is truth (…). The paper's not the point".[49] Erst 28 Jahre später kann Vivian sagen: "Now I know how poems feel."[50] Erst mit ihrem Tod öffnet sich Vivian der bedingungslosen göttlichen Liebe, die im Kontrast steht zu "Vivian's constant attempts to prove herself worthy and gain paternal/academic approval by tackling the most difficult tasks".[51]

Für Ashford führen die falsche Platzierung eines Kommas beziehungsweise Semikolons im Gedicht von Donne, *Death Be Not Proud*, in der minderwertigen von Vivian verwendeten Textausgabe und die Klarstellung und Erläuterung der Bedeutung der Strophen zum Wissen über den realen Übergang vom Leben zum Tod. Vivians Leiden, das über ein Koma im Tod endet, kann als Parallele dazu gelesen werden. So argumentieren Raoul et al.: "The state of *coma* functions as Donne's

---

[46] Edson: WIT (Anm. 1), S. 66.
[47] Edson: WIT (Anm. 1), S. 13.
[48] Edson: WIT (Anm. 1), S. 15 (Hervorhebung im Original).
[49] Edson: WIT (Anm. 1), S. 15 (Hervorhebung im Original).
[50] Edson: WIT (Anm. 1), S. 15 (Hervorhebung im Original).
[51] Valerie Raoul, Connie Canam, Gloria Onyeoziri, Carla Paterson: Margaret Edson's Play Wit: Death at the End or the End of Death? In: Valerie Raoul, Connie Canam, Gloria Onyeoziri, Carla Paterson (Hg.): Unfitting Stories. Narrative Approaches to Disease, Disability, and Trauma. Waterloo 2007, S. 285–296, hier S. 288.

*comma*, indicating a painless passage from life to death."⁵² Gleichzeitig zeigt Sprache, dass sie keine Macht über den Tod hat.⁵³

Über die Formalia hinaus sind noch weitere Parallelen in *W;t* zum Leben und Werk John Donnes zu erkennen. Nicht nur starb Donne an Krebs, sondern suchte selbst nach Erklärungen für den Sinn des Lebens durch eine Nähe zu Gott. Durch die Verwendung des conceit in seinen Gedichten versuchte er, die scheinbaren Widersprüche zueinander in Beziehung zu setzen. Wesentlich für ihn war, dass er durch seine Werke den Dialog initiierte mit seinen Mitmenschen und mit Gott. Dies kommt zum Beispiel deutlich in dem conceit *No Man Is an Island* (*Meditations XVII*) zum Ausdruck. Trotz seiner emotionalen und religiösen Bedürfnisse war es Donne immer wieder ein großes Anliegen, sich von diesen zu distanzieren und die intellektuelle Kontrolle zu bewahren.⁵⁴ Nancy Selleck liest Donnes Fokus auf Physis folgendermaßen: "as a powerful assertion of self, motivated by a great desire for control".⁵⁵ Vivian Bearing scheint die in den Gedichten zum Ausdruck kommenden Emotionen nicht auf den Gemütszustand Donnes, sein Leiden, seine häufige Verzweiflung oder seine Liebesempfindungen zurückzuführen, sondern nur, wie im Gespräch mit Prof. Ashford angedeutet, auf *wit* und rationale Gedankenspiele, die sie selbst – entsprechend wissenschaftlich – rational analysiert, während sie – wie ihre Ärzte – das Sentimentale, "the merely human"⁵⁶ ausklammert. Leidenschaft, so bereits in der Humoraltheorie der Renaissance erkennbar, kann die Physis beeinflussen und umgekehrt.⁵⁷ Schon Thomas Wright schreibt 1604 in *The Passions of the Mind in General*: "'(…) there is no Passion very vehement but that it alters extremely some of the four humours of the body'".⁵⁸ Der Körper spielt für Donne eine mindestens ebenso große Rolle in seinem Leben und Werk: "In his frequent recourse to images of anatomy, Donne's tendency is to open the body up to make it available and not private."⁵⁹ In diesem Sinn macht auch das Theaterstück

---

52  Raoul et al.: Margaret Edson's Play Wit (Anm. 51), S. 294.
53  Vgl. Raoul et al.: Margaret Edson's Play Wit (Anm. 51), S. 292.
54  Murray D. Arndt: Distance on the Look of Death. In: Literature and Medicine 9 (1990), S. 38–49, hier S. 42.
55  Nancy Gail Selleck: Donne's Body. In: Studies in English Literature 41 (2001), S. 149–174, hier S. 149.
56  Judith Scherer Herz: Under the Sign of Donne. In: Criticism 43 (2001), S. 29–58, hier S. 50.
57  Selleck: Donne's Body (Anm. 55), S. 152.
58  Selleck: Donne's Body (Anm. 55), S. 152
59  Selleck: Donne's Body (Anm. 55), S. 164.

*W;t* Vivians Körper öffentlich und sichtbar für das Theaterpublikum und die Leserinnen. Krankheit und der damit einhergehende Zerfall des menschlichen Körpers als notwendige Voraussetzung für Erlösung in ewigem Leben sind häufige Themen John Donnes. Für Donne und schließlich Vivian Bearing werden über die eigene Person hinausgehende Beziehungen wichtig: "(…) Donne is committed to a radically interpersonal selfhood – a sense that the root or cause or locus of one's *self* lies in *others*. It is the intense responsiveness of selfhood to its contexts – spiritual, sexual, social, political – that Donne registers in his exquisitely physical imagery".[60]

Erst ihre Krankheit und nicht die Lektüre der *Holy Sonnets* weckt ihr Verständnis und die Sehnsucht nach menschlicher Wärme – wie in der Beziehung zu Ashford und Susie – und göttlicher Liebe. John Donnes "longing above all for resurrection"[61] scheint in der letzten Szene des Stückes für Vivian zur Realität zu werden. Die Sehnsucht nach Erlösung nach dem Tod kommt besonders in *Death Be Not Proud* und Vivians Auferstehung zum Ausdruck: "One short sleepe past, wee wake eternally, /And death shall be no more, Death thou shalt die" (ca. 1609, veröff. 1633).[62] Der Sprecher überwindet den Kampf mit dem Tod durch die Auferstehung.

Das Ende führt noch einmal zurück zum Titel und löst die Frage nach dem Gebrauch des Semikolons in vielen Publikationen: *W;t*. Die Bedeutung von Satzzeichen für das Verständnis eines Gedichtes wird in der Unterhaltung von Prof. Ashford und Vivian deutlich. Das Semikolon scheint, wie Ashford es formuliert, "insuperable barriers"[63] zu implizieren, die den Zugang zu Leben, Tod, Seele, Gott, Vergangenheit und Gegenwart erschweren. Mit einem Komma, wie in der Gardner-Ausgabe abgedruckt, gibt es für Ashford diese Hindernisse nicht: "Nothing but a breath – a comma – separates life from life everlasting. It is very simple really. With the original punctuation restored, death is no longer something to act out on a stage, with exclamation points. It's a comma, a pause".[64] Das Semikolon im Titel macht diese Hindernisse deutlich, die zu Beginn des Stückes für Vivian existieren. Sie ist distanzierte Wissenschaftlerin, die ihren eigenen Körper ignoriert und durch rationales Arbeiten ersetzt hat. Noch bei den Untersuchungen versucht sie, ihrer

---

[60] Selleck: Donne's Body (Anm. 55), S. 168.
[61] Ramie Targoff: Facing Death. In: Achsah Guibbory (Hg.): The Cambridge Companion to John Donne. Cambridge 2007, S. 217–231, hier S. 217.
[62] John Donne: Death Be Not Proud. In: Gardner: Metaphysical Poets (Anm. 39), S. 85.
[63] Edson: WIT (Anm. 1), S. 15.
[64] Edson: WIT (Anm. 1), S. 14.

Krankheit wissenschaftlich als Forschungsobjekt zu begegnen. Erst im weiteren Verlauf muss sie ihr Scheitern eingestehen. Ebenso wenig wie die junge Studentin Vivian hat das Theater- und Lesepublikum die Feinheiten der Zeichensetzung erkannt, mit wenigen Ausnahmen. Ironischerweise hat Vivian ihre Dissertation sogar zum Thema "Ejaculations in Seventeenth-Century Manuscript and Printed Editions of the Holy Sonnets: A Comparison" erfolgreich verfasst,[65] ohne auf die sexuellen Anspielungen einerseits und die menschliche Relevanz von Ausrufen und Ergüssen, die meist mit einem entsprechenden Satzzeichen abschließen, einzugehen. Trotz ihrer intensiven Beschäftigungen mit Donne kommt sie zu dem Ergebnis:[66]

> To the common reader (...) wit provides an invaluable exercise for sharpening the mental faculties, for stimulating the flash of comprehension that can only follow hours of exacting and seemingly pointless scrutiny. (...) To the scholar, (...) Donne's wit is ... a way to see how good you really are. After twenty years, I can say with confidence, no one is quite as good as I.

Dieser Stolz lässt Vivian erst in der Krankheit ihren eigenen Körper und dessen Vergänglichkeit erkennen.

5. Akt: Response-Ability und Katharsis

Literatur kann, wie wissenschaftlich schon oft beschrieben,[67] in der Medizin beziehungsweise in der medizinischen Behandlung eingesetzt werden, zum einen als Lehrmaterial in der medizinischen Ausbildung, zum anderen direkt als Mittel in der Heilbehandlung, sei es durch die Rezeption literarischer Texte (Bibliotherapy) oder durch die Anleitung zum Abfassen eigener Texte durch die Kranken (Scriptotherapy). Der Arzt Jason Posner im vorliegenden Stück ist der Gegenspieler für

---

[65] Edson: WIT (Anm. 1), S. 17.
[66] Edson: WIT (Anm. 1), S. 18f.
[67] Siehe Charon: Narrative Medicine (Anm. 9); Dietrich von Engelhardt: The World of Medicine in the Medium of Literature. Structures, Dimensions, Perspectives. In: Carmen Birkle, Johanna Heil (Hg.): Communicating Disease. Cultural Representations of American Medicine. Heidelberg 2013, S. 431–455. Siehe ebenso Dietrich von Engelhardt: Teaching History of Medicine in the Perspective of "Medical Humanities." In: Croatian Medical Journal 40 (1999), S. 1–7. Siehe ebenso: Anne Hunsaker Hawkins, Marilyn Chandler McEntyre (Hg.): Teaching Literature and Medicine. New York 2000.

einen solchen Einsatz von Literatur beziehungsweise hält eine eingehende Beschäftigung mit der Psyche der Patientin für nicht notwendig: "Yeah, there's a whole course on it [bedside manner] in med school. It's required. Colossal waste of time for researchers"[68]. "Everybody got to go through it. (...) They want us to be able to converse intelligently with the clinicians. (...) Just cut the crap, I say."[69] Als in der Krankenbetreuung arbeitender Arzt und Forscher sollte Jason "bedside manners" mehr als nur eine Verpflichtung betrachten. Um ihre Situation als Patientin in die rationale Welt ihrer Literaturwissenschaft zurückzuführen, rekurriert Vivian oft auf ihre eigenen rationalen Analysefähigkeiten, die zunehmend Missstände eines puren materialistisch-biologistischen Weltbildes aufdecken.[70] Für sie gilt folgender Satz nun nicht mehr: "The young doctor, like the senior scholar, prefers research to humanity",[71] wie sie noch zu Beginn ihrer Krankheit geglaubt hat. Auch die Frage nach gender-spezifischem Verhalten wird gestellt: Vivians Vater ist distanziert und rational in der Erklärung von Texten; sowohl Dr. Kelekian als auch Jason Posner sind an der Forschung interessiert; die Krankenschwester Susie sieht die Patientin als ganzen und leidenden Menschen; die Professorin Ashford wird zu einer Mutterfigur. Vivian selbst hat lange Zeit die Zeichen des Körpers ignoriert und versucht, die Überlegenheit des Geistes zu postulieren.[72] Doch wie John Donnes Gedichte trotz Fokus auf *wit* zeigen, ist Literatur nicht nur rational erschließbar, da deren dargestellte Lebenswelt durch Emotionalität auf vielen Ebenen geprägt ist. Wissenschaft steht hier der humanistischen Tradition eines subjektiven und affektiven Wissens gegenüber, das Heilung und Überleben beinhaltet und weit über das Physische hinausgeht.[73] Literaturwissenschaft ebenso wie medizinische Forschung verlangt Sensibilität für das genaue Lesen von Details und gleichzeitig die Fähigkeit zu Empathie und ethischem Bewusstsein.[74] Wie Ottmar Ette folgerichtig festhält, „verzichtet die Literatur zu keinem Zeitpunkt darauf, uns immer und immer wieder

---

[68] Edson: WIT (Anm. 1), S. 44f. Das Verhalten des medizinischen Personals am Krankenbett hat sich mit zunehmendem Einsatz von Technologie bereits im Laufe des 19. Jahrhunderts verändert; siehe Peter Gibian: Oliver Wendell Holmes and the Culture of Conversation. Cambridge 2001, S. 2.
[69] Edson: WIT (Anm. 1), S. 46f.
[70] Rimmon-Kenan: Wit and the Art of Analogy (Anm. 3), S. 349.
[71] Edson: WIT (Anm. 1), S. 47.
[72] Elizabeth Klaver: A Mind-Body-Flesh Problem. The Case of Margaret Edson's Wit. In: Contemporary Literature 45 (2004), S. 659–683, hier S. 664.
[73] Raoul et al.: Margaret Edson's Play Wit (Anm. 51), S. 290.
[74] Vgl. Therese Jones: Ending in Wonder. Replacing Technology with Revelation in

vom Leben zu erzählen und uns ihre Paradoxa und Aporien des Lebenswissens vorzulegen".[75] Die Literatur als Vermittlerin von Lebenswissen bietet mehr als nur Einsichten in eine fiktive Lebenswelt. Sie eröffnet die Möglichkeit, Fiktion zur eigenen Erfahrung in Bezug zu setzen, um dadurch zwar keine Handlungsanweisungen, aber durchaus Reflexionsräume zu eröffnen und, wie Ette es nennt, „ÜberLebenswissen" zu generieren.[76] Das Publikum taucht ein in das Leben und Sterben von Vivian Bearing und erhält über die zwei Ebenen der Theatralität beziehungsweise Fiktionalität – Vivian als Figur in der Bühnenhandlung, Vivian als Rahmenerzählerin und Kommentatorin – die Möglichkeit, den Leidensweg emotional mitzuverfolgen und zu reagieren und Verantwortungsbewusstsein zu entwickeln, was Kate Rossiter "response-ability"[77] nennt:

> Conversely, I am arguing here that response-ability engendered by performance has to do with audience's *inability* to respond directly to the performed other. My argument, however, is while representational (i.e. fictional), performance may open a space for audience members to experience their own response-ability, to feel the weight and call of the other, and in particular, this may foster more complex forms of relationality. This in turn may help audience members to realize their own ethical impulse in terms of recognizing and responding to the suffering of real-life others outside the performance. In other words, we may experience (or indeed, rehearse) the sensation of noticing the other within the space offered by performance, and this, in turn, may help us notice others *outside* performance's [sic] moment.[78]

Im Stück kämpft Vivian Bearing nicht nur gegen den Krebs, der in militaristisch-metaphorischem Diskurs zum Feind wird und dessen Zeuge das Publikum durch Vivians eigene Perspektive wird, die ihre Krankheit zu einem sich entwickelnden Prozess werden lässt, den sie selbst kommentiert.[79] Sie sieht sich auch der Zunft der Ärzte gegenüber, die sie als Patientin zu einem medizinischen Phänomen reduzieren, dessen menschliche Würde, Gefühle und sozialer und kultureller

---

Margaret Edson's Wit. In: Perspectives in Biology and Medicine 50 (2007), S. 395–409, hier S. 399.
[75] Ette: ÜberLebenswissen (Anm. 5), S. 16.
[76] Ette: ÜberLebenswissen (Anm. 5), S. 21.
[77] Kate Rossiter: Bearing Response-Ability. Theater, Ethics and Medical Education. In: Journal of Medical Humanities 33 (2012), S. 1–14, hier S. 8.
[78] Rossiter: Bearing Response-Ability (Anm. 77), S. 8f. (Hervorhebung im Original).
[79] Emma Govan: Entertaining Illness. In: Peter L. Twohig, Vera Kalitzkus (Hg.): Making Sense of Health, Illness and Disease. Amsterdam 2004, S. 125–140, hier S. 128f.

Kontext keine Rolle spielen. Während der Kampf gegen den Krebs in diesem Fall verloren ist, zeigt die Krankenschwester Susie, dass der Entwürdigung und Entmenschlichung durch Empathie so einiges entgegengesetzt werden kann. Doch auch Vivians privates und professionelles Selbstverständnis, das Körperlichkeit und Emotionalität auszublenden scheint, wird hinterfragt und durch das Erlösungsszenarium am Ende und John Donnes Ambivalenz zwischen *wit* und Sehnsucht nach Erlösung um eine religiös-göttliche und zutiefst humanistische Position erweitert, die den Fall der tragischen Heldin zu einer Auferstehung macht.[80] Diese, durch das Studium der Literatur gewonnene, Einsicht bereichert den medizinischen Alltag. Theater kann am Ende des Stückes die ihm eigene Dimension der Katharsis, der Läuterung, der Erleichterung und der Erkenntnis vermitteln.[81]

Korrespondenzadresse:
Prof. Dr. Carmen Birkle
Philipps-Universität Marburg
Institut für Anglistik und Amerikanistik
Wilhelm-Röpke-Straße 6
D-35032 Marburg
carmen.birkle@staff.uni-marburg.de

---

[80] Govan: Entertaining Illness (Anm. 79), S. 130.
[81] Stanton B. Garner, Jr.: Introduction. Is There a Doctor in the House? Medicine and the Making of Modern Drama. In: Modern Drama 51 (2008), S. 311–328, hier S. 312.

Hans J. Wulff

*Sterbehilfe im populären Diskurs des Films: Themen und Dramaturgien*

Abstract: All forms of assisted suicide have become a theme of storytelling in cinema over the last three or four decades. When the new public discussion of euthanasia in the 1960s – especially on the matter of dying with the assistance of doctors – put the question of limits of medical responsibility for incurable patients as well as for those who explicitly want to die in the center, feature films began to dramatize that field of dilemma, confronting lines of medical behavior and the right of any citizen to decide to die or to live on. Most of the feature films on the topic put their empathic focus on the assistants of the person who wants to die, thus opening a field of audience participation with those who have to decide what they are willing to do. The viewer has to enter a field of ethical argumentation and thus is affectively forced to start reflections on his or her own dealing with beliefs, values, and taboos concerning dying. Films on assisted suicide are thus part of a public forum reflecting and exploring the order of dying that in itself is not part of the natural order but a culturally and historically changing system of beliefs and regulations, especially of medically responsible behavior.

Das Sterbehilfe-Drama beginnt mit einem dramaturgischen Paradox. Zwar enden auch normale Geschichten mit dem Tod ihrer Helden, doch wird in den Filmen des vorliegenden Korpus das Sterbenwollen der Figuren zum eigentlichen Thema. Freitode in normalen Geschichten, wie sie im Kino erzählt werden: Die Helden gehen in den Tod, weil sie in fatale Entwicklungen hineingeraten sind, in denen sie jegliche Kontrolle über das Geschehen verloren haben, weil sie sich mit Schuld beladen mussten und am Ende zur Sühne (im Sinn einer poetischen Gerechtigkeit) gezwungen werden, weil das Schicksal selbst sie am Ende allein zurücklässt (die klassische tragische Endkonstellation). Vielleicht waren sie auch von Beginn an Übeltäter und ihre Geschichten handelten davon, dass sie der (göttlichen) Gerechtigkeit nicht entkommen konnten. Oder sie sterben eines ebenso gewaltsamen wie demonstrativen Todes, in dem die Anklage gegen das repressive System, in dem sie ihren Weg zu gehen versuchten, besonders greifbar wird.

Für die Konstitution der Figur im Spielfilm (wie in der Realität) bildet das Konzept des selbstverantwortlichen, handlungsmächtigen und zur Realitätskontrolle fähigen Individuums eine meist stillschweigend vorausgesetzte Idealgröße. Viele Geschichten handeln davon, dass sich das Individuum mit Beschränkungen seiner Handlungsfreiheiten und -möglichkeiten arrangieren muss. Hier liegt auch der Kern vieler narrativer Verwicklungen: Die überwiegende Mehrzahl der Geschichten handelt von Protagonisten, die zunächst ihre Handlungsmacht verlieren und sie dann mühsam wiedererlangen müssen. Am Ende kommen sie als handlungsfähige Subjekte wie neugeboren aus den Dilemmata, Problemen, Fallen und Gefahren der Geschichte heraus. Verzichten sie auf diesen Ausgang oder ist er unmöglich, stürzen sie sich sehend in den Tod, ihren selbstgewählten Weg wissend beendend. Wer erinnert sich nicht an das Ende von *Butch Cassidy and the Sundance Kid* (1969), wenn die beiden Helden noch einmal im Bild gefroren festgehalten werden, just im Moment ihres Todes. Derartige Figuren gehören zu den Antihelden, die an ihren Idealen und Zielen festhalten, koste es ihr Leben. Auch manche Gangster gehören zu diesen tragischen Figuren – der Tod resümiert ihr Leben außerhalb des Gesetzes, das alle anderen bindet. Der Tod in diesen Geschichten ist Vollendung oder resignativer Ausweg. In den Filmen, die der folgenden Untersuchung zu Grunde liegen, ist der Tod der Figuren aber ihr intentionales Ziel. Auch die Protagonisten des Sterbehilfe-Dramas sind aktiv und handlungs- beziehungsweise entscheidungsfähig; umso wichtiger wird die Rolle der Helferfiguren werden, soviel sei vorweggenommen. Die Geschichte der aktiven und passiven Sterbehilfe sowie der Beihilfe zum Suizid – die ich hier summarisch behandele, weil der populäre Diskurs anders klassifiziert als die medizinische, theologische, ethische oder juristische Diskussion des Themas[1] – zeigt, dass sie seit etwa fünfzig Jahren nicht nur in der Fachdiskussion, sondern auch in den Themen von Spielfilmen eine öffentliche Aufmerksamkeit gewonnen hat, die weit über das hinausgeht, was ihr vorher zuteilwurde. Schon ein Blick in die Filmographie zum Thema[2]

---

[1] Siehe dazu den umfassenden Überblick in: Selbstbestimmung und Fürsorge am Lebensende: Stellungnahme des Nationalen Ethikrates, Berlin, 13.7.2006, S. 5–46, online aufrufbar über http://sterbehilfedeutschland.de/sbgl/files/PDF/2006_Nationaler_Ethikrat_Selbstbestimmung_und_Fuersorge_am_Lebensende.pdf.

[2] Siehe Ansgar Schlichter, Hans J. Wulff: Sterbehilfe: Ein filmographisches Dossier. Westerkappeln 2015, online aufrufbar über http://berichte.derwulff.de/0163_15.pdf.

zeigt, dass es seit den 1970ern zu einer explosionsartigen Zunahme von Filmen gekommen ist, die sich des Problems annehmen. Es gilt in der folgenden Untersuchung, dramaturgische Muster herauszuarbeiten, die sich in dieser Kette von Adaptionen herausgebildet haben. Ein Fluchtpunkt der Darstellung ist die Frage nach den rezeptionsästhetischen Strategien der Filme, insbesondere der empathischen Teilhabe von Zuschauern am Geschehen.

Das dramatische Feld

Sterbehilfe-Dramen sind anders als jene oben erwähnten Geschichten, in denen der Tod Antwort auf eine ausweglose Situation ist und oft als Abschluss des Lebensprogramms eines Filmhelden verstanden werden kann. Hier ist der Tod nicht die Konsequenz eines Lebens in Selbstverwaltung, das auf die radikale Konfrontation von Ich und Gesellschaft (wie bei allen Gangster-Figuren) oder von Ich und Machthabern (wie bei Widerstandskämpfern) ausgerichtet ist. Und sie lassen den Helden oder die Heldin nicht in tragischer Verlassenheit zurück, weil sie in ein unauflösbares Dilemma der Werte hineingerieten. Gleichwohl haben diese Dramen mit Selbstwahrnehmung und Selbstachtung zu tun – allerdings nicht in der Begegnung mit Konditionen der Handlung, sondern mit solchen des Lebens selbst oder elementaren Werten der Selbstwahrnehmung und -achtung. Inhärent ist die Begegnung derjenigen, die um Sterbehilfe ersuchen, mit der Gewissheit ihres nahen Todes ein wohl entscheidender, explizit selten ausgeführter Wendepunkt der Geschichte: ein psychologischer oder epistemologischer plot point, der allem anderen vorausgehen muss. Weil er so wenig an die Oberfläche des Geschehens tritt, ist es Aufgabe des den Text verstehenden Rezipienten, ihn zu begreifen und imaginierend auszugestalten. Das sei gleich hier festgehalten: Der Ausgangspunkt des Geschehens kann nur in empathischer Teilhabe von Zuschauern an Figuren begriffen werden. Sterbehilfe-Dramen sind auf Einfühlung viel mehr angewiesen als normale Geschichten, die aus dem Verlust und Wiedergewinn von Handlungsmacht ihre Rezeptionsgratifikationen gewinnen.

Es liegt nahe, bereits hier, in der Eröffnung des Dramas, Sterbehilfe- von Sterbehelfer-Dramen als zwei grundlegend unterschiedliche Thematisierungen des Sterbehilfe-Problems zu unterscheiden: Im ersteren Fall geht der Sterbewunsch vom Sterbewilligen aus, er ist der Held der Geschichte. Letzterer Fall ist ganz anders gelagert: Gesetzt das Szenario, dass ein naher Angehöriger nach einem Unfall ins Koma fällt und eine Gesundung unmöglich erscheint und dass der Sterbehelfer entscheidet, den Komatösen von den Apparaten zu trennen, dann ist nicht der Komapatient das Zentrum der einfühlenden Teilhabe des Zuschauers am Geschehen, sondern der Helfer. Auch hier aber ist der Schritt, jemanden (passiv oder vielleicht sogar aktiv) zu töten, eine geistige Tatsache, die der Zuschauer erschließen muss und die nicht explizit dargestellt ist. Die Entscheidung, die moralischer ebenso wie persönlicher Motive und Rechtfertigungen bedarf, muss rekonstruiert werden – und es geht nicht um bewusste Reflexion, sondern um einen Prozess der Nachbildung des Handlungsfeldes der Figuren, der der Aneignung fiktionaler Handlungen (aber auch der Figuren im Dokumentarfilm) wesentlich ist. Der Film schafft die Kontexte, er gibt Indizien und setzt Signale, die dem Zuschauer als Material dienen, in die Innenwelt der Figuren einzudringen. Schon dann, wenn das Geschehen anhebt, ist also der Zuschauer im Spiel. Man ist geneigt, die These aufzustellen: Weigert er sich, die innere Handlungsperspektive des Sterbewilligen oder des Helfers einzunehmen, kann er nur noch oberflächlich in das Geschehen eindringen.

Die Motive, um Sterbehilfe nachzusuchen, sind äußerst übersichtlich: In aller Regel ist es eine tödliche Krankheit, die man höchstens noch lebensverlängernd therapieren könnte (meist handelt es sich um Krebs, neuerdings aber oft auch um Amyotrophe Lateralsklerose (ALS) und Multiple Sklerose (MS)), oder eine physische Verletzung des Körpers des Sterbewilligen (insbesondere Ganzkörperlähmung), die zum Ausgangsszenario gehören. Beispiele wie *Mar adentro* (2004) oder schon *Whose Life Is It Anyway?* (1981) sind Prototypen der letzteren Kondition, *Anfang 80* (2011) oder bereits *Meurtres* (1950) ersterer. Psychische Erkrankungen spielen im Filmkorpus keine Rolle.

Sterbehilfe steht zugleich immer in einem institutionellen Konflikt- und Machtfeld, in dem die Ärzte (und das Pflegepersonal) den einen Pol einnehmen, Sterbewillige und Angehörige den anderen. Fühlen sich die Ärzte gebunden durch den Hippokratischen Eid und dadurch von aktiver Sterbehilfe ausgeschlossen, ja sogar dazu verpflichtet, jedwedes Ansinnen dazu abzuwehren, zeigt sich darin auch, dass der Kranke als selbstverantwortlicher Bürger entmündigt und fremder Obhut überantwortet ist. Es geht in dieser Ebene der Konfliktbeschreibung nicht um den individuellen Arzt, sondern um den Arzt als institutionellen Repräsentanten von Werten, Pflichten, Verboten und dergleichen mehr. Manche Filme entfalten die ärztlich-medizinische Personnage, zeigen weniger ihre dramatische, ideologische und institutionelle Kompaktheit als vielmehr ihre Differenziertheit.

Das dramatische Konfliktfeld ist schnell umschrieben:

Sphäre des Sterbewilligen
   Ich
   Angehörige
[ggf.: Sphäre der Angehörigen, die sich gegen den Sterbewunsch stellen]
Sphäre der Medizin
   Ärzte
      hippokratischer Eid
      gesetzliche Umstände
      Pflegepersonal [das sich ggf. mit dem Sterbewilligen solidarisiert]
[ggf.: Sphäre des Rechts]

Der dramatische Konflikt ist ein voluntatives Feld und zentriert um das Handlungsziel des Sterbenwollens (und manchmal des Tötenwollens) sowie um alle Kräfte, die dem entgegenstehen. Filme dieses Themenkreises ruhen auf Wertekonflikten, die in der Personnage des Dramas repräsentiert sind, in die aber auch die Zuschauer involviert sind. Ihre eigenen Wertvorstellungen sind tangiert, weil die empathischen Leistungen, die ihnen abverlangt sind, auch eine (Neu-)Positionierung zu den Wert-Konstellationen erfordern. Nun ist das Recht auf Leben eine der Grundpositionen, die in allen westlichen Gesellschaften gültig sind. Ein Recht auf Sterben, das in Filmen wie *Whose Life Is It Anyway?* reklamiert wird, ist im Wertehorizont eigentlich nicht vorgesehen, steht doch der Schutz des Lebens in moralischen, ethischen und in Rechtsordnungen gleichermaßen an oberster Stelle. Umso wichtiger ist, dass in einer ganzen Reihe von Filmen die Sphäre des Rechts als weitere dramatische Kraft auftritt (wie auch am Beispiel von *Whose Life*), die die scheinbare Absolutheit des Rechts auf Leben relativiert (und dann das rechtstheoretische Problem oft explizit formuliert) und die nur scheinbar unauflösbare Abhängigkeit des Sterbewilligen von der ihn entmächtigenden Medizin aufheben kann.

Das empathische Zentrum

Das Sterbehilfe-Drama ist trotz der komplexen gesellschaftlichen und institutionellen Rahmenbedingungen in aller Regel ein personales Drama, wird an interpersonellen Konstellationen und Konflikten entlang ausgeführt. Das Zentrum sind die Figuren, nicht die allgemeine Problematik des Sterbenwollens und der Sterbehilfe.

Darum muss der jeweilige Film die Leistung vollbringen, den Zuschauer mit der ihm in aller Regel wohl unvertrauten, so anderen Position des Sterbenwollens vertraut zu machen, dass er am Ende gar den Tod des sterbewilligen Helden sogar als Sieg, also als Teil seiner Selbstverwirklichung akzeptiert.

Natürlich muss die Frage gestellt werden, ob die Option des freiwilligen Todes für den Zuschauer außerhalb seiner Imaginationsfähigkeiten liegt, vielleicht sogar undenkbar ist, oder ob sie in den Horizont des Unakzeptierbaren, des Nicht-Zulässigen oder des Sündhaften verwiesen wurde – dann wäre die Rezeption einer Sterbehilfe-Geschichte das spielerisch-fiktionale Außerkraftsetzen einer Tiefenregel des Selbstverständnisses, ein Spiel mit Tiefencharakteristiken von Ich und Identität. Natürlich ist der freiwillige Tod eine Realität, schon eine Geschichte des Suizids zeigt seine Präsenz und Realität durch die Geschichte hindurch. Aber das Feld der gesellschaftlichen Kommunikation ist in Bewegung – der Diskurs um den selbstbestimmten Tod begegnet uns heute tagtäglich in Filmen, Fernsehen, Zeitungen, Politik, er ist gewissermaßen allgegenwärtig. Doch steht nicht mehr die Frage nach der Legitimität des Freitodes im Zentrum, sondern die Frage nach der Legitimität der Assistenz, des Zulassens oder gar der aktiven Hilfe. Es mag eigene Aufmerksamkeit verdienen, dass zahlreiche Sterbehilfe-Filme mit Auszeichnungen überhäuft wurden, darunter viele Publikumspreise: Legen sie Zeugnis ab über tiefempfundene Prozesse der Selbsterkundung, die die Rezeption der Filme begleiteten? Natürlich ist die Frage nur empirisch zu beantworten, es liegt allerdings nahe, wenn man der These folgt, dass das Empathisieren mit den Figuren den Kern der Aneignungsprozesse derartiger Filme ausmacht.[3] Die Frage bleibt, ob der Zuschauer mittels der Empathie mit dem Sterbenden oder dem Helfer in der Geschichte verankert ist, welche Handlungsrolle oder welche Haltung er zum assistierten Sterben spielerisch, in der Sicherheit der Fiktion sich aneignet.

Wenn ich hier der Zentralität der Empathie als Kernstrategie des Verstehens von Sterbehilfe-Geschichten zurede, dann will ich auch den nicht nur emotionalen Gestus von Teilnahme in den Blick nehmen, sondern vor allem die Tatsache der Ambivalenz der Beziehungen zwischen Zuschauern und sterbewilligen Figuren. Sich in eine Figur einzufühlen, die auch noch die Hauptfigur ist und als Ankerfigur

---

[3] Vgl. zu der These auch Philip Frédéric Grütter: Somatische Argumentation im Spielfilm zur Sterbehilfe. Eine Untersuchung empathischer Prozesse und deren Einfluss auf narrative Verstehensprozesse und die Figurenkonzeption. Magisterarbeit Zürich, Seminar für Filmwissenschaft 2010.

der Motivationsströme der Geschichte dient, heißt in aller Regel auch, mit Sympathie in die Beziehung einzutreten, eine Sympathie, die meist bis zum Finale vorherrschend bleibt. Die Bereitschaft des Zuschauers, Fehltritte, kriminelle Handlungen oder sogar Selbstverletzungen zu verzeihen und aus der Motivlage der Figur zu rekonstruieren, ist hoch. Doch der finale Todeswunsch greift in die intime Nähe der Beziehung von Zuschauer und Ankerfigur ein, weil sie diese selbst aufkündigt. So sehr der Zuschauer den Todeswunsch akzeptieren mag, bleibt ihm nur übrig, die Beziehung zur Figur in den Modus des *Es war* zu transformieren (und wenn man so will, wird, wie in der Realität, aus lebendiger Beziehung Trauer um die Figur).

Um die Bereitschaft des Zuschauers zu erhöhen, seine Bindung an die Schlüsselfigur nicht zu verlieren, enthalten viele der Filme Traum- und Phantasieszenen, die die Intensität des Freiheitswollens der Figuren unterstreichen. In *Mar adentro* (2004) ist der nach einem Badeunfall querschnittsgelähmte Protagonist (Javier Bardem) ans Bett gefesselt – doch wenn er „schlaflos phantasiert, nimmt er mit Schwung durch den Korridor Anlauf und wirft sich zum Fenster hinaus – aber nein, nicht in den Tod: Er kann fliegen, er fliegt auf den tosenden Wogen seiner geliebten Puccini-Musik und fliegt über Hügel und Wälder hinweg aufs Meer zu und einer Traumfrau entgegen, die ihn am Strand zu erwarten scheint"[4]. Die Entfesselung des Körperlichen, die Phantasie der Schwerelosigkeit, die Nähe der Geliebten: deutlicher kann das Bild der Entbehrungen, die der Gelähmte erduldet, kaum gezeichnet werden. Auch *Whose Life Is It Anyway?* (1981) enthält eine tagtraumatische Schlüsselszene, die einen ästhetisch überformten Blick in die Sehnsuchtszentren der ebenfalls nach einem Verkehrsunfall querschnittsgelähmten Hauptfigur Ken Harrison (Richard Dreyfuss) gestattet: Man sieht ihn, wie er seine Freundin Pat (Janet Eilber) zeichnet, die im Tänzerinnen-Body für ihn tanzt. Umschnitt auf eine Großaufnahme von Harrisons ausdruckslosem Gesicht. Erneuter Umschnitt auf den Traum. Eine Doppelbelichtung der tanzenden jungen Frau und des eine Skulptur formenden Mannes. Die junge Frau ist nun mit einem wehenden Tuch angetan, das sie mehr und mehr verliert; am Ende ist sie nackt. Aus der Doppelbelichtung ist derweil eine Alternation geworden. Am Ende wird eine Nahaufnahme der Plastik, die Harrison zusammengeknetet hatte, auf den Körper der jungen Frau überblendet. Umschnitt zurück auf die bewegungsunfähigen Hände des Kranken. Die Traumbilder sind schwarzweiß gegen das Blau der Bilder des Träumers abge-

---

[4] Urs Jenny: Ein Kopf und ein Körper. In: Der Spiegel 10 (2005), S. 196.

setzt. Sie sind von größter Abstraktheit, fast ohne jede Räumlichkeit, Körper vor Schwarz, der Boden ist von leichtem Nebel bedeckt. Dazu erklingt eine langsam perlende Klaviermusik, die fast ohne Melodie auskommt, der Zeit enthoben zu sein scheint. Die Tagtraumszene wird zur Schlüsselszene des Films, weil sie Harrisons künstlerische Sensibilität, seine sexuell-ästhetische Faszination ebenso artikuliert wie die Ausweglosigkeit seines Jetzt.

Beide Szenen sind als Tag-, nicht als Nachtträume realisiert und sind darum viel deutlicher als Momente der bewussten Selbstreflexion der Figuren entzifferbar.

Das ethische Labor

Nach der Legalisierung der passiven, indirekten oder aktiven Sterbehilfe in der Schweiz, in Belgien oder den Niederlanden verschieben sich die Beziehungen zwischen Protagonisten und Helfern manchmal hin zu formalen Beziehungen zwischen Kunden und Dienstleistern, auch wenn die ethischen Probleme damit nicht ausgesetzt werden. Allerdings sind die familiären Konflikte nicht mehr unbedingt auf die Sterbehilfe zentriert, weil der Protagonist sich auch aus Obhut und Kontrolle der Familie herausbewegt hat. Aus Sterbehilfe als Freundschafts- oder Liebesdienst wird eine professionelle Hilfeleistung.[5]

Dass es mit der Legalisierung der Sterbehilfe nicht nur um eine Emanzipation der Lebenden aus dem Diktat des *Du musst leben!* und der Verpflichtung zum natürlichen Tod geht, sondern auch um eine juristische Korrektur der Grenzen der Selbstbestimmung des einzelnen juristischen und bürgerlichen Subjekts, zeigen Filme wie das Doku-Drama *Tot altijd* (2012), das die Geschichte des lebenslustigen und karrierebewussten jungen Belgiers Mario Verstraete erzählt, der 1980 die Diagnose Multiple Sklerose erhielt und daraufhin eine Initiative gründete, die die Legalisierung der Sterbehilfe in Belgien durchsetzen sollte. Tatsächlich kam es 2002 zur Gesetzesänderung. Verstraete war der erste Belgier, der 2002 unter diesen Bedingungen in den Tod ging.

Das Gros der Filme handelt vom Sterbewunsch, der unter nahen Angehörigen, intimen Freunden oder Vertrauenspersonen geäußert wird. Es mag für die Intimi-

---

5   Kurt W. Schmidt: Die Liebe und der Tod. Zum Umgang mit Sterbehilfe im Film. Impulspapier Frankfurt 2015, S. 1.

tät des Sterbens sprechen, dass die Möglichkeit, den Sterbewunsch zu äußern, unmittelbar mit der Intimität der Beziehung zu den möglichen Helfern korreliert. Basiert schon das Eheversprechen darauf, die Loyalität der einander Angetrauten in Leben und Tod zu versichern, so gemahnt ein paradoxes Stückchen Beziehungskommunikation daran, dass Liebe nicht nur gemeinsames Wohlgefallen ist, sondern viel mehr umfasst. In unzähligen Spielfilmen des Korpus wird die Implikatur: *Wenn du mich wirklich liebst, dann hilfst du mir zu sterben!* angesprochen. Ist das Paradox ein „emotionales Element", wie Kurt W. Schmidt vermutet?[6] Oder setzt es den Impuls frei, dass die anstehende Entscheidung einen tiefen Reflex auf unser (der Figuren wie der Zuschauer) Verständnis von Liebe, Bindung, Vertrautheit, Rückhaltlosigkeit von Beziehungen und Ähnlichem enthält? Und dass es einen Konflikt mit anderen Werthorizonten geben kann, die für die Figuren (und die Zuschauer) gelten? Spitzt sich in der paradoxalen Frage die Tatsache zu, dass Sterbehilfefilme einem ethischen Labor angehören, in dem scheinbar transzendental geltende Werte thematisch und relativ werden?

Schmidt argumentiert in eine ähnliche Richtung, wenn er von „qualvollen Abwägungen" spricht, die „den Zuschauer mit in eine Grundfrage der Ethik, ob Ausnahmen in extremen Einzelfällen gerechtfertigt sein können", hineinzögen.[7] Allerdings scheint sich gerade im Hinblick auf die Sterbehilfethematik der Horizont der Wertediskussion noch mehr zu weiten: Weil es hier um die Abwägung von ethischen Geboten und ihrer unbedingten oder eben relativen Geltung (wie etwa des *Du sollst nicht töten!*, aber auch der Verpflichtungen des Hippokratischen Eides) und der dagegenstehenden Rechte des Einzelnen (wie des Sterbens in Würde, des guten Todes (gr. Euthanasie), des Rechts auf Selbstbestimmung) geht, also um einen Kernwiderspruch des Ethischen überhaupt.[8]

Es darf nicht wundern, dass der Stoffkreis seit den 1980ern vermehrte Aufmerksamkeit gefunden hat, seitdem die Frage der Legalisierung der aktiven Sterbe-

---

[6] Kurt W. Schmidt: Die Sterbehilfe im Spielfilm: Dramatischer Konflikt zwischen Liebe und (Berufs)Ethos. In: Deutsches Ärzteblatt 112 (2015), S. 60–61, hier S. 60.

[7] Schmidt: Sterbehilfe im Spielfilm (Anm. 6), S. 60.

[8] Die Unbedingtheit, mit der Maude in dem Film *Harold and Maude* (1971, gespielt von Ruth Gordon) ihr Alter durchplant und dabei auch festlegt, mit 80 durch Selbstmord aus dem Leben zu scheiden, muss in den 1970ern noch wie eine Provokation gewirkt haben, zumal sie den Plan auch noch in die Tat umsetzt. Auch Jean Amérys vehementes Plädoyer für den Freitod (Jean Améry: Hand an sich legen. Diskurs über den Freitod. Stuttgart 1976) löste intensiven Widerspruch aus.

hilfe auch juristisch intensiv diskutiert wird.[9] Das Filmkorpus steht nicht für sich, sondern ist eine Art Kasuistik einer Thematik, die auf vielen verschiedenen Ebenen gesellschaftlicher Kommunikation hin- und hergewendet wird. Die Unmengen an dokumentarischen Arbeiten sprengen den so sicheren Rahmen des Fiktiven zusätzlich, weil sich die Frage des Sterbens immer mehr als soziale und nicht mehr nur als biologische Tatsache herausstellt. Man könnte noch weiter gehen und konstatieren, dass die Filme ein Indikator eines Wandels der symbolisch-gesellschaftlichen Realität des Sterbens sind (und damit einen Schritt in der Entwicklung der „Bilder des Todes" respektive „des Sterbens" darstellen, die Philippe Ariès in seiner *Geschichte des Todes*[10] umfassend dargestellt hatte). Das unbedingte Primat des Körperlichen tritt zurück, wird durch ganz andere Determinanten relativiert.

Die Beziehung zwischen Sterbewilligem und Helfer

Fast alle fiktionalen Sterbehilfe-Filme sind Beziehungsdramen, in denen das dramatische Konfliktfeld im Verlauf der Handlung oft zurücktritt hinter die Tiefe, Intensität und Fraglosigkeit der Bindungen, die die – meist schwerkranken – Sterben-Wollenden mit jenen verbindet, die sie um Hilfe bitten. Es kann die Geliebte sein (wie in *Mar adentro*, 2004), der Ehepartner (wie in *Mein Leben gehört mir*, 2000), die Tochter (wie in *Last Wish*, 1991, oder *The Barbarians Invasion*, 2003) oder die Söhne (wie in *Igby Goes Down*, 2002, und in *Drei*, 2010).[11] Auch enge Freunde spielen eine Rolle (wie in *Before Night Falls*, 2000). Manchmal werden auch Ärzte oder Schwestern angesprochen (wie in *The English Patient*, 1998 oder bereits in *Der Fall Deruga*, 1938) – letztere schon aus dem Grunde, weil sie überhaupt Zugang zu tödlichen Mitteln haben.[12] Auch treten alle möglichen Mischungen von nahen Beziehungen

---

[9] Eine zweite Beobachtung unterstreicht die These: Die Filme stammen fast ausschließlich aus den westlichen Industrienationen, in denen die Sterbehilfedebatte auch geführt worden ist.

[10] Philippe Ariès: Geschichte des Todes. München 1980. Vgl. dazu auch den Überblicksartikel von Dietrich von Engelhardt: Die Beurteilung des Suizids im Wandel der Geschichte. In: Gabriele Wolfslast, Kurt W. Schmidt (Hg.): Suizid und Suizidversuch. Ethische und rechtliche Herausforderung im klinischen Alltag. München 2005, S. 11–26.

[11] Schmidt: Sterbehilfe im Spielfilm (Anm. 6), S. 60.

[12] Schmidt: Sterbehilfe im Spielfilm (Anm. 6), S. 60.

auf, in denen der Sterbewunsch geäußert werden kann (wie etwa Ehemann und Ärztin in *Mein Leben gehört mir*, 2000). Ein Sonderfall ist der Film *Miele* (2013) über eine junge Frau, die tödliche Medikamente aus Mexiko in die USA schmuggelt, um Sterbewilligen die Mittel zum Suizid zu verschaffen.[13]

In vielen Beispielen treffen die Sterbewilligen, wenn sie ihren Wunsch äußern, auf erbitterten Widerstand, nicht nur des Pflegepersonals, sondern auch von Angehörigen und Freunden. Die Geschichten handeln darum auch von Annäherungen, vom vertraut werden der Anderen mit dem Sterbewilligen. *Whose Life Is It Anyway?* (1981) entfaltet diesen Prozess mit Geduld und Ruhe. Dem querschnittgelähmten Künstler Ken Harrison (Richard Dreyfuss) steht der Klinikleiter (gespielt von John Cassavetes) gegenüber, der darum bemüht ist, den Patienten zu pathologisieren und ihn als depressiv klassifizieren und entmündigen zu lassen, um ihn so in die unbedingte Abhängigkeit der Klinik zu bringen. Dr. Claire Scott (Christine Lahti), die zweite Ärztin des behandelnden Teams, dagegen sensibilisiert sich immer mehr für die psychische Situation ihres Patienten, sympathisiert am Ende offen mit ihm und ist mit dem Patienten solidarisch, versteht und befürwortet seinen unbedingten Todeswunsch – sie hat verstanden, dass er das intellektuelle, erotische und emotionale Zentrum seines Lebens verloren hat und dass er nie eine Alternative wird entwickeln können. Harrison nimmt die sexuellen Reize der jüngeren Schwester Mary Jo Sadler (Kaki Hunter) wahr, setzt sie in einen folgenlos bleiben müssenden Flirt um; sie spürt seine Lebensenergie, verhilft ihm sogar zusammen mit dem schwarzen Pfleger John (Thomas Carter), der schon bei seinem ersten Auftritt davon erzählt hatte, dass er Rockmusiker sei und den Reggae liebe, zu einem heimlichen Konzert im Keller der Klinik, an dem Harrison begeistert teilnimmt. So wird Harrison positioniert zwischen dem dominanten und dem empathischen Arzt, den

---

[13] Einen anderen Weg der Steuerung der Sympathien nehmen wenige Filme, die ihre Geschichten als Arztgeschichten vortragen, die sich zu Sachwaltern der Sterbewilligen machen und zu Propagandisten der Legalisierung der Sterbehilfe werden. Besondere Prominenz hat der amerikanische Pathologe Dr. Jack Kevorkian gewonnen, der in den heftigen Anfeindungen, denen er ausgesetzt war (und in denen er oft als „Dr. Death" tituliert wurde), nicht nur der aktiven Sterbehilfe in zahlreichen Fällen bezichtigt wurde, sondern auch die offene Auseinandersetzung mit Politik und Rechtsprechung suchte; siehe dazu den Dokumentarfilm *Kevorkian* (USA 2010, Matthew Galkin) und den biographischen Spielfilm *You Don't Know Jack* (*Ein Leben für den Tod*, USA 2010, Barry Levinson) mit Al Pacino in der Titelrolle. Zur öffentlichen Diskussion der Provokationen Kevorkians siehe John C. Pollock: Comparing city characteristics and newspaper coverage of Dr. Jack Kevorkian. In: Newspaper Research Journal 17 (1996), S. 120–133.

beiden Pflegern – für die er Teil ihrer alltäglichen Umgebung ist und die ihn im Jetzt seines Zustands akzeptieren –, einem Rechtsanwalt, der seinen Todeswunsch vor Gericht vortragen soll, und einem ebenso distanzierten wie abgeklärten Richter. Harrison ist nicht nur Opfer eines Verkehrsunfalls, sondern wird in ein ganzes Netz von Zuständigkeiten, Gesetzen, Normen und Beziehungen eingespannt.

Gerade diese Qualität unterscheidet *Whose Life Is It Anyway?* von vielen anderen Filmen des Stoffkreises, die sich auf eine viel engere Beschreibung der Sterbewilligen in ihren personalen Beziehungsnetzen beschränken. Sicherlich ist auch in *Mar adentro* (2004) das Gericht angerufen – doch lehnt es den Wunsch auf Sterbehilfe ab, der Konflikt wird auf die Figuren des unmittelbaren Umfeldes des Gelähmten zurückgeworfen.

Sterbehilfe als Manifestation bedingungsloser Liebe muss offene Flanken zu Kitsch, Sentimentalität und romantischer Überhöhung haben. Tatsächlich knüpfen manche Filme an den Motivkanon der Spätromantik an. Deutlich der *amour fou* verpflichtet, der Liebe, die nichts kennt außer sich selbst, ist *37,2° le matin* (1986) über die obsessive Liebe des jungen Paares Betty (Béatrice Dalle) und Zorg (Jean-Hugues Anglade). Die beiden suchen einen Ort in Frankreich, wo sie versuchen zu leben und zu arbeiten. Es sind jedoch die letzten Monate von Betty, die an einer Borderline-Persönlichkeitsstörung leidet. Endlich kulminiert ihre Verstörung, als sie erfährt, dass sie wider Erwarten nicht schwanger ist. Nach einer Selbstverstümmelung fällt Betty in ein agonieartiges Koma. Zorg sieht keinen Ausweg und keine Zukunft für sie und erstickt Betty mit einem Kissen.

Nicht immer ist Sterbehilfe Liebes- oder Freundschaftsdienst, sondern enthält eigennützige Interessen. In *Mar adentro* (2004) hatte die an der erblichen Schlaganfallerkrankung CADASIL leidende Rechtsanwältin Julia (Belén Rueda) den gelähmten Helden dazu überredet, nach Veröffentlichung seiner mit dem Mund geschriebenen Gedichte, mit ihm zusammen aus dem Leben zu scheiden. Doch dazu kommt es nicht, weil sie nach der Publikation des schmalen Bandes bereits so dement ist, dass sie sich nicht mehr an ihren Freund erinnert. Ob ihr Versprechen ernst gemeint war, bleibt unklar. Deutlicher ist *Firelight* (1997) ausgerichtet, der im London des Jahres 1838 spielt: Der Adelige Charles Godwin (Stephen Delane) ist mit Amy (Annabel Giles) verheiratet, die wegen eines Reitunfalls bettlägerig ist und nicht ansprechbar im Dauerkoma liegt. Um einen Erben zu bekommen, bezahlt Charles die mittellose Schweizerin Elisabeth Laurier (Sophie Marceau) dafür, dass sie mit ihm ein Kind zeugt und dieses an die Godwins abgibt, die es offiziell als

Findelkind adoptieren. Jahre später kehrt Laurier unerkannt in den Haushalt der Godwins zurück und beginnt eine Affäre mit Charles. Charles, dem das Leiden seiner Frau sehr nahegeht, ringt sich zu resignierender Hilfe durch, indem er Amy heimlich in der Nacht im Bett aufdeckt und sie in ihrem ungeheizten Schlafzimmer der winterlichen Kälte aussetzt. Durch ihren Tod macht Charles nicht uneigennützig auch den Weg zu einer offenen Beziehung mit Elisabeth frei.

Entmündigung und Objektwerdung

Gilt das Verbot der Sterbehilfe, werden Patienten schnell zu Gefangenen der Medizin. Die dem bürgerlichen Subjekt zentrale Selbstbestimmung wird ausgesetzt, er wird entmündigt. Im Extremfall wird er zum Schauobjekt degradiert wie in dem Antikriegsfilm *Johnny Got His Gun* (1971), in dem ein seiner Gliedmaßen beraubter, zur Kommunikation nur noch durch Neigen des Kopfes fähiger Soldat des Ersten Weltkriegs, über Jahre als Anschauungsobjekt der Kriegsmedizin am Leben gehalten wird. Eine Schwester, der es gelingt, mit dem Rumpfkörper in Interaktion zu treten und die bereit wäre, ihn zu töten, wird gerade noch rechtzeitig entlassen. Wie grenzwertig die medizinische Leistung aber ist, kann allein daran abgelesen werden, dass der Patient unter Verschluss gehalten wird, nur einer winzigen Öffentlichkeit von Politikern und des Militärs vorgeführt wird.[14] Entmündigung ist aber auch in ziviler Realität die Grundlage der medizinischen Versorgung, insbesondere von Bewegungsunfähigen – sowohl *Whose Life Is It Anyway?* (1981) wie auch *Mar adentro* (2004) dokumentieren, dass die Patienten zu institutionellen Objekten werden und ihren Status als bürgerliche Subjekte zumindest partiell einbüßen.

Auch das medizinische Personal ist nun aber befangen und gefangen in den ständischen und legalen Bedingungen medizinischen Handelns. Es sind immer wieder auch Ärzte, die sich dazu entschließen, ihre professionelle Macht – vor allem ihren Zugang zu tödlichen Medikamenten und ihre Kompetenz, den Tod auch garantieren zu können – einzusetzen, um den Todeswunsch Einzelner zu erfüllen. Manchmal bedarf es der Hilfe von Ärzten, um den Todeswunsch zu erfüllen. Ein anrührendes Beispiel ist *Marie Humbert, l'amour d'une mère* (2007): Als der Soldat

---

[14] Heinz-Jürgen Köhler, Hans J. Wulff: Nicht-identifizierter Fall 47: Körper, Krieg und Medizin in Dalton Trumbos *Johnny Got His Gun* (1971). In: Marcus Stiglegger (Hg.): Kino der Extreme. Kulturanalytische Studien. St. Augustin 2002, S. 203–223.

Vincent Humbert schwer verunglückt und von den Ärzten als hoffnungsloser Fall eingestuft wird, unternimmt es seine Mutter (Florence Pernel), den Jungen nur Kraft ihrer Liebe wieder gesund werden zu lassen. Tatsächlich scheint Vincent nach neun Monaten aus dem Koma zu erwachen. Aber er kann nur seinen Daumen bewegen, ist gelähmt, blind, riechunfähig. Immerhin kann er sich morsend verständigen. Die Ärzte weigern sich, die Maschinen abzustellen, die ihn am Leben erhalten. Es gelingt Vincent mit der Drohung, einen Brief an den Präsidenten der Republik zu schreiben, eine nationale Diskussion über den Umgang mit Sterbehilfe in Gang zu bringen. Allerdings weigert sich der Präsident, sich außerhalb des geltenden Gesetzes zu stellen. „Wenn Du mich liebst, würdest Du mich töten", signalisiert Vincent der Mutter. Es ist schließlich ein Arzt, der die Apparate ausschaltet.

Auf diese Art klafft eine Lücke zwischen der medizinisch-institutionellen und der privaten Sphäre auf. Im Privaten gelten andere Konditionen, den Anderen (Kranken, Komatösen, Gelähmten etc.) als gleichberechtigtes und entscheidungsfähiges Subjekt anzuerkennen als im Medizinischen, das zugleich auch noch eine eigene Rechtssphäre ist. Auch private aktive Sterbehilfe ist ein Strafrechtsdelikt;[15] aber der Täter ist auf Grund der Intimität seiner Beziehungen zum Opfer anders entlastet als der Arzt oder der Pfleger. Nicht immer sind es familiäre oder Liebesbeziehungen, die die Koalition von Täter und Opfer begründen. Ein sehr bekanntes Beispiel ist Clint Eastwoods vielfach ausgezeichneter Film *Million Dollar Baby* (2004): Eastwood selbst spielt den verschlossenen Boxtrainer Frankie Dunn, der die Ausbildung einer jungen Frau (Hilary Swank) zur Profiboxerin übernimmt. Bei einem Kampf wird sie aber hinterrücks so stark verletzt, dass sie ihr Leben lang querschnittsgelähmt bleiben wird. Nach zwei vergeblichen Selbstmordversuchen erkennt ihr Trainer, wie ernst es ihr ist. Er schleicht sich nachts mit zwei Spritzen in das Krankenhaus. In einem letzten Gespräch sagt er ihr, dass das gälische Wort „Mo Cuishle" auf ihrem Umhang „Mein Schatz" oder auch „Mein Blut" bedeutet.

---

[15] Eine eigene Liste der Gerichtsfilme zusammenzustellen, würde den Raum einer Fußnote ebenso sprengen wie eine Dokumentation der umfangreichen juristischen Literatur zum Thema. Verwiesen sei aber auf die Tatsache, dass vor allem amerikanische Gerichts- und Anwaltsserien das Sterbehilfethema bereits in den 1960ern aufgenommen (*The Defenders*, 1961–1965) und bis heute immer wieder thematisiert haben (etwa in *Boston Legal*, 2004–2008). Eine Untersuchung würde lohnen, weil die in den Filmen angesprochenen Rechtsbegründungen von der Berufung auf das Habeas-Corpus-Prinzip über das „Töten auf Verlangen" und das „Mitleidstöten" bis zum „Recht auf Sterben" reichen, also keinesfalls vereindeutigt werden können.

Dann stellt er die Lebenserhaltungsgeräte ab und injiziert ihr mit einer Spritze eine Überdosis Adrenalin. Die Beziehung der beiden hatte nie sexuelle Noten oder Untertöne bekommen, weshalb die letzte Begegnung der beiden vom Geheimnis umweht bleibt: Ist es die Intensität und die Bedingungslosigkeit, mit der die junge Frau sich in das Training geworfen hatte, um für sich eine Lebensperspektive zu eröffnen? Ist es der Kontrast zwischen ihrer so schamlos zerstörten Energie und seiner eigenen Resignation, die ihn an ihr Krankenbett treibt? Ist es die gleiche Radikalität, mit der die Frau ihr Leben gestalten wollte, die ihn zur letzten Hilfe veranlasst? Und ist die Aufklärung darüber, was *Mo Cuishle* bedeutet, nicht doch eigentlich ein Liebesgeständnis (und vielleicht auch eine darin geäußerte Adoption der jungen Frau durch den alten Mann)?

Gerade die so aberwitzige Entscheidung, die dem Helfer abverlangt ist, wenn er die Bitte um Hilfe akzeptieren will, zwingt ihn auch dazu, gleich zweierlei in Tiefenschichten der Beziehung einzusteigen – hinsichtlich des Nachvollzugs der Motivation der Bitte, aber auch hinsichtlich der Frage, in welchen Bestimmungselementen Freundschaft, Liebe oder sogar allgemeine Mitmenschlichkeit gefasst werden können und ob darin die Hilfe zum Tode eingeschlossen ist. In welche ethische Begründungstiefe muss man ausgreifen, wenn man den Mord, den der Freund an einem, dem man mittels einer Lobotomie jede Art von Persönlichkeit genommen hatte, als Gnadentat verstehen will (wie am Ende von *One Flew Over the Cuckoo's Nest*, 1975)? Oder wenn der Freund den Sterbewilligen nach einem verzweifelt-misslungenen Selbstmordversuch mit einer Plastiktüte erstickt – und man weiß nicht, ob er den Freund von seinem jämmerlichen Leben erlösen oder ob er ihm ein finales Erfolgserlebnis verschaffen will (am Ende von *Before Night Falls*, 2000)?

Die meisten der Filme nehmen den Sterbewunsch nicht als Ausdruck einer Depression, sondern als Teil von Identitätsarbeit wahr. Wenn der Zusammenhalt des Ich durch die Echos von Selbst- und Fremdbild, durch Lebensthemen und besondere, zudem biographisch gespeiste Sensibilitäten, durch die Intensität des Wünschens, das Selbsterlebnis als Kontrollerlebnis und dergleichen mehr garantiert wird, dann zerstören Unfälle wie das Gelähmtsein auch tragende Teile der Identität, des Ich-Seins, insbesondere dann, wenn körperliches Tun wichtigster Ausdruck des Ich-Seins gewesen ist (wie zum Beispiel Zeichnen und Bildhauern in *Whose Life Is It Anyway?*[16]). Wenn am Ende von *Million Dollar Baby* die junge Frau zurückblickt

---

[16] Vgl. zu der These Grütter: Somatische Argumentation (Anm. 3), S. 48.

und ihre Erfolge als Boxerin als Momente ausweist, in denen sie von anderen wahrgenommen und respektiert oder gar geehrt wurde – Zuwendungen, die sie nie erfahren hatte –, so will sie nicht weiterleben als diejenige, die früher einmal Triumphe feierte, nicht als Erinnerung an die Frau, die sie einmal war.[17] Sie hat durch die Verletzung im Kampf fatalerweise aus sich heraustreten und eine andere werden müssen, die niemals die utopische Energie ihres Lebens erneut wird umsetzen können. Die Identität des Ich hervorzubringen, ist ein lebenslanges Projekt, das durch Krankheit und Verletzung zerstört werden kann: Und der Wunsch nach Tod ist Indikator einer Willensenergie, diesen Selbstentwurf nicht aufgeben zu wollen.

Schluss

All dieses ist Teil des dargestellten Geschehens, in mehr oder weniger expliziter Form. All dieses ist aber auch in der Rezeption aktiviert und aktualisiert, weil eine beständige empathische Bewegung den Zuschauer mit den Figuren verbindet (selbst dann, wenn der Zuschauer ablehnt, was er sieht). Die Reflexion des Sterben-Wollenden auf die Schwerkräfte und Werte des eigenen Lebens, ist auch für den Zuschauer nicht nur zugänglich, sondern sogar Thema des Verstehens dessen, was geschieht. Auch die emotionalen Reaktionen, Gedanken und Argumente des Handelns, in die die Helfer eintauchen, kreisen um das gleiche Zentrum. Bis in die 60er Jahre des 20. Jahrhunderts mag die Idee des selbstverantworteten Sterbens in der Geschichte des (Spiel-)Films, von wenigen genretypischen *formulae* abgesehen, ein Tabu gewesen sein, das natürliche Sterben unhinterfragte Tatsache der Realität. Die Filme des Sterbehilfe-Korpus belegen, dass diese Setzung in den letzten dreißig Jahren durchlässig und gesellschaftlicher Diskurs geworden ist. Auf längere Sicht wird sich die Ordnung des Sterbens wandeln, wenn sie das nicht längst getan hat, gleichgültig, wie weit die Rechtsordnung die Veränderung der Sterbensbilder integriert hat oder nicht.

---

[17] Grütter: Somatische Argumentation (Anm. 3), S. 52.

*Filmographie*

*37,2 °C le matin (Betty Blue – 37,2 Grad am Morgen)*; Frankreich 1986, Jean-Jacques Beineix.
*Anfang 80*; Österreich 2011, Gerhard Ertl, Sabine Hiebler.
*The Barbarians Invasion (Les Invasions barbares/Les Invasions barbares - le déclin continue; dt.: Die Invasion der Barbaren)*; Kanada/Frankreich 2003, Denys Arcand.
*Before Night Falls (Bevor es Nacht wird)*; USA 2000, Julian Schnabel.
*Butch Cassidy and the Sundance Kid (Butch Cassidy und Sundance Kid)*; USA 1969, George Roy Hill.
*Drei*; BRD 2010, Tom Tykwer.
*The English Patient (Der englische Patient)*; Großbritannien/USA 1996, Anthony Mingella.
*Der Fall Deruga*; Deutschland 1938, Fritz Peter Buch.
*Firelight (Verborgenes Feuer)*; USA/Großbritannien 1997, William Nicholson.
*Harold and Maude (Harold und Maude)*; USA 1971, Hal Ashby.
*Igby Goes Down (Igby)*; USA 2002, Burr Steers.
*Kevorkian*; USA 2010, Matthew Galkin.
*Last Wish (Der letzte Wunsch)*; USA 1991, Jeff Bleckner.
*Mar adentro (Das Meer in mir)*; Spanien 2004, Alejandro Amenábar.
*Marie Humbert, l'amour d'une mère*; Frankreich 2007, Marc Angelo.
*Mein Leben gehört mir*; BRD 2000, Christiane Balthasar.
*Meurtres? (Klagt mich an!)*; Frankreich 1950, Richard Pottier.
*Miele (IT: Honey)*; Italien/Frankreich 2013, Valeria Golino.
*Million Dollar Baby (Million Dollar Baby)*; USA 2004, Clint Eastwood.
*One Flew Over the Cuckoo's Nest (Einer flog über das Kuckucksnest)*; USA 1975, Milos Forman.
*Tot altijd (Time of My Life)*; Belgien 2012, Nic Balthazar.
*Whose Life Is It Anyway? (Ist das nicht mein Leben?)*; USA 1980, John Badham.
*You Don't Know Jack (Ein Leben für den Tod)*; USA 2010, Barry Levinson.


Korrespondenzadresse:
Prof. Dr. Hans J. Wulff
Christian-Albrechts-Universität zu Kiel
Institut für Neuere Deutsche Literatur und Medien
Leibnizstraße 8
D-24118 Kiel
hwulff@litwiss-ndl.uni-kiel.de

Katharina Fürholzer

*Alter Ego.*
*Ein philologischer Blick auf Text und Autor der Patientenverfügung*

Abstract: The present article understands the concept of advance directives not merely as a type of medical instrument but examines it in its function as a genre and text. By looking at (auto)biographical components of advance directives, it is aimed to clarify whether this kind of text can actually be interpreted as an unrestrained expression of self-determination. In addition, the paper calls the general reliability of the specific narrative framework of the text into question, thus emphasizing the importance of including philological approaches to medical ethical debates.

1. Willensbedingungen

„Erzählt wird uns viel."[1] Schließlich erlauben Erzählungen, dem eigenen Erleben, Fühlen und Denken verbalisierend eine Sinnstruktur zu verleihen und sich dadurch – vor anderen wie vor sich selbst – über Welt und Ich bewusst zu werden. Im medizinischen Kommunikationsraum kommt der Kunst des Erzählens bisweilen existenzielle Bedeutung zu, ist doch das Bemühen des Patienten um therapeutische oder medizinische Hilfeleistung in hohem Grad an seine Fähigkeit gebunden, die eigenen Erfahrungen und Bedürfnisse kohärent vor anderen zum Ausdruck zu bringen. Notwendige kurative wie palliative Schritte sind dabei nicht nur an ein Mindestmaß sprachlicher Ausdrucksfähigkeit gebunden, sondern darüber hinaus an die Herausforderung, dass der Patient in der Flut konkurrierender Erzählungen überhaupt Gehör findet. „[D]enn erst wo ein Gegenstand jemandes Bewusstsein

---

[1] Matthias Zeindler: Auf Erzählungen hören. Zur Ethik der Aufmerksamkeit. In: Marco Hofheinz, Frank Mathwig, Matthias Zeindler (Hg.): Ethik und Erzählung. Theologische und philosophische Beiträge zur narrativen Ethik. Zürich 2009, S. 275–301, hier S. 284.

auf sich zu richten vermag, kann man damit rechnen, dass der Betreffende an dem Gegenstand handeln wird. (…) Es ist (daher) letztlich die Aufmerksamkeit," diagnostiziert Matthias Zeindler, „die in der menschlichen Welt über individuelles und kollektives Handeln entscheidet."[2] Dass ‚Aufmerksamkeit' im medizinischen Kommunikationsraum eine äußerst knappe Ressource ist, wird nicht weiter verwundern: Schließlich entpuppen sich die im Gesundheitssystem vorherrschenden Ökonomisierungs- und Rationalisierungstendenzen an vielen Stellen als Verlustgeschäft – nur zu oft sind es dann Maßnahmen und Elemente der gesprächsbasierten Medizin, die dem nach Effizienz strebenden Rotstift zum Opfer fallen.[3]

## 1.1 Selbstbestimmung

Patientenverfügungen stellen nun eine der seltenen Möglichkeiten für Patienten dar, sich im Kontext gegenwärtiger oder zukünftiger Krankheits- und Sterbeerfahrungen Ausdruck zu verschaffen. Seit 2009 durch das *Dritte Gesetz zur Änderung des Betreuungsrechts* gesetzlich geregelt und anerkannt,[4] sollen Patientenverfügungen „das grundrechtlich verbürgte Selbstbestimmungsrecht für Behandlungssituationen am Lebensende absichern, in denen die Entscheidungskompetenz der betroffenen Personen verloren ist."[5] Konzeptionell verdankt sich dieses Instrument im Groben der Idee, dass

---

[2] Zeindler: Auf Erzählungen hören (Anm. 1), S. 284.

[3] Mit Blick darauf, wie sich die Umstellung auf das DRG-System und die daraus resultierende geänderte Leistungsabrechnung auf die sprechende Medizin auswirkt, urteilt Johannes Jörg unmissverständlich: „Die derzeitigen Vergütungs- und Erlössysteme bilden die beratende, betreuende, menschliche Funktion des Arztes mit der Notwendigkeit intensiver Gespräche nicht ab." Johannes Jörg: Berufsethos kontra Ökonomie. Haben wir in der Medizin zu viel Ökonomie und zu wenig Ethik? Berlin, Heidelberg 2015, S. 18.

[4] Vgl. Drittes Gesetz zur Änderung des Betreuungsrechts (BtÄndG) vom 29. Juli 2009 (Bundesgesetzblatt Tl. I, Nr. 48, 2286), in Kraft getreten am 1. September 2009.

[5] Dieter Sturma: Vorwort. In: Torsten Verrel, Alfred Simon: Patientenverfügungen. Rechtliche und ethische Aspekte. Freiburg i.Br. 2010, S. 9–11, hier S. 9. Verfassungsrechtlich ist das Recht auf Selbstbestimmung in Deutschland geregelt über den grundgesetzlich verankerten Schutz der Menschenwürde (Art. 1 Abs. 1 GG), das allgemeine Persönlichkeitsrecht (Art. 2 Abs. 1 GG) und das Recht auf körperliche Unversehrtheit (Art. 2 Abs. 2 GG). Für eine ausführliche Auseinandersetzung mit den rechtlichen Grundlagen der Patientenverfügung siehe auch Arnd T. May, Hartmut Kreß, Torsten

ein einwilligungsfähiger Volljähriger für den Fall seiner Einwilligungsunfähigkeit schriftlich [festlegt], ob er in bestimmte, zum Zeitpunkt der Festlegung noch nicht unmittelbar bevorstehende Untersuchungen seines Gesundheitszustands, Heilbehandlungen oder ärztliche Eingriffe einwilligt oder sie untersagt (...).[6]

Inhalt und Struktur einer solchen Festlegung sind nicht fest vorgeschrieben. Um die Gültigkeit nicht zu gefährden, sind jedoch einige Mindestangaben empfohlen:

– Eingangsformel (mit Angabe von Personendaten wie Vor- und Nachname, Geburtsdatum, Wohnort, ...)
– konkrete Beschreibung des behandlungsbedürftigen Zustands (im unmittelbaren Sterbeprozess, im Endstadium einer unheilbaren, tödlich verlaufenden Krankheit, bei weit fortgeschrittenen Hirnabbauprozessen, ...)
– Festlegungen zu ärztlichen/pflegerischen Maßnahmen (lebenserhaltende Maßnahmen, Schmerz- und Symptombehandlung, künstliche Ernährung und Flüssigkeitszufuhr, ...)
– Schlussformel (mit Verweis auf eine auf die festgelegten Maßnahmen bezogene ärztliche Aufklärung bzw. der explizite Verzicht hierauf)
– Datum und Unterschrift[7]

Bei allen Beschlüssen über das Zukünftige sollte dabei auch das Vergangene in adäquatem Maß berücksichtigt werden: Schließlich beruhen die Festlegungen der Patientenverfügung in der Regel auf persönlichen Wertvorstellungen, Lebenshaltungen, religiösen Überzeugungen, Hoffnungen und Ängsten. Das Wissen um solche persönlichen Hintergründe hilft dem medizinischen Behandlungsteam wie auch den Bevollmächtigten und Betreuern, den vorab fixierten Wunsch und Willen eines nicht länger befragbaren Patienten besser nachvollziehen und umsetzen zu können.[8] Um dieser Zielsetzung Rechnung zu tragen, wird deshalb geraten, auch

---

Verrel, Till Wagner (Hg.): Patientenverfügungen. Handbuch für Berater, Ärzte und Betreuer. Berlin, Heidelberg 2016, S. 61–156.
[6] Drittes Gesetz zur Änderung des Betreuungsrechts (Anm. 4), § 1901a.
[7] Vgl. Bundesministerium für Justiz und Verbraucherschutz, Referat Öffentlichkeitsarbeit (Hg.): Patientenverfügung. Leiden – Krankheit – Sterben. Wie bestimme ich, was medizinisch unternommen werden soll, wenn ich entscheidungsunfähig bin? Berlin 2014, S. 19–29.
[8] Bundesministerium: Patientenverfügung (Anm. 7), S. 13. Vgl. auch: „Die individuellen Wünsche und Werte, die die Grundlage der Richtlinien und Maßstäbe bilden, sind

subjektive Prinzipien und Ideale zu konturieren.⁹ Das umfasst beispielsweise Angaben zu Situationen, in welchen man sich wohlfühlt, Hinweise darauf, was man in Beziehungen zu anderen Menschen schätzt, Anmerkungen zu wichtigen Lebensgewohnheiten und Ritualen, Vorlieben und Abneigungen, Werten und Glaubenssätzen oder zukunftsbezogenen Ängsten beziehungsweise Wünschen.¹⁰ Neben Leitfäden und Musterformularen, die nahezu ausschließlich in Form von Ankreuzfeldern aufgebaut sind, reicht das formale Spektrum der Patientenverfügung so auch bis zu frei formulierbaren Formaten. Bei diesen finden sich sowohl Formulare, die exemplarische Textbausteine an die Hand geben wie auch solche, die ganz ohne Vorgaben auskommen. Ziel ist es dabei, der persönlichen Auseinandersetzung mit Wunsch und Willen ausreichenden und neutralen Raum zu bieten. Die Gewichtung des Subjektiv-Personalen trägt dabei letztlich dazu bei, einen Kontrapunkt zu einem rein von biomedizinischen und technischen Parametern geleiteten Krankheitsumgang zu setzen.¹¹

Vornehmlich bedingt durch dieses selbstreflexive Moment präsentiert sich die Patientenverfügung als zumindest partielle autobiographische Auseinandersetzung und ist in diesem Sinne nicht etwa als reines Mittel der Repräsentation zu verstehen, sondern vielmehr als „Modus gelebter und erlebter Selbstheuristik."¹² Mit der Patientenverfügung wird der Terminus der *Selbstbestimmung* in dieser Hinsicht auf seine doppelte Bedeutung zurückgeführt: Zum einen dient sie dazu, den selbstbestimmten Wunsch und Willen eines Patienten auch im Falle einer krankheitsbedingten Einwilligungsunfähigkeit hinaus zu schützen. Zum anderen erlaubt sie es, im wortwörtlichen Sinne das eigene Selbst zu bestimmen, sprich: vor sich und vor anderen publik zu machen, was die eigene Person definiert.

---

nicht einfach da, sondern geschichtlich-biographisch gewachsen." Lüder Meyer-Stiens: Der erzählende Mensch – der erzählte Mensch. Eine theologisch-ethische Untersuchung der Patientenverfügung aus Patientensicht. Göttingen 2012, S. 20.
9   Bundesministerium: Patientenverfügung (Anm. 7), S. 19.
10  Krebsliga Schweiz (Hg.): Patientenverfügung der Krebsliga. Mein verbindlicher Wille im Hinblick auf Krankheit, Sterben und Tod. 2. überarb. Aufl. Bern 2013.
11  Meyer-Stiens: Der erzählende Mensch (Anm. 8), S. 31.
12  Meyer-Stiens: Der erzählende Mensch (Anm. 8), S. 315.

## 1.2 Fremdbestimmung

Das paradigmatische Funktionssystem der Patientenverfügung fußt also darauf, dass eine zum gegenwärtigen Zeitpunkt kompetente Person eine Patientenverfügung festlegt. Zu einem späteren Zeitpunkt treten Umstände ein, aufgrund derer die Patientenverfügung einschlägig wird. Die ethische Gretchenfrage kreist nun zum einen darum, ob dem Patient zu diesem späteren Zeitpunkt überhaupt noch die Fähigkeit zugesprochen wird, über sich selbst zu befinden oder ihm aber die Fähigkeit zur Selbstbestimmung abgesprochen wird. Zum anderen ist zu prüfen, ob sich seine Persönlichkeit (krankheitsbedingt) so stark gewandelt hat, dass die Wünsche und Willensäußerungen, wie sie in mündigem Zustand festgehalten wurden, vielleicht gar nicht mehr mit den aktuellen Bedürfnissen und Vorstellungen übereinstimmen. Um den Statuswechsel zwischen gegenwärtigem und zukünftigem bzw. zwischen einwilligungsfähigem und einwilligungsunfähigem Ich leichter zu fassen, wird im Folgenden unterschieden in Patient PA (als Kennzeichnung des einwilligungsfähigen Unterzeichners der Patientenverfügung) und Patient PB (als Kennzeichnung desselben Menschen, nachdem dieser seine Einwilligungsfähigkeit verloren hat).[13] Liegt eine solche Verfügung vor und stimmen die fixierten Instruktionen mit einer späteren Lebens- und Behandlungssituation überein, ist dem formulierten Willen Ausdruck und Geltung zu verschaffen.[14] Für die Verantwortlichen ist dies nicht unproblematisch: Werden in der Patientenverfügung beispielsweise lebensnotwendige Behandlungen abgelehnt, kann dies zu einem Konflikt führen zwischen der Achtung der Selbstbestimmung des Patienten, der medizinischen Indikation oder auch der für Ärzte beruflich verankerten ethischen Pflicht der Patientenfürsorge.[15]

---

[13] Die Kürzel PA und PB sind aufgrund ihrer Übersichtlichkeit angelehnt an die von Michael Quante genutzte Abbreviatur. Michael Quante: Menschenwürde und personale Autonomie. Demokratische Werte im Kontext der Lebenswissenschaften. Hamburg 2010, S. 191. Auf Quantes spezifische Theorie zur Patientenverfügung und seinen Personenbegriff selbst wird im Folgenden nicht näher Bezug genommen.

[14] Drittes Gesetz zur Änderung des Betreuungsrechts (Anm. 4), § 1901a.

[15] Gisela Bockenheimer-Lucius: Die Patientenverfügung in der Praxis. Grundlagen ärztlichen Handelns und klinischen Entscheidens. In: Andreas Frewer, Uwe Fahr, Wolfgang Rascher (Hg.): Patientenverfügung und Ethik. Beiträge zur guten klinischen Praxis. Würzburg 2009, S. 17–35; Hans Christof Müller-Busch: Entscheidungen in Grenzsituationen und ärztliches Selbstverständnis. In: May et al.: Patientenverfügungen (Anm. 5), S. 163–176 sowie Stephan Sahm: Sterbebegleitung und Patientenverfü-

Mit Blick auf eine potenzielle Fremdbestimmung ist nun zu differenzieren, durch welche Person(en) die Selbstbestimmung eines Patienten gefährdet wird. Hieraus ergeben sich zwei Relationsrichtungen: 1) das externe Verhältnis zwischen Patient und Dritten (Ärzte, Angehörige, …), also die Spannung zwischen der in der Patientenverfügung fixierten Willensäußerung und der Entscheidungsgewalt anderer; 2) das interne Verhältnis zwischen PA und PB, also das Urteil darüber, ob der in der Patientenverfügung geäußerte Wille des einwilligungsfähigen Patienten PA oder der natürliche Wille[16] des einwilligungsunfähigen Patienten PB höher zu werten ist. In der gegenwärtigen Diskussion lassen sich anhand dieser beiden Relationsrichtungen verschiedene Positionen unterscheiden:

1) Ausgangsbedingung: Der Patient hat seine Einwilligungsfähigkeit verloren. Werden in der Patientenverfügung etwa bestimmte lebensverlängernde Maßnahmen ausgeschlossen, ergibt sich für Dritte die Frage nach der Verbindlichkeit der Verfügung:[17]

   a) Hohe Verbindlichkeit: Nach dieser Auffassung verhindert die Durchführung bzw. Unterlassung von medizinisch indizierten Maßnahmen, die dem festgehaltenen Willen des Patienten entgegenlaufen, dass Betroffene ihr Leben und Sterben nach eigenen Vorstellungen gestalten können. Verfassungsrechtlich setzt man so Fremdbestimmung an die Stelle von Selbstbestimmung.

   b) Bedingte Verbindlichkeit: Vertreter dieser Position fordern, die Verbindlichkeit von Patientenverfügungen auf bestimmte Krankheitszustände oder -schweregrade zu beschränken. Argumentiert wird hierbei unter anderem

---

gung. Ärztliches Handeln an den Grenzen von Ethik und Recht. Frankfurt a. M., New York 2006, S. 26, dort ausführlicher zu medizinischer Indikation, S. 65–69.

[16] Rechtlich gesehen sind alle Wünsche, Ansprüche, Bedürfnisse und Interessen einer Person, welche die Anforderungen der Geschäfts- oder Einwilligungsfähigkeit nicht erfüllt, als natürlicher Wille zu fassen; vgl. Ralf J. Jox: Der ‚natürliche Wille' als Entscheidungskriterium. Rechtliche, handlungstheoretische und ethische Aspekte. In: Jan Schildmann, Uwe Fahr, Jochen Vollmann (Hg.): Entscheidungen am Lebensende in der modernen Medizin. Ethik, Recht, Ökonomie und Klinik. Berlin 2006, S. 69–86, hier S. 73. Zur Abgrenzung von natürlichem und mutmaßlichem Willen siehe ferner Markus Rothhaar, Roland Kipke: Die Patientenverfügung als Ersatzinstrument. Differenzierung von Autonomiegraden als Grundlage für einen angemessenen Umgang mit Patientenverfügungen. In: Frewer, Fahr, Rascher: Patientenverfügung und Ethik (Anm. 15), S. 61–75, hier S. 64f.

[17] Nationaler Ethikrat: Patientenverfügung. Stellungnahme. Berlin 2005, S. 18–20.

damit, dass nicht ausgeschlossen werden kann, dass sich der vorausgefügte Wille vom aktuellen Patientenwillen unterscheidet. Schließlich lassen sich spätere Zustände und Wünsche nur schwer antizipieren. Zudem, so eine weitere Überlegung, können krankheitsbedingte Persönlichkeitsveränderungen dazu führen, dass der Patient nicht länger als identisch mit dem Verfasser der Patientenverfügung angesehen werden kann.

Womit man zugleich bei dem internen Verhältnis zwischen PA und PB angelangt wäre:

2) Ausgangsbedingung: Der Patient hat seine Einwilligungsfähigkeit verloren. Darüber hinaus hat sich die Persönlichkeit des Patienten im Laufe seiner Erkrankung erheblich verändert (beispielsweise als Folge einer Demenz im Spätstadium). Lässt das Verhalten des einwilligungsunfähigen Patienten später einen Lebenswillen erkennen, der einer vorab festgelegten Verfügung zu widersprechen scheint, erschwert sich die Frage nach der Verbindlichkeit der Patientenverfügung:[18]

    a) Hohe Verbindlichkeit: Befürwortern einer hohen Verbindlichkeit zufolge erfüllen Anzeichen von natürlichem Willen bei einwilligungsunfähigen Patienten nicht die Bedingungen, die Patientenverfügung außer Kraft zu setzen. Hierfür, so die Einschätzung, wäre ein Mindestmaß an Entscheidungsfähigkeit erforderlich.

    b) Bedingte Verbindlichkeit: Nach dieser Argumentation kann der in der Patientenverfügung geäußerte Wille, der sich gegen eine Lebensverlängerung richtet, nur unter bestimmten Bedingungen höher gewertet werden. Dies trifft unter anderem dann zu, wenn die Patientenverfügung auf die genannten Anzeichen von Lebenswillen explizit Bezug nimmt und deren Entscheidungserheblichkeit ausschließt.

    c) Geringe Verbindlichkeit: Laut dieser Position sind die Erkenntnisse und Erfahrungen über die unterschiedlichen Zustände, Sensitivitäten und Ausdrucksformen von an bestimmten Erkrankungen leidenden Patienten bisher zu gering. Unter Verweis auf den Grundsatz *in dubio pro vita* wird daher argumentiert, dass verbale wie nonverbale Äußerungen eines Betroffenen als

---

[18] Nationaler Ethikrat: Patientenverfügung (Anm. 17), S. 22–24.

Ausdruck von Lebenswillen zu werten sind und dadurch die Verbindlichkeit einer Patientenverfügung aufgehoben wird.

## 2. Erzählbedingungen

Gerade diese interne Relation zwischen Wunsch und Willen von Patient PA und Wunsch und Willen von Patient PB stellt letztlich die Frage, auf welche Weise in der Patientenverfügung Identität hervorgebracht wird und wer diese über wen erzählt. Mit anderen Worten: Es stellt sich die Frage nach Text und Autor der Patientenverfügung. Dies gilt insbesondere mit Blick auf die individuellen, aus dem bis dahin gewonnenen biographischen Wissen hervorgegangenen Wünsche, Ängste, Grundsätze und Leitbilder. Es ist dieser biographische Part der Patientenverfügung, in welchem Identität definiert wird und auf den auch medizinische, ethische und juristische Erwägungen Bezug nehmen. In den folgenden Überlegungen wird die Patientenverfügung daher nicht nur in ihrer medizinisch-juristischen Eigenschaft als Vorabdirektive verstanden, sondern zugleich in ihrer medialen Eigenschaft als Schrifttext. Die hinter der Verfügung stehende Person wiederum interessiert nicht nur in ihrer medizinischen Eigenschaft als Patient, sondern zugleich in ihrer kommunikativen Eigenschaft als Autor. Aus literaturwissenschaftlicher Perspektive und Terminologie kristallisieren sich im Zuge dessen zwei für die Kontroverse relevante Oppositionen heraus: 1) die Unterscheidung von Selbst- und Fremdbiographie (für die personenbezogene Differenzierung von Selbst- oder Fremdbestimmung); 2) die Unterscheidung von Biographie und Patho- bzw. Krankenbiographie (für die in der Debatte bislang recht vernachlässigte Diskussion, auf welchem inhaltlichen Fokus die in der Verfügung (re-)konstruierte biographische Identität basiert).

## 2.1 Autobiographische Autoren

Um eine Grenzlinie zu ziehen zwischen dem oft arbiträr anmutenden Verhältnis zwischen Selbst- und Fremdbestimmung, sind zunächst Autor, Erzähler und erzählte Person zu unterscheiden. Der (reale oder empirische) Autor lässt sich in engerer Bedeutung apostrophieren als geistiger Urheber eines auf kommunikative Zwecke ausgerichteten Textes. Insbesondere im Fall von geschriebenen Texten ist der Autor strikt zu unterscheiden von vermittelnden Instanzen innerhalb des Textes wie der Instanz des Erzählers.[19] Der Erzähler wiederum ist der innertextuelle Sprecher, aus dessen Position heraus die jeweilige Erzählung[20] hervorgebracht und Bezüge zu den Entitäten, Handlungen und Ereignissen dieser Erzählung hergestellt werden.[21] Die für fiktionale Texte grundsätzliche Unterscheidung zwischen Autor und Erzähler beruht darauf, dass der Erzähler

> eine fiktive Redeinstanz ist, die zum narrativen Text gehört, während der (nichtfiktive) Autor als diejenige Instanz gilt, die den Text real hervorbringt. (…) Umgekehrt kann auch für faktuale Erzählungen in der Regel Identität zwischen Autor und E. [Erzähler] angenommen werden, so etwa in der Autobiographie, zu deren Gattungsvoraussetzung die Identität von Autor, E. [Erzähler] und Hauptfigur gehört.[22]

Als schriftliche Konzeptualisierung der eigenen identitätsbildenden Biographie ist das Personenverhältnis der Patientenverfügung vergleichbar mit dem der Autobiographie.[23] Als „biographische[r] Bilanzierungspunkt, an dem Zukunft, Gegen-

---

[19] Jörg Schönert: Author. In: Peter Hühn, John Pier, Wolf Schmid, Jörg Schönert (Hg.): Handbook of Narratology. Berlin, New York 2009, S. 1–13, hier S. 1.

[20] Der Begriff der *Erzählung* umfasst nicht nur literarische, sondern auch nicht-literarische Präsentationen von Geschehnissen, die durch mindestens ein Ereignis organisiert sind. In diesem Sinne lassen sich auch Biographien als *Erzählung* definieren; vgl. Uwe Spörl: Erzählung. In: Dieter Burdorf, Christoph Fasbender, Burkhard Moenninghoff (Hg.): Metzler Lexikon Literatur. Begriffe und Definitionen. 3., völlig neu bearb. Aufl. Stuttgart, Weimar 2007, S. 208–209, hier S. 208. Für eine grobe Abgrenzung faktualer von fiktionalen Erzählungen siehe Jean-Marie Schaeffer: Fictional vs. Factual Narration. In: Hühn et al.: Handbook of Narratology (Anm. 19), S. 98–113.

[21] Uri Margolin: Narrator. In: Hühn et al.: Handbook of Narratology (Anm. 19), S. 351–369, hier S. 351 (Hervorhebung im Original).

[22] Bernd Auerochs: Erzähler. In: Burdorf et al.: Metzler Lexikon Literatur (Anm. 20), S. 207–208, hier S. 208. Für eine generelle Einführung in die Grundzüge der einzelnen narrativen Instanzen siehe zudem Matías Martínez, Michael Scheffel: Einführung in die Erzähltheorie. 7. Aufl. München 1999. Zur formalen Identität von Autor, Erzähler und Figur in der Autobiographie siehe auch Gérard Genette: Fiktion und Diktion. München 1992, S. 79–89.

[23] Der Begriff der Autobiographie dient heutzutage zumeist zur Kennzeichnung einer „nicht-fiktionalen, rückblickenden Ich-Erzählung, die auf die Rekonstruktion der persönlichen Entwicklung unter bestimmten historischen, sozialen und kulturellen Bedingungen zielt. (…) In weiterem Sinne umfasst der Begriff ‚A.' [Autobiographie] alle Formen der Erzählung des eigenen Lebens unabhängig von Subjektivitätskonzepten und der jeweiligen narrativen Struktur." Helga Schwalm: Autobiographie. In: Burdorf et al.: Metzler Lexikon Literatur (Anm. 20), S. 57–58, hier S. 58.

wart und Vergangenheit zusammentreffen",²⁴ erlaubt die Patientenverfügung Patient PA, die eigene Person unter Berücksichtigung der Vergangenheit zu definieren und auf Basis dessen festzulegen, welche Direktiven PA daher für sein zukünftiges Ich erlassen möchte. Festgehalten in der Patientenverfügung zeigt sich PA dabei sowohl als (die Niederschrift ausführender) Autor, als (die Darstellungsart der eigenen Lebensgeschichte verantwortender) Erzähler wie auch als (die im Text biographierte) Figur.

Zu überdenken ist nun allerdings die effektive Zulässigkeit des narrativen Rahmens, aus welchem heraus aus der eigenen Biographie – in des Wortes doppelter Bedeutung zu verstehen als individueller Lebensverlauf wie auch schriftlich fixierter Lebensgeschichte – eine Identität abgeleitet wird. Eine Identität, die zumal von derart hoher Geltung ist, dass sie auch für den Fall der eigenen Einwilligungsunfähigkeit direkte Handlungskraft haben darf und soll. Ich werde dies an zwei zeitlichen Dimensionen untersuchen: 1) bezüglich der Rekonstruktion des Bisherigen, sowie 2) bezüglich der Antizipation des Zukünftigen.

### 2.1.1 Rekonstruktion

Blickt man zunächst einmal auf die für die Patientenverfügung kennzeichnenden Modalitäten der Vergangenheitsrekonstruktion, stellt sich diese Textform wie jede autobiographische Selbstreflexion als das Ergebnis von Erinnerungsarbeit heraus. Wie Martina Wagner-Egelhaaf konstatiert, ist die Erinnerungshaltung des Autobiographen in aller Regel eine unkritische: Denn obwohl vordergründig vorgegeben wird, einen vergangenen Sachverhalt unmittelbar zu beschreiben, referiert der Autobiograph eingangs auf die gegenwärtige und damit die erinnernde Redesituation.²⁵ Geprägt ist diese autobiographische Erinnerungsarbeit von einem stetigen Changieren zwischen Wirklichkeit, Wahrheit und Dichtung, zwischen „historischer Realität und subjektiver Autorposition"²⁶. Wirklichkeit ist demnach nicht zu sehen als etwas Bestehendes, sie wird eher beständig konstruiert und neukonstruiert.²⁷ Im autobiographischen Prozess fallen Wirklichkeits- und Identitätskonstruktion in eins:

---

[24] Meyer-Stiens: Der erzählende Mensch (Anm. 8), S. 165 (Hervorhebung entfernt).
[25] Martina Wagner-Egelhaaf: Autobiografie. 2. Aufl. Stuttgart 2005, S. 12f.
[26] Wagner-Egelhaaf: Autobiografie (Anm. 25), S. 2, bezogen auf die Gattung der Autobiographie.
[27] Wagner-Egelhaaf: Autobiografie (Anm. 25), S. 60f.

Da der Mensch seine Wirklichkeit entsprechend der Schemata, die er im Kopf hat, konstruiert, ist jede Wirklichkeitskonstruktion auch eine Selbstbeschreibung, und genau hier wird der Ansatz für die Problematik der Autobiographie virulent. ‚Autobiographie' bezeichnet in dieser Sicht nämlich nicht primär eine von anderen abgegrenzte Textgattung, sondern beschreibt gewissermaßen das Welt- und Selbstverhältnis des konstruktivistisch konzipierten Menschen, der sich durch den Prozess der Wirklichkeitskonstruktion gleichsam selbst schafft (...).[28]

Ausgangs- und Ankerpunkt dieser Arbeit ist dabei das eigene Gedächtnis. Da das im Gedächtnis Gespeicherte der ständigen Veränderung durch Perspektivenverschiebungen und Akzentverlagerungen unterliegt, ist autobiographische Arbeit damit unweigerlich ein defizitärer Prozess.[29]

Ähnliches lässt sich für die Patientenverfügung beobachten. Wie Lüder Meyer-Stiens hervorhebt, setzt die Festlegung des eigenen Willens voraus, dass der Patient seine Lebensgeschichte nicht als lose Episoden, sondern vielmehr als Einheit begreift. Aus dieser Einheit, so Meyer-Stiens weiter, lassen sich sodann jene Kulminationspunkte gewinnen, welche die Grundlage der Festlegungen bilden.[30] Wie für die Autobiographie gilt dabei auch für die Patientenverfügung, dass in Folge der Auseinandersetzung mit einer etwaigen zukünftigen Grenzsituation auch die Perspektivierung und Akzentuierung des Vergangenen neu justiert werden. Dies kann die Erinnerung beeinflussen und zu entsprechend veränderten Wissens- und Wahrheitsansprüchen führen. Jeder Ich- und Weltbezug ist damit nach Almut Finck ein fiktionaler, weshalb sich die Grenzen zwischen faktual und fiktional sozusagen auflösen.[31] Gefangen im Kräftemessen von Rekonstruktion und Konstruktion spiegeln Selbstschreibungen so nicht etwa Wirklichkeit, sondern vielmehr ein Begehren nach Wirklichkeit wider.[32] Es ist dieses Begehren, das sich in der Suche nach Wahrhaftigkeit Bahn bricht: Wenn man schon keine wahre Wirklichkeit dokumentieren kann, so möchte man dennoch nach bestem Wissen und Gewissen von Ge-

---

[28] Wagner-Egelhaaf: Autobiografie (Anm. 25), S. 61 (Hervorhebung entfernt).
[29] Wagner-Egelhaaf: Autobiografie (Anm. 25), S. 43f.
[30] Vgl. Meyer-Stiens: Der erzählende Mensch (Anm. 8), S. 312.
[31] Almut Finck: Subjektbegriff und Autorschaft. Zur Theorie und Geschichte der Autobiographie. In: Miltos Pechlivanos, Stefan Rieger, Wolfgang Struck, Michael Weitz (Hg.): Einführung in die Literaturwissenschaft. Stuttgart, Weimar 1995, S. 283–294 sowie Wagner-Egelhaaf: Autobiografie (Anm. 25), S. 5.
[32] Wagner-Egelhaaf: Autobiografie (Anm. 25), S. 8.

wesenem berichten.³³ Was hier skizziert wird, ist letztlich nichts anderes als ein universelles ethisches Gebot, das gerade auch in der Angewandten Ethik der Medizin zentral ist (man denke beispielsweise an Konzepte wie *Veracity* oder *Truthfulness*).³⁴ Wahrhaftigkeit und Aufrichtigkeit präsentieren sich somit in gewisser Weise sowohl von literaturwissenschaftlicher wie medizinethischer Seite als unabdingbar für das Verfassen Selbst-bestimmender Erinnerungssätze. Deren Begehren nach diesen ontologischen Entitäten macht zugleich aber auch ihren eigenen notorisch unzuverlässigen Status deutlich.

### 2.1.2 Antizipation

Im Falle der Patientenverfügung wird diese Unzuverlässigkeit durch eine weitere zeitliche Ebene erschwert. Denn während vordergründig ein objektiver und vermeintlich zeitunabhängiger Wahrheitsanspruch formuliert wird, ist die biographische Erinnerungsarbeit der Patientenverfügung fundamental geprägt durch die implizite Fokusverlagerung auf eine (kaum antizipierbare) Zukunft. Diese Auseinandersetzung mit einer etwaigen Grenzsituation der eigenen zukünftigen Existenz kann zu einem veränderten Wahrnehmungsregime und somit zu einer verschobenen Interpretation der polysemen Signifikanten des Vergangenen führen. Anders als bei der Autobiographie, bei der das Zukünftige eine relativ marginale Rolle spielt, wird der Konstruktionscharakter der Patientenverfügung durch diese spezifische Blickrichtung autobiographischer Erinnerung zusätzlich verstärkt.

Komplizierend kommt hinzu, dass dieser Blick in eine potenzielle Zukunft in personeller und – in reziprokem Verhältnis – zeitlicher Hinsicht getrübt ist. Wie Meyer-Stiens hervorhebt, kommt das antizipierende Subjekt her

> von [s]einer Geschichte, [s]einer Biographie und entwirft in der Gegenwart von sich ein Selbstbild, was es in Zukunft sein will. (…) Das Ideal des Selbstbilds existiert bereits jetzt (…). Die Zukunft dagegen wird als zeitlicher Ort von Degeneration

---

33 Wagner-Egelhaaf: Autobiografie (Anm. 25), S. 3f. „Tatsächlich stellt das Kriterium der Wahrheit für das Gros der Autobiographieforscher/innen die Bemessungsgrundlage ihrer systematischen Verortung der Autobiographie dar." Wagner-Egelhaaf: Autobiografie (Anm. 25), S. 41.
34 Tom L. Beauchamp, James F. Childress: Principles of Biomedical Ethics. 7. Aufl. New York, Oxford 2013.

vorgestellt. Was also antizipiert wird, ist nicht das Ideal (es existiert bereits), sondern sind die Abweichungen von diesem Ideal (…).[35]

Die Schwierigkeit hierbei liegt darin, dass diese Zukunft schlicht nicht vorhersehbar ist. Zum einen ist, Alfred Simon zufolge, eine umfassende Aufklärung des Patienten angesichts der schieren Unzahl zukünftiger Szenarien schlechterdings ausgeschlossen: Sowohl über die Entwicklungsrichtung und -schnelle des medizinischen Fortschritts (man denke an eventuell relevante neue Behandlungsformen) als auch über die persönliche Situation der Betroffenen (einschließlich des individuellen Krankheitsverlaufs) können kaum mehr als Mutmaßungen angestellt werden.[36] Zum anderen lässt sich auch der persönliche Umgang mit zukünftigen Krankheits- und Leidenssituationen nur schwer abschätzen: Betroffene nehmen Leiden und Sterben häufig gänzlich anders wahr als Gesunde und weisen für gemeinhin eine weitaus höhere Toleranzgrenze auf als zuvor selbst angenommen.[37] Nicht zuletzt resultieren die in Patientenverfügungen vorgenommenen Anordnungen aus langdauernden Meinungsbildungsprozessen, in welche Faktoren wie Krankheitsverläufe, Behandlungsergebnisse oder prognostische Wahrscheinlichkeiten hineinspielen.[38]

Vor diesem Hintergrund haben sich verschiedene Ansätze entwickelt, die den Grenzen des Antizipierbaren durch Modifikation der Patientenverfügung oder Alternativen zu ihr begegnen. Beispielsweise empfehlen Rita Kielstein, Hans-Martin Sass und Arndt T. May, Patientenverfügungen durch eine gesonderte Sektion zu ergänzen, in welcher Patienten ihre persönliche Einstellung zu Grenzsituationen sowohl über „Fragen für heute (aktuelle Selbstbewertung) und für später (künftige Selbstbestimmung)" zum Ausdruck bringen können.[39] Als Alternativmodell zu der auf Antizipation angewiesenen Patientenverfügung wird zudem das Konzept des *advance-care planning* diskutiert, bei welchem gezielt auf den Prozesscharakter entsprechender Entscheidungsfindungen eingegangen wird. Wünsche und Werte des Patienten werden dabei im Dialog mit Angehörigen, Ärzten und anderen Gesund-

---

[35] Meyer-Stiens: Der erzählende Mensch (Anm. 8), S. 310.
[36] Vgl. Verrel, Simon: Patientenverfügungen (Anm. 5), S. 83.
[37] Verrel, Simon: Patientenverfügungen (Anm. 5), S. 83.
[38] Verrel, Simon: Patientenverfügungen (Anm. 5), S. 85.
[39] Vgl. Rita Kielstein, Hans-Martin Sass, Arndt T. May: Die persönliche Patientenverfügung. Ein Arbeitsbuch zur Vorbereitung mit Bausteinen und Modellen. 8., überarb. Aufl. Bochum 2014.

heitsberufen besprochen. Bisherige Erfahrungen und Werte sollen in diesem Prozess ebenso thematisiert werden wie die momentane gesundheitliche Situation des Betroffenen und mögliche weitere Verläufe. Anhand denkbarer Szenarien werden sodann gemeinsam Behandlungs- und Versorgungsziele entwickelt.[40]

In gewisser Weise knüpft vorliegender Beitrag an diese Empfehlungen an. Denn da menschliche Existenz nicht an Einwilligungsfähigkeit gebunden ist, lässt sich auch einer einwilligungsunfähigen Person wie Patient PB nur schwerlich ein individueller Lebensverlauf und eine hiermit zusammenhängende eigene Identität absprechen. Eine biographische Identität also, die aus einer zwar zeitlich oftmals vergleichsweise kurzen, aber dennoch individuellen Entwicklung herrührt. Diese Biographie von PB sollte dabei nicht ausschließlich auf eine Krankenidentität reduziert werden: Zwar ist es sicherlich gerade die Konfrontation mit Krankheit und Sterblichkeit, welche die eigene Identität im Stadium einer lebensbedrohlichen Krankheit wesentlich prägt. Nichtsdestotrotz wirken sich die im Kontext einer Krankheit (bewusst oder unbewusst) gemachten Erfahrungen auch auf krankheitsunabhängige Bereiche aus: Dies umfasst sowohl die eigene Lebensphilosophie als auch – und dies umschließt auch einwilligungsunfähige Patienten – die generelle Lebensweise. Zwar sind Patientenverfügungen nun explizit darauf ausgerichtet, „die eigene biographische Identität mit der zukünftig persönlichkeitsveränderten Person zu konstituieren"[41]. Im Regelfall besteht jedoch weder Verpflichtung noch Konvention, Patient PB überhaupt in der personellen Trias von Autor, Erzähler und Figur aufzugreifen. Doch wenn die Patientenverfügung lediglich auf das Vergangene rekurriert und Überlegungen zu Ereignissen einer potenziellen Zukunft ausgespart werden, bleibt damit ein essenzieller Zeitraum unberücksichtigt: Der Zeitraum nämlich, an dem sich die – durch die verschiedenen Faktoren und Facetten der Krankheitserfahrung geprägte – biographische Identität von Patient PB herausbildet. Trägt die Patientenverfügung diesem personellen Prozess im Sinne einer etwaigen krankheitsbedingten Persönlichkeits- beziehungsweise Identitätsentwicklung formal nicht Rechnung, suggeriert dies eine über mehrere Zeitstufen

---

[40] Arnd T. May: Beratung zu Vorsorgemöglichkeiten. Patientenverfügungen zwischen Politik, Ethik und Praxis. In: Frewer, Fahr, Rascher: Patientenverfügung und Ethik (Anm. 15), S. 37–60, hier: S. 53f.; ausführlich zum Konzept des ‚advance-care planning' siehe Michael Coors, Ralf Jox, Jürgen in der Schmitten (Hg.): Advance Care Planning. Von der Patientenverfügung zur gesundheitlichen Vorausplanung. Stuttgart 2015.

[41] Jox: Der ‚natürliche Wille' als Entscheidungskriterium (Anm. 16), S. 83.

anhaltende Kongruenz des autobiographischen Ichs. Als unthematisierte Abweichung von dieser biographischen Identität präsentiert sich Patient PB hingegen gewissermaßen als das Fremde Ich von Patient PA. Die Versetzung der Patientenverfügung beruht also auf keiner personellen, sondern auf einer zeitlichen Basis: Nicht etwa versetzt sich der Autobiograph PA in sein Alter Ego PB, vielmehr versetzt er sich zu einem gegenwärtigen Zeitpunkt elliptisch in einen zukünftigen Zeitpunkt und erzählt aus diesem heraus rückblickend über seine bisherige Vergangenheit. Personell gesehen referiert die Patientenverfügung also weniger auf das Alter Ego PB, sondern vielmehr auf das eigene zukünftige PA, also die Figur, als welche sich PA die eigene – überspitzt: einwilligungsunfähige, aber in Wunsch und Wille ansonsten unveränderte – Person zu einem zukünftigen Zeitpunkt imaginiert.

Aus literaturwissenschaftlicher Sicht zeigt sich die Patientenverfügung somit zunächst als eine auf autobiographischen Prämissen basierende Festlegung von Patient PA darüber, was sie selbst unter Berücksichtigung ihrer bisherigen Biographie für die eigene zukünftige Person beschließen würde. Wird diese autobiographische Vorabverfügung von Patient PA nun als Entscheidungsgrundlage dafür genutzt, wie mit dem Leben des reellen Patienten PB zu verfahren ist, ohne auf deren potenziell abweichende biographische Identitätsgenese Bezug zu nehmen, erscheint die Patientenverfügung – narratologisch betrachtet – demgemäß deckungsgleich mit einer obskuren Form der prognostischen Fremdbestimmung.

## 2.2 Pathographische Patienten

Als eine auf eben jener nicht-vorhersehbaren Antizipation des Zukünftigen gründenden Rekonstruktion des Vergangenen steht die Patientenverfügung sonach auf tönernen Füßen. Dem Urheber dieses dystopischen Zukunftsszenarios, für das auf Grundlage der re-/konstruierten, von vermuteten Umständen beeinflussten Biographie eine Lösung vorgeschlagen wird, lässt sich dabei allerdings nicht der Vorwurf machen, Fakten falsch oder unvollständig wiederzugeben. Denn die temporale Basis seiner Überlegungen ist ja nicht reell, sondern (zumindest stellenweise) fiktionale Antizipation. Der Autobiograph PA ist dabei durchaus als aufrichtig zu werten. Schließlich äußert er nach bestem Wissen und Gewissen, was er für sich selbst in einer Situation (in den Grenzen des für ihn Vorstellbaren) beschließen würde.⁴² Des Pudels Kern ist letztlich also nicht der Urheber der Patientenverfügung, es ist die Ausgangsbasis des Erzählkontexts. Denn da die avisierte Welt sowohl in medizinischer als auch biographischer Hinsicht auf zukunftsungewissen Vorausdeutungen gestützt wird und sich die Bedingungen dieser Statuten jederzeit verändern können, zeigt sich die Patientenverfügung angesichts dieser Instabilität der erzählten Welt im Grunde gleichsam als eine Reinform des unzuverlässigen Erzählens. Diese narrative Unzuverlässigkeit der Patientenverfügung ist an sich zunächst ein rein neutrales Phänomen. Bleiben die durch das Ereignis Krankheit hervorgerufenen Wahrnehmungs- und Urteilsveränderungen unthematisiert oder durch eine elliptische Erzählform lediglich angedeutet, wird Unzuverlässigkeit jedoch zum ethischen Problem. Schließlich dient die Patientenverfügung dazu, das bisherige Leben so zu betrachten und zu paraphrasieren, dass eine biographische Identität auch über den Verlust der Einwilligungsfähigkeit hinaus kohärent und kongruent gewahrt werden kann – und sei es gegebenenfalls durch die Entscheidung gegen lebenserhaltende Maßnahmen und damit die Entscheidung für die Beendigung der biographischen Identität.

An dieser Stelle stellt sich die vertiefte Auseinandersetzung mit dem Begriff des ‚Biographischen' für die Patientenverfügung als umso essenzieller dar. Man führe sich nochmals die Prozessrichtung dieser Textform vor Augen: Im Rahmen der Patientenverfügung soll ermittelt und dargelegt werden, in welcher Hinsicht die bis dato gewonnenen (Lebens-)Erfahrungen die eigene Identität geformt haben. Aus der entsprechenden Auswahl, Anordnung und Gewichtung biographie- bzw. identitätsbildender Ereignisse oder Episoden werden sodann allgemeine Sinn- oder Wertvorstellungen abgeleitet. Im Gegensatz zu dem, was Terminus und Konzept des ‚Biographischen' konventionell suggerieren, ist die Identitäts- und Willensdefinition der Patientenverfügung maßgeblich beeinflusst von der Annahme eines durch Krankheit und Sterben geprägten zukünftigen Daseins. Denn als schriftliches Aufbegehren gegen ein möglicherweise fremdreglementiertes Dasein gibt erst die Antizipation einer krankheitsbestimmten Zukunft Anstoß und Legitimation der Patientenverfügung. Die in einer Verfügung definierte Identität ist demzufolge im Grunde weniger bio-graphischer, sondern patho-graphischer Art. Konflikte

---

42 Das Konzept der *unreliability* basiert auf dem Gedanken, ein Erzähler sei dann "reliable when he speaks for or acts in accordance with the norms of the work (which is to say, the implied author's norms), unreliable when he does not." Wayne C. Booth: The Rhetoric of Fiction. 2. Aufl. Chicago, London 1983, S. 158f. (Hervorhebung im Original).

drohen nun, wenn diese Identität als für die gesamte bisherige – krankheitsunabhängige – Biographie geltend gemacht wird, implizit aber eigentlich auf die erwarteten Bedürfnisse und Umstände eines zukünftigen kranken Ichs referiert. Wird dieser Schritt nicht explizit kommuniziert, besteht die Gefahr, dass spätere Leser (Ärzte, Angehörige, …) diesen Part nicht als die auf einer unzuverlässigen Erzählsituation beruhenden pathographischen Identität interpretieren, sondern als Rekonstruktion einer vermeintlich allgemeingültigen biographischen Selbstbestimmung. Der katalytische Einfluss von Gattungen auf die Deutungsoperationen ihrer Rezipienten scheint aus medizinischer oder juristischer Sicht zunächst vielleicht keine sonderliche Tragweite zu haben. Man sollte sich dennoch vergegenwärtigen, dass sich hieraus im Falle der Patientenverfügung unmittelbare praxisbezogene Konsequenzen ergeben können: Denn wer eine eigentlich unzuverlässige pathographische als zuverlässige biographische Identität liest, der handelt auch danach.

3. Dialogische Ambivalenz

Freilich soll den angestellten Überlegungen dieses Beitrags keine empirische Aussagekraft zugeschrieben werden, sie sind vielmehr als Gedankenspiel zu verstehen. Ein Gedankenspiel, das davon ausgeht, dass im bewussten und aktiven Umgang mit Wunsch und Wille eines Patienten stets auch die biographische Identitätsgenese von PB uneingeschränkte Achtung finden muss. Dies läuft auf die Forderung hinaus, in Patientenverfügungen sowohl Reflexionen des Vergangenen als auch Hypostasierungen des Zukünftigen normativ Raum zu geben und hierbei die auf Biographierung wie Bestimmung bezogene Ambivalenz des Selbst produktiv zu machen. Unterstützt wird damit im Grunde die bestehende Forderung, das gezielt problematisierte Spannungsverhältnis zwischen autonomem und natürlichem Willen zu einem festen Integral der Patientenverfügung zu machen und in ihr auf die Bedeutung angezeigten Lebenswillens explizit Bezug zu nehmen.[43] Ein Gedankenspiel aber auch, das ferner zu der Forderung führt, die Überlegungen zu zuverlässigen und unzuverlässigen, zu biographischen und pathographischen Erzählweisen

---

[43] Man erinnere sich an die oben zusammengefasste Kontroverse um den internen Konflikt zwischen Patient PA und Patient PB, an die von Rita Kielstein, Hans-Martin Sass und Arndt T. May empfohlenen Ergänzungen zur Patientenverfügungen wie auch an Alternativmodelle wie die des *advance-care planning*.

als festen Bestandteil in die Debatten aufzunehmen und die Risiken, aber auch Potenziale der entsprechenden Implikationen zudem in laienadressierenden Aufklärungsbroschüren zwingend und stets zu thematisieren. Zumindest eines lässt sich abschließend aber mit Gewissheit und Nachdruck postulieren: Dass die als dialogische Prozessrichtung verstandenen Medical Humanities gezielt dazu beitragen sollten, durch die Einführung textzentrierter Wissenschaften in die medizinischen und medizinethischen Diskursfelder auch schriftliche Kommunikationsakte und -rollen zu dechiffrieren und deren mögliche Auswirkungen auf die außertextuelle Wirklichkeit bewusst zu machen. Was in diesem konkreten Kontext wiederum bedeutet, dass die Textsorte der Patientenverfügung als unentbehrliches und uneingeschränkt schützenswertes Instrument der Selbstbestimmung wohl vor allem dann weiter zum Wohle von Patienten und Behandlern optimiert werden kann, wenn Medizin und Philologie in Dialog treten.

Korrespondenzadresse:
Katharina Fürholzer, M.A.
Westfälische Wilhelms-Universität Münster
Graduate School "Practices of Literature"
Schlossplatz 34
D-48143 Münster
katharina.fuerholzer@uni-muenster.de

Anita Wohlmann

*Narrative Medizin: Theorie und Praxis in den USA und Deutschland*

Abstract: The article focuses on the role of literary methods, i.e. close reading, within medical practice and education. Drawing on the approaches used in the "Program in Narrative Medicine," which is taught at Columbia University in New York City under the auspices of Rita Charon, Narrative Medicine provides an innovative approach to the study of medicine and literature because it aims at enhancing narrative competency in medical personnel. Practitioners of narrative medicine claim that literature and literary methods improve active and attentive listening in doctor-patient encounters, mindfulness of different viewpoints, an understanding of the complexity and ambiguity of illness experiences as well as the ability to foster self-care by providing tools for self-reflection to medical personnel. The article first presents and discusses the theoretical background as well as the promises and limits of narrative medicine before it describes two implementations of this approach in Germany. The assessment of the implementations suggests the relevance of a narrative-based approach to medical education and practice.

Das Konzept der narrativ-basierten Medizin etabliert sich zunehmend als Ergänzung zur evidenz-basierten Medizin.[1] Eine zentrale theoretische Grundlage für die Entwicklung der Narrativen Medizin lieferte Kathryn Montgomery Hunters Studie *Doctors' Stories: The Narrative Structure of Medical Knowledge* (1991),[2] die von Alan Bleakley als das erste Buch über Narrative Medizin bezeichnet wird.[3] Hunter begleitete zwei Jahre lang Ärztinnen[4] aus drei unterschiedlichen Kliniken bei ihrer

---

[1] Vera Kalitzkus, Peter F. Mathiessen: Narrative-Based Medicine: Potential, Pitfalls, and Practice. In: The Permanente Journal 13 (2009), S. 80–86, hier S. 80.

[2] Kathryn Montgomery Hunter: Doctors' Stories. The Narrative Structure of Medical Knowledge. Princeton 1991.

[3] Alan Bleakley: Medical Humanities and Medical Education. How the medical humanities can shape better doctors. New York 2015, S. 18.

[4] Wo keine Neutralisierung möglich ist, wird in diesem Beitrag die weibliche Form be-

täglichen Arbeit. Sie beobachtete, dass die Ausübung von Medizin vor allem eine interpretative Tätigkeit ist, bei der die Ärztin versucht, Krankheitszeichen oder klinische Tests zu lesen und zu verstehen. Dabei spielen Erzählungen oder Narrative eine zentrale Rolle. Denn Patientinnen erzählen von ihren Symptomen und Ärztinnen erklären Befunde und deren Konsequenzen im Dialog mit ihren Patientinnen. Das Interpretieren von Geschichten, so Hunter, gehört zu den zentralen Kompetenzen in den Geisteswissenschaften, die somit nutzbar gemacht werden können, um zu verstehen, was Ärztinnen leisten.[5]

Hunter beschreibt eine weitere Parallele zwischen Literatur und Medizin, wenn sie die Arbeit von Medizinerinnen als Detektivarbeit beschreibt. Wie bei Sherlock Holmes beginnt die medizinische Arbeit mit den Auswirkungen einer Krankheit, woraufhin Ärztinnen die Ursachen einer Krankheit rückwärts aufzuspüren versuchen und den Tathergang so rekonstruieren.[6] Diese induktive Form des Verstehens und des Schlussfolgerns ist fehleranfällig, weil sie unter anderem auf subjektiven Interpretationen beruht. Aus diesem Grund differenziert Hunter zwischen der gängigen Vorstellung der Medizin als Wissenschaft (eine Definition, die Hunter ablehnt) und Medizin als interpretative Tätigkeit, in der wissenschaftliche Erkenntnisse auf individuelle Fälle angewendet werden.

Vor diesem Hintergrund kommt den Geisteswissenschaften, und insbesondere der Literaturwissenschaft, eine besondere Bedeutung zu: Die Literaturwissenschaft verfügt über ein Repertoire an hermeneutischen Methoden und Analysewerkzeugen, die sich die Narrative Medizin zunutze macht und Ärztinnen zur Erweiterung ihrer Kompetenzen zur Verfügung stellt. Diese Verknüpfung eröffnet Medizinerinnen und Literaturwissenschaftlerinnen produktive interdisziplinäre Perspektiven. Für die Medizin bedeutet der narrativ-basierte Ansatz eine Erweiterung (und Hin-

---

nutzt, um die Lesbarkeit zu erhöhen. Dabei werden die Begriffe Ärztin und Medizinerin synonym verwendet. Männliche Ärzte, Patienten und Studenten sind eingeschlossen. Die Entscheidung für die weibliche Form reflektiert die Tatsache, dass 63% der Medizinstudierenden weiblich sind (Stand 2006) und 77% der Teilnehmenden der im Beitrag beschriebenen Veranstaltungen weiblich waren. Vgl. Birgit Hibbeler, Heike Korzilius: Die Medizin wird weiblich. In: Deutsches Ärzteblatt 105 (2008), S. 609–612.

[5] Hunter: Doctors' Stories (Anm. 2), S. xvii. Siehe auch zur Bedeutung von Narrativen in der Medizin und Therapie Trisha Greenhalgh, Brian Hurwitz: Why study narrative? In: BMJ 318 (1999), S. 48–50. Trisha Greenhalgh: Narrative based medicine in an evidence based world. In: BMJ 318 (1999), S. 323–325. Arthur Kleinman: The illness narratives. New York, London 1988.

[6] Hunter: Doctors' Stories (Anm. 2), S. xviii.

terfragung) des Verständnisses von Medizin als eine rein objektive und evidenzbasierte Wissenschaft in Richtung einer Medizin, die den Menschen als Körper und Geist sowie medizinische Praxis als Wissenschaft und Heilkunst anerkennt. Für die Literaturwissenschaft ergibt sich durch die Narrative Medizin die Möglichkeit, literaturwissenschaftliche Methoden konkret und anwendungsbezogen einzusetzen und somit den gesellschaftlichen Mehrwert der Geisteswissenschaften zu verdeutlichen.

Der folgende Beitrag stellt das Konzept des *Program in Narrative Medicine* vor, das von Rita Charon im Jahr 2000 an der Columbia University ins Leben gerufen wurde.[7] Nach einer theoretischen Verortung der Narrativen Medizin innerhalb der Medical Humanities, geht der Beitrag auf Grenzen des narrativen Ansatzes in Bezug auf die Medizin und das Medizinstudium ein, bevor zwei Formate der Umsetzung in Deutschland vorgestellt und diskutiert werden. Dabei liegt der Fokus des Beitrages insbesondere auf dem potentiellen Mehrwert von literaturwissenschaftlichen Methoden für das Medizinstudium. Dies erscheint besonders relevant, weil sich Literatur und Medizin zwar zunehmend annähern, die literaturwissenschaftlichen Methoden bislang jedoch (und im Unterschied zum Feld der Medical Humanities in den USA, zum Beispiel) im deutschen Medizinstudium keinen oder nur kaum Wiederhall gefunden haben.[8] Mit der Darstellung von zwei Formaten – einer sechswöchigen Reflective Reading Group und eines halbtägigen Workshops zu „Erzählungen in der Medizin", die im Sommer 2015 an der Johannes Gutenberg-Universität Mainz durchgeführt und evaluiert wurden, diskutiert der folgende Beitrag das Potential und die Herausforderungen bei der Umsetzung des narrativ-basierten Ansatzes.

Hintergrund: Medical Humanities und Narrative Medizin

Die Narrative Medizin entwickelte sich ungefähr gleichzeitig und im Dialog mit dem Feld der Medical Humanities, das sich insbesondere in den USA und Großbritannien etablierte. Der Begriff *Medical Humanities* wurde 1948 in den USA das erste

---

[7] Charon personifiziert als Internistin mit einer Promotion in englischer Literaturwissenschaft die Verknüpfung von Literatur und Medizin.
[8] Exemplarisch für die mangelnde institutionelle Berücksichtigung der Literaturwissenschaft sei der Querschnittsbereich Geschichte, Theorie und Ethik der Medizin genannt; siehe auch Walter Bruchhausen: Medical Humanities in Deutschland. Komplementäre und kritische Beiträge zur Medizin. In: Bioethica Forum 4 (2011), S. 135–142, hier S. 136.

Mal benutzt.⁹ Eine Bildungsreform des Medizinstudiums in den 1960er und 1970er Jahren führte Humanities-Programme in die medizinische Ausbildung ein, um die starke technologische und wissenschaftliche Ausrichtung und die damit einhergehende Distanziertheit und vermeintliche Objektivität von medizinischer Praxis um die humanen Aspekte von Krankheit und Pflege zu erweitern.¹⁰ Literatur (und somit die Geisteswissenschaften) beschäftigt sich mit existentiellen Fragen des Menschseins und ermöglicht Einblicke in die Komplexität und Ambiguität von Krankheit, Leid, individueller Erfahrung und dem Verhältnis von Körper und Geist.¹¹ Die ersten geisteswissenschaftlichen Professuren und Einrichtungen geisteswissenschaftlicher Stellen an Medical Schools folgten in den 1960er und 1970er Jahren.¹² 1979 wurden das *Journal of Medical Humanities* und 1982 das Johns Hopkins Journal *Literature and Medicine* gegründet, womit die Disziplin der Medical Humanities einen sichtbaren Platz in der Forschungslandschaft erhielt.¹³ Im Jahr 1995, so Hawkins und McEntyre, wurden bereits an einem Drittel der amerikanischen Medical Schools Literatur-Kurse angeboten.¹⁴ In Großbritannien, Kanada, Australien und vereinzelt auch in Asien entstanden ebenfalls Medical Humanities-Einrichtungen, Forschungszentren und Implementierungen von Medical Humanities-Themen im Medizinstudium.¹⁵

Die Medical Humanities (ebenso wie die Narrative Medizin) beziehen eine Vielzahl von akademischen Disziplinen ein, wie zum Beispiel Philosophie, Geschichte, Soziologie, Kultur-, Kunst- und Filmwissenschaften. Das Programm in Narrativer Medizin an der Columbia beispielsweise setzt Methoden ein, die literaturwissenschaftlich, künstlerisch-kreativ, ethnografisch und soziologisch inspiriert sind, wie zum Beispiel close reading, teilnehmende Beobachtung (witnessing), narrative Interviews, reflektierende und kreative Schreibaufgaben. Gleichermaßen gibt es Kur-

---

⁹ Bleakley: Medical Humanities (Anm. 3), S. 12, 14.
¹⁰ Bleakley: Medical Humanities (Anm. 3), S. 13f. Anne Hunsaker Hawkins, Marilyn Chandler McEntyre: Introduction. Teaching Literature and Medicine. A Retrospective and a Rationale. In: Anne Hunsaker Hawkins, Marilyn Chandler McEntyre (Hg.): Teaching Literature and Medicine. New York 2000, S. 1–25, hier S. 3f.
¹¹ Siehe zum Beispiel die Definition von Medical Humanities der New York University School of Medicine.
¹² Hawkins, McEntyre: Teaching Literature and Medicine (Anm. 10), S. 4.
¹³ Hawkins, McEntyre: Teaching Literature and Medicine (Anm. 10), S. 4.
¹⁴ Hawkins, McEntyre: Teaching Literature and Medicine (Anm. 10), S. 4.
¹⁵ Bleakley: Medical Humanities (Anm. 3), S. 23ff.

se zu Tanz, Malerei und Musik, aber auch sozial- und kulturwissenschaftliche Seminare zu den Aspekten Rasse, Klasse, Armut und soziale Gerechtigkeit.[16]

Auch in Deutschland gibt es diverse Ansätze, die Literatur und Medizin zusammenführen, wie zum Beispiel das vorliegende *Jahrbuch Literatur und Medizin*, Publikationen mit Literaturvorschlägen für lesefreudige Ärztinnen sowie zahlreiche interdisziplinäre Veranstaltungen, wie Autorenlesungen oder literaturwissenschaftliche Vorträge zu medizin-relevanten Themen.[17] Im Vergleich zu den didaktischen Ansätzen in den USA entsteht bei der in Deutschland praktizierten Verknüpfung von Literatur (oder Film) und Medizin der Eindruck, dass, insbesondere im Bereich der medizinischen Ausbildung, erzählende Künste als attraktiver Aufhänger für thematische oder ethische Diskussionen in der Medizin dienen. Veranstaltungen dieser Art, wie zum Beispiel die seit 2007 stattfindende „Dr. House Vorlesung" in der Universitätsmedizin der Johannes Gutenberg-Universität Mainz[18] oder die Filmvorlesungsreihe „Psychische Störungen im Film" der Klinik für Psychiatrie und Psychotherapie in Mainz, sind bei Studierenden sehr beliebte und stets gut besuchte Veranstaltungen, die innovative didaktische Ansätze nutzen. Das „Reflexionspotential", das Bruchhausen der Literatur zuschreibt,[19] wird hier über die Attraktivität von Filmen und Fernsehserien angeregt. Von einer literatur- oder (in diesen Fällen) filmwissenschaftlichen Seite jedoch ist die Auseinandersetzung mit dem Medium selbst unbefriedigend: Die mediumspezifischen Erzähltechniken, Aspekte der Ästhetik oder die literatur- und filmwissenschaftliche Verortung und Relevanz der Texte scheint nebensächlich, wenn nicht gar irrelevant.

Aktuelle Forschungsprojekte in Deutschland nehmen sich dieser interdisziplinären Herausforderung an. Das DFG-Graduiertenkolleg "Life Sciences – Life Writing" zum Beispiel erforscht Krankheitsnarrative als verbindendes Element zwischen biomedizinischen Erklärungen und individuellen Erfahrungen.[20] Der in Freiburg und Göttingen verortete Förderschwerpunkt zur versorgungsnahen For-

---

[16] Siehe das Seminarangebot auf der Homepage der Columbia University: http://ce.columbia.edu/narrative-medicine/courses (aufgerufen am 14. August 2015).
[17] Bruchhausen: Medical Humanities (Anm. 8), S. 139.
[18] Prof. Mang trifft „Dr. House". In: Allgemeine Zeitung. Rhein Main Presse. 7. Mai 2015. http://www.allgemeine-zeitung.de/lokales/mainz/nachrichten-mainz/professor-mang-trifft-dr-house_15304166.htm (aufgerufen am 14. August 2015).
[19] Bruchhausen: Medical Humanities (Anm. 8), S. 138.
[20] Weitere Informationen unter http://www.grk.lifesciences-lifewriting.uni-mainz.de (aufgerufen am 29. Januar 2016).

schung mit dem Schwerpunkt „Chronische Krankheiten und Patientenorientierung" untersucht mit Hilfe narrativer Interviews Krankheitserfahrungen und -erzählungen von Patientinnen, mit dem Ziel diese Narrative als „fundiertes Informations- und Unterstützungsangebot für Patienten, Angehörige und medizinisches Fachpersonal" anzubieten.[21] Zahlreiche Publikationen der letzten Jahre untersuchen die Repräsentationen von medizinischen Themen in literarischen Texten, wie zum Beispiel die Darstellung von Ärztinnen und Krankheiten sowie Berichte über Krankheitserfahrungen und bieten historische Kontextualisierungen.[22] In der Anthologie *Ethik in der Medizin*[23] finden sich Ansätze, die der Narrativen Medizin ähneln. So heißt es zum Beispiel, dass „Literatur für die Vermittlung von *Empathie und Mitgefühl* ebenso geeignet [ist] wie für das *Erkennen unterschiedlicher Wertehaltungen* und den *Umgang mit dem Anderssein*. Auch kann sie den Blick für ärztliche *Rollen- und Interessenskonflikte* schärfen".[24]

Der Ansatz der Narrativen Medizin, wie er an der Columbia University praktiziert wird, geht hier jedoch weiter: Im Fokus steht vor allem die ästhetische Realisierung, die Form des Textes und damit verbunden die Analyse von Zeit, Rahmen, Plot, Form und "desire".[25] Es kommen explizit literaturwissenschaftliche Methoden, wie das close reading, also die detaillierte, textimmanente Analyse, zum Einsatz, die – unabhängig von der Thematik eines ausgewählten Textes – zur Kompetenzschulung von Medizinerinnen eingesetzt werden. Die Methode des close reading hat den Vorteil, dass Informationen rund um den Text, wie zum Beispiel die Biografie der Autorin, historische Hintergründe, literarische Traditionen und Genregeschichte, für die Interpretation nicht nötig sind. Das close reading interes-

---

[21] http://www.forschung-patientenorientierung.de/index.php/projekte/zweite-foerderphase/modul-eins-phase-2/krankheitserfahrungen.de-lucius-hoene.html (aufgerufen am 29. Januar 2016).

[22] Siehe exemplarisch Carmen Birkle, Johanna Heil (Hg.): Communicating Disease: Cultural Representations of American Medicine. Heidelberg 2013. Marc Priewe: Textualizing Illness: Medicine and Culture in New England 1620–1730. Heidelberg 2014. Alexandra Lembert-Heidenreich, Jarmila Mildorf (Hg.): The Writing Cure. Literature and Medicine in Context. Zürich, Berlin 2013.

[23] Annette Kern-Stähler, Bettina Schöne-Seifert, Anna Thiemann (Hg.): Ethik in der Medizin: Literarische Texte für den neuen Querschnittsbereich GTE. Ein Studienbuch. Münster 2013.

[24] Kern-Stähler et al.: Ethik in der Medizin (Anm. 23), S. 11 (Hervorhebungen im Original).

[25] Rita Charon: Narrative Medicine. Honoring the Stories of Illness. New York 2006, S. 114–126.

siert sich als werksimmanenter Ansatz nur für den Text selbst und versucht diesen aus sich heraus zu verstehen. Dies bedeutet in einem interdisziplinären Setting, dass die Teilnehmenden keine umfassenden Kenntnisse aus der Literaturwissenschaft benötigen, um an der Diskussion teilzunehmen. Eine kurze Einführung in die Werkzeuge der narrativen Analyse zum Beispiel ist ausreichend, um die Teilnehmenden für Erzählsituation, Zeit- und Raumdarstellungen, Plot, Sprache und Charaktere zu sensibilisieren. Das Kernformat, die Reflective Reading Group, in der diese Methode zum Einsatz kommt, wird im nächsten Abschnitt detailliert beschrieben.

An der Columbia University wird Narrative Medizin auf unterschiedlichen Ebenen praktiziert und unterrichtet. Im Rahmen des 2009 etablierten Masterstudiengangs "Narrative Medicine", der an die School of Continuing Education angegliedert ist, lernen Studierende, die aus unterschiedlichen Disziplinen kommen,[26] zum einen die Theorien und Methoden der Narrativen Medizin kennen. Zum anderen können sie diese Fähigkeiten dann auch praktisch üben: Im sogenannten *Praticum*, das sich dem Kernseminar "Methods in Narrative Medicine" anschließt, leiten Studierende (unter Supervision von erfahrenen Narrative-Medizin Praktizierenden) eine eigene, sechswöchige Reflective Reading Group, die entweder von Premeds, Klinikerinnen oder Angehörigen von Patientinnen besucht werden.[27] Medizinstudierende im ersten Jahr am College of Physicians and Surgeons der Columbia University müssen im Rahmen eines sechswöchigen Wahlpflichtfachs eines von 12 bis 14 angebotenen Seminaren in Narrativer Medizin belegen. Die Themen umfassen Literatur, Film, kreatives Schreiben, Geschichte der Medizin, Ethik, visuelle Künste, Tanz, Religion oder qualitative Forschungsmethoden.[28] Medizinstudierende im vierten Jahr können zusätzlich ein vierwöchiges Wahlfach in Narrativer Medizin

---

[26] Die Studierenden sind teilweise zukünftige Medizinstudierende, die sich nach ihrem Bachelorstudium für eine Aufnahme in ein Medizinstudium bewerben. Um die Wartezeit zu überbrücken, absolvieren manche den einjährigen Master in Narrative Medicine. Unter den Studierenden finden sich auch Künstlerinnen, Literaturwissenschaftlerinnen und Pflegekräfte.

[27] Weitere Kernseminare im Masterprogramm sind "Giving and Receiving Accounts of the Self", "Illness Narratives: Embodiment, Community, Activism, The Self and Other in Clinical Encounter" und "Applied Writing in the Narrative Medicine Context and Beyond". Die Seminare beziehen neben der erwähnten literaturwissenschaftlichen Ausrichtung auch Methoden und Texte aus der Philosophie, Ethnologie, Soziologie, Autobiographieforschung und dem kreativen Schreiben ein.

[28] Für eine vollständige Liste des Kursangebots siehe: http://www.narrativemedicine.org/mededucation.html (aufgerufen am 10. August 2015).

belegen. Daneben werden jährlich mehrere zweitätige Intensivworkshops angeboten. Außerdem gibt es diverse Reflective Reading Groups oder Workshops, die auf Methoden der Narrativen Medizin beruhen und die zum Beispiel im Rahmen von Patientenvereinigungen (Gilda's Club[29]) oder durch die Finanzierung von Drittmittelförderungen[30] angeboten werden.

Die Reflective Reading Group

Das Kernformat des Narrative Medizin Ansatzes an der Columbia ist die Reflective Reading Group, die aus drei, sich aufeinander beziehenden Teilen besteht: Im ersten Teil werden Texte, wie zum Beispiel Gedichte, Kurzgeschichten, Romananfänge oder gar Bilder in der Gruppe besprochen. Die ausgewählten Texte, die nicht zwingend einen Bezug zu Medizin oder Krankheit aufweisen, dienen dem Trainieren von Aufmerksamkeit, der Sensibilisierung für Elemente wie Zeitlichkeit, Perspektive und Vielschichtigkeit von Sprache. Eine genaue Textanalyse, so die Annahme, fördert ein Bewusstsein dafür, wie Geschichten erzählt werden, welche Informationen sie preisgeben und welche sie vorenthalten, durch welche Mittel sie Lesende oder Zuhörende beeinflussen und involvieren. Nach Catherine Belling kann mit der genauen Analyse von Texten ein Bewusstsein generiert werden für die Untrennbarkeit von Inhalt und Form sowie ein Verständnis dafür, dass Texte immer situations- und erzählerabhängige Konstrukte sind, die je nach Erzählsituation und Perspektive andere Formen annehmen.[31] Wie eine Studie gezeigt hat, kann ein Studium von Literatur, das komplexe Geschichten und vielschichtige Charaktere in

---

[29] Gildas Club ist eine Art Selbsthilfegruppe für Krebspatientinnen und deren Angehörige.
[30] Am Allen Hospital des New York-Presbyterian in der Bronx findet zum Beispiel wöchentlich vor der Frühbesprechung eine Reflective Reading Group statt. Oberärztinnen, Assistenzärztinnen und Studierende im Praktischen Jahr interpretieren gemeinsam einen fiktionalen Text bevor sie mit ihrer täglichen Arbeit beginnen. Diese Initiative wird durch ein "Residency Training Grant" im Rahmen der "Health Resources and Services Administration" des US Department of Health and Human Services (Bureau of Health Professions) ermöglicht und wird, laut Craig Irvine, der diese Gruppe alternierend zusammen mit dem Verhaltenswissenschaftler David Rosenthal leitet, von den Teilnehmerinnen sehr gut angenommen.
[31] Catherine Belling: Begin with a Text. Teaching the Poetics of Medicine. In: Journal of Medical Humanities 34 (2013), S. 481–491, hier S. 485.

den Vordergrund stellt, einen positiven Einfluss auf die Empathiefähigkeit von Lesenden nach sich ziehen.[32] Denn komplexe Literatur, so die Ergebnisse dieser Studie, involviert die Lesenden stärker, zwingt sie zu größerer Aktivität beim Lesen und fördert die Vorstellungskraft.[33]

Die Diskussion der Texte im Rahmen von sogenannten Reflective Reading Groups richtet somit den Fokus auf Erzählperspektive, die Gestaltung des zeitlichen Ablaufs, Textgenres und Erwartungshaltungen und fragt danach, welche Rückschlüsse sich durch diese narrativen und ästhetischen Elemente auf die Erfahrungswelt des Erzählenden und die Wirkung der Erzählung auf den Zuhörenden ziehen lassen. Haben Medizinstudierende und praktizierende Ärztinnen diese narrativen Kompetenzen anhand von fiktionalen Texten gelernt, so Charon, dann lassen sich diese Fähigkeiten auch auf die Erzählungen zwischen Ärztin und Patientin übertragen.[34] Narrative Kompetenz, so Charon, ist eine Brücke, welche die Kranken und die Gesunden verbindet – zum Wohl der Patientinnen und des medizinischen Personals.[35] Oder mit den Worten Charons:

> A medicine practiced with narrative competence will more ably recognize patients and diseases, convey knowledge and regard, join humbly with colleagues, and accompany patients and their families through the ordeals of illness. These capacities will lead to more humane, more ethical, and perhaps more effective care.[36]

Eine wichtige Erkenntnis von Literaturanalyse ist nach Hawkins und McEntyre das Verständnis, dass Literatur und Medizin komplementäre Wissensformen sind und dass sich emphathetic imagination mit Literaturanalyse trainieren lässt:

> Literature teaches us in unique ways to imagine the other, to use the imagination as an instrument of compassion, to tolerate ambiguity, to dwell in paradox, to consider multiple points of view, and to recognize that the truth about any human experience is, as Mark Van Doren puts it, that 'there is no single way it can be told'.[37]

---

[32] David Comer Kidd, Emanuele Castano: Reading Literary Fiction Improves Theory of Mind. In: Science 342 (2013), S. 377–380.
[33] Kidd, Castano: Reading Literary Fiction (Anm. 32).
[34] Charon: Narrative Medicine (Anm. 25), S. vii.
[35] Charon: Narrative Medicine (Anm. 25), S. 11f.
[36] Charon: Narrative Medicine (Anm. 25), S. vii.
[37] Hawkins, McEntyre (Hg.): Teaching Literature and Medicine (Anm. 10), S. 14.

Der Begriff Literatur beschränkt sich hier nicht auf Texte über Ärztinnen, Patientinnen oder Krankheiten. Vielmehr geht es im Allgemeinen um Erzählungen, die komplexe Erfahrungen jeglicher Art vielschichtig erzählen.

Neben der Vermittlung von close reading skills ist das Schreiben als sinnstiftender und Reflexion ermöglichender Prozess ein weiterer Bestandteil, der zur Vertiefung und autobiografischen Auseinandersetzung anregen soll. Das reflektierende Schreiben bildet die zweite Säule der Reflective Reading Group. Nach der Diskussion eines fiktiven Texts, Gedichts oder Films werden die Studierenden durch eine Schreibaufgabe (writing prompt) eingeladen, das Schreiben als Form der Selbstfürsorge (self-care) zu praktizieren.[38] Die Bedeutung des reflektierenden Schreibens definieren Charon und Hermann folgendermaßen:

> [W]riting unlocks reservoirs of thought or knowledge otherwise inaccessible to the writer. Representing one's experience in language is perhaps the most forceful means by which one can render it visible and, hence, comprehensible. Writing is how one reflects on one's experience. It is as if that which is experienced has to be somehow 'gotten outside' of the person so that it can be apprehended and then comprehended.[39]

Mit diesem Fokus auf das reflektierende Schreiben nimmt die narrativ-basierte Medizin nicht nur die Patientinnen in den Fokus. Sie bietet auch einen Reflexionsraum für Ärztinnen, für ein Artikulieren von individuellen Erfahrungen und Eindrücken sowie für die eigene Rollen- und Positionsfindung. Dabei soll Ärztinnen die Möglichkeit gegeben werden, jenseits eines objektiven, evidenzbasierten und distanzsuchenden Rollenverständnisses, eine Art Selbstfürsorge zu praktizieren. Dieser spezielle Ansatz widerspricht damit der Befürchtung, dass mit Empathie-schulenden Kursen überforderte Medizinerinnen noch mehr leisten und noch mehr Mitgefühl aufbringen sollen, obwohl sie schon an der Grenze des Machbaren arbeiten. Narrative Medizin, nach Charons Konzept, wirkt dieser Überforderung entgegen und bietet Medizinerinnen Raum, um innerhalb der hohen Anforderungen und des strengen Leistungsdrucks die eigenen Werte und Ziele im Blick zu behalten. Studien

---

[38] Das "Program in Narrative Medicine" bietet auch eine Reihe weiterer Schreibaufgaben an, wie zum Beispiel kreative Schreibaufgaben (eine Krankheitsgeschichte wird durch mehrere Perspektiven und Genres immer neu erzählt) und witness accounts (Studierende begleiten ein Ärzteteam, schreiben ihre Beobachtungen auf und senden diese an das Ärzteteam, das sie begleitet haben).

[39] Rita Charon, Nellie Hermann: A Sense of Story, or Why Teach Reflective Writing? In: Academic Medicine 87 (2012), S. 5–7.

zeigen, dass in Kliniken, in denen aktives Zuhören, Respekt, Empathie, gute Kommunikation und zwischenmenschliche Fähigkeiten sowie ein Verständnis für den lebensweltlichen Kontext von Patientinnen gefördert werden, nicht nur die Patientinnen- sondern auch die Mitarbeiterinnenzufriedenheit hoch ist und dass sich auf diese Weise Burn-outs beim medizinischen Personal reduzieren lassen.[40]

Der dritte Teil der Reflective Reading Group besteht darin, dass die Teilnehmenden eingeladen werden, ihre Texte vorzulesen. Niemand ist dazu verpflichtet. Das Vorlesen wird mit dem Argument ermutigt, dass jeder Text eine Leserin braucht (abgeleitet von dem Kommunikationsmodell in der Narrationstheorie). Dieser dritte Teil knüpft wiederum an die Kompetenzen an, die im ersten Teil trainiert wurden, wie aktives Zuhören, Erzählperspektive, Zeitlichkeit, Plot und Rahmen. Diese Werkzeuge können die Teilnehmenden nun auf den Text anwenden, der ihnen als Erzählung vorgelesen wird. Basierend auf der Annahme, dass jeder Text multiple Interpretationen erfahren kann, erhalten die Vorlesenden die Möglichkeit, die eigene Perspektive durch die Wahrnehmung und Sichtweisen der Zuhörenden zu erweitern:

> It is understood that the writer is the last person to know what's contained in his or her writing, and that others carefully examining the text —for such narrative features as its metaphors, temporal structure, narrative voice, genre, diction, allusions, and plot— can illuminate for the writer what might be contained within it.[41]

Da die Reflective Reading Group zum Beispiel auch in einer Gruppe von Kolleginnen durchgeführt wird,[42] lernen die Teilnehmenden im Laufe des Interpretierens, Schreibens und Vorlesens die unterschiedlichen Perspektiven der Diskutierenden kennen. Auf diese Weise kann die Reflective Reading Group auch zur Teambildung beitragen.

---

[40] Charon verweist zum Beispiel auf die folgenden Studien: Lorraine A. Dickey, Jack Truten, LaDene M. Gross, Lynn M. Deitrick: Promotion of staff resiliency and interdisciplinary team cohesion through two small-group narrative exchange models designed to facilitate patient-and family-centered care. In: Journal of Communication in Healthcare 4 (2011), 126–138; Stephen A. Sands, Patricia Stanley, Rita Charon: Pediatric narrative oncology: Interprofessional training to promote empathy, build teams, and prevent burnout. In: The Journal of Supportive Oncology 6 (2008), 307–312.
[41] Charon, Hermann: A Sense of Story (Anm. 39).
[42] Belling: Begin with a Text (Anm. 31).

## Grenzen der Narrativen Medizin

Die beschriebenen Vorteile und positiven Effekte, welche die Vermittlung von narrativen Kompetenzen bei Ärztinnen zu bewirken scheint, lassen vermuten, dass sich durch Narrative Medizin die kommunikativen und sozialen Fähigkeiten von Ärztinnen ausbilden lassen. Die Grenzen und Herausforderungen der Narrativen Medizin, insbesondere ihre Anwendbarkeit und Wirksamkeit, werden im Feld der Medical Humanities auch kritisch diskutiert. So verweisen Hawkins und McEntyre zum Beispiel auf eine Reihe von Schwierigkeiten bei der Realisierung von Kursen zu Narrativer Medizin oder Medical Humanities im medizinischen Curriculum: heterogenes Vorwissen der Studierenden in Literatur und Analyse, vermeintliche Einfachheit von Literaturkursen gegenüber naturwissenschaftlichen Seminaren, die Fülle und Dichte des Lernstoffs in den ersten Semestern und somit die Schwierigkeiten der Integrierung von Humanities Kursen, die sinnvolle zeitliche Platzierung im Rahmen des Studiums oder die unregelmäßigen Dienstzeiten im Praktischen Jahr.[43] Andere Kritiker diskutieren, inwieweit sich Schreibaufgaben zum Beispiel als Leistungen bewerten lassen oder überhaupt bewertet werden sollten.[44]

Angela Woods ruft zur Vorsicht auf in Bezug auf die dominante Rolle, die Narrative in den Medical Humanities eingenommen haben.[45] Bezugnehmend auf Galen Strawsons Kritik an der Theorie, dass Menschen allein über Narrative Identität und Sinn im Leben generieren,[46] umreißt sie bewusst provokativ sieben Fragen oder Probleme, wie beispielsweise den Wahrheitswert von Narrativen, die Annahme einer heilenden Kraft von Narrativen (welche die unterdrückende, schädigende Funktion von Narrativen vernachlässigt), die ungenaue Definition von Narrativen sowie die mangelnde kulturelle und historische Kontextualisierung von Narrativen (stattdessen die Annahme einer transkulturellen und transhistorischen Wahrheit menschlicher Erfahrung).[47] Mit dieser Kritik an der Zentralität von Narrativen hinterfragt Woods zum Beispiel auch inwieweit bestimmte Krankheitsnarrative westliche, bürgerliche, liberale und neoliberale Wertvorstellungen reproduzieren.[48]

---

[43] Hawkins, McEntyre: Teaching Literature and Medicine (Anm. 10), S. 7–9.
[44] Charon, Hermann: A Sense of Story (Anm. 39).
[45] Angela Woods: The limits of narrative. Provocations for the medical humanities. In: Medical Humanities 37 (2011), S. 73–78.
[46] Woods: The limits of narrative (Anm. 45), S. 73.
[47] Woods: The limits of narrative (Anm. 45), S. 74.
[48] Woods: The limits of narrative (Anm. 45), S. 76.

Nicht-narrative Ausdrucksformen, wie Metaphern, Gedichte, nicht-sprachliche Formen wie Musik oder die visuellen Künste wie Malerei oder Fotografie repräsentieren alternative und nicht weniger wichtige Plattformen der Kommunikation und Verarbeitung.[49]

Die Frage nach der langfristigen Wirksamkeit von Medical Humanities- und Narrative Medicine-Kursen hat Rufe nach einer empirischen Überprüfung des Angebots lauter werden lassen. Ousager und Johannessen plädieren beispielsweise für eine ergebnisorientierte Herangehensweise an die Medical Humanities, um die Relevanz und den Nutzen der Programme auf einen sicheren Boden zu stellen.[50] Bislang gebe es zu wenige Studien, die einen dauerhaften Effekt von Humanities Kursen über das Medizinstudium hinaus belegen.

Die Forderung nach handfesten Belegen für die langfristige Wirksamkeit von Narrativer Medizin hat wiederum Kritik von geisteswissenschaftlicher Seite hervorgebracht: Nicht nur entspreche die Forderung nach Evidenz dem gängigen Paradigma der Naturwissenschaften, dem sich die Geisteswissenschaften nun auch unterordnen sollen, zum anderen seien die Werkzeuge der empirischen Forschung nicht passend oder zu reduzierend, um den Wert und die individuelle Wirkung eines Kunstwerks tatsächlich messbar zu machen.[51] Stattdessen gelte es, den Wert der Humanities zu stärken und selbstkritischer mit diesen Herausforderungen umzugehen:

> The humanities offer precisely what is missing in both blunt reductionism and fuzzy holism: incisive attention to specificity. Those of us trained as humanities scholars must contribute better ways to assess medical education's objectives and methods and outcomes.[52]

---

[49] Laurence J. Kirmayer: The Body's Insistence on Meaning. Metaphor as Presentation and Representation in Illness Experience. In: Medical Anthropology Quarterly 6 (1992), S. 323–346; Havi Carel: Phenomenology and its application in medicine. In: Theoretical Medicine and Bioethics 32 (2011), S. 33–46. Ein erfolgreiches Beispiel für den Einsatz von Malerei bei der Schulung von visuellen Diagnostikfähigkeiten findet sich bei Sheila Naghshineh, Janet P. Hafler, Alexa R. Miller, Maria A. Blanco, Stuart R. Lipsitz, Rachel P. Dubroff, Shahram Khoshbin, Joel T. Katz: Formal Art Observation Training Improves Medical Students' Visual Diagnostic Skills. In: Journal of General Internal Medicine 23 (2008), S. 991–997.

[50] Jakob Ousager, Helle Johannessen: Humanities in Undergraduate Medical Education. A Literature Review. In: Academic Medicine 85 (2010), S. 988–998.

[51] Catherine Belling: Sharper Instruments. On Defending the Humanities in Undergraduate Medical Education. In: Academic Medicine 85 (2010), S. 938–940.

[52] Belling: Sharper Instruments (Anm. 51), S. 940.

Polianski und Fangerau argumentieren, dass es dem deutschen Querschnittsbereich durch einen integrierten Zugang mitunter besser gelingt, die Verbindung zwischen den Geisteswissenschaften und der Medizin herauszustellen als der narrative Zugang, der den Status einer Quasireligion oder Säkularreligion angenommen habe.[53] Sie fordern „härtere" Medical Humanities und damit eine stärkere Orientierung an Theorien und Epistemologien.[54]

Überlegungen zur konkreten Übertragbarkeit des Narrative Medicine Ansatzes nach Deutschland werfen weitere Fragen auf. Welche Probleme bringen die institutionellen und curricularen Unterschiede zwischen der amerikanischen und deutschen medizinischen Ausbildung mit sich? Welchen Einfluss hat zum Beispiel die Tatsache, dass das "Narrative Medicine Program" der Columbia University an einer Ivy League Universität angeboten wird? Wie wirken sich kulturelle Unterschiede zwischen deutschen und amerikanischen Teilnehmenden auf den Erfolg einer Reflective Reading Group aus? Inwieweit lassen sich zum Beispiel unterschiedliche Mentalitäten (in Bezug auf Offenheit oder Reserviertheit) identifizieren, die es zu berücksichtigen gilt? Welchen Einfluss hat die Textauswahl? Lassen sich zum Beispiel Texte, die in amerikanischen Reading Groups verwendet werden, auf deutsche Teilnehmende übertragen? Inwieweit generieren unterschiedliche Formen der Implementierung (zum Beispiel die freiwillige oder verpflichtende Teilnahme) bestimmte Ergebnisse? Der Erfolg einer Reflective Reading Group ist natürlich auch von der Bereitschaft der Teilnehmenden abhängig, sich auf einen Text und auf die Gruppe respektvoll und wertschätzend einzulassen. Werden Studierende zum Beispiel nicht gezwungen, sondern kommen aus Interesse am Thema, so lässt sich vermuten, dass sich das bereits existierende Engagement auf die Bewertung positiv auswirkt.

Umsetzung des Konzepts von Narrativer Medizin in Deutschland

Im Sommer 2015 fanden an der Johannes Gutenberg-Universität Mainz zwei Kurse im narrativ-basierten Format statt. Das erste Format, die Reflective Reading Group

---

[53] Igor J. Polianski, Heiner Fangerau: Toward "Harder" Medical Humanities. Moving Beyond the "Two Cultures" Dichotomy. In: Academic Medicine 87 (2012), S. 121–126, hier S. 121f.
[54] Polianski, Fangerau: Toward "Harder" Medical Humanities (Anm. 53), S. 123.

(im folgenden RRG), wurde von der Autorin des Beitrags durchgeführt und fand in einem Zeitraum von sechs Wochen für jeweils eine Stunde statt. Teilnehmende waren sechs Stipendiatinnen des internationalen und interdisziplinären DFG-Graduiertenkollegs "Life Writing – Life Sciences", in dem Disziplinen wie Medizin, Pharmazie, Psychologie, Geistes- und Gesellschaftswissenschaften vertreten sind. Die RRG war fakultativ und ein zusätzliches Angebot zu anderen Veranstaltungen des Graduiertenkollegs (GRK). Die Sitzungen fanden teilweise in Englisch und teilweise in Deutsch statt – je nach Zusammensetzung der Teilnehmenden. Anwesend waren im Schnitt zwischen zwei und vier Stipendiatinnen. Der Ablauf jeder Sitzung war einer typischen RRG entsprechend aufgeteilt in 1) die Diskussion eines Textes, 2) eine Schreibaufgabe und 3) das Vorlesen der Schreibaufgabe inklusive Feedback.

Die Primärtexte, die gelesen wurden, waren eine Mischung aus deutschen oder englischen Gedichten, Kurzgeschichten sowie einem Gemälde. Im Einzelnen handelte es sich um das Gedicht *October Light* von Charles Simic, Alice Walkers Kurzgeschichte *The Flowers*, Rainer Maria Rilkes Gedicht *Der Panther*, William Carlos Williams Kurzgeschichte *The Use of Force*, Andrew Wyeths Gemälde *Christina's World* sowie das Gedicht *I will put Chaos into 14 lines* von Edna St. Vincent Millay. Die Kurzgeschichten sind maximal zwei Seiten lang und auch die Gedichte sind so kurz, dass sie sich gut für den zeitlich engen Rahmen der RRG eignen. Im Programm der Narrative Medicine werden mitunter auch Romananfänge oder Passagen aus Romanen verwendet. Es wird empfohlen, Texte auszuwählen, die sprachlich, erzählerisch oder ästhetisch komplex sind und unterschiedliche Interpretationen zulassen. Alle ausgewählten Texte der RRG (außer dem Gedicht von Millay) werden auch in den RRGs im Programm der Narrative Medicine genutzt. Die Lernziele der RRG bestanden darin, dass die Stipendiatinnen close reading-Methoden als Handwerkszeug für aktives Lesen und Zuhören anwenden können. Des Weiteren sollten die Teilnehmenden am Ende den Wert von Meinungs- und Perspektivenvielfalt über einen Text schätzen lernen und das gemeinsame Analysieren und Diskutieren als Teamleistung wahrnehmen. Ein weiteres Ziel bestand darin, die Auseinandersetzung mit den Texten als solche zu genießen und die RRG als eine gewinnbringende und inspirierende Auszeit zu nutzen.

Die zweite Umsetzung fand im Rahmen eines vierstündigen, einmaligen Workshops statt, an dem sechs Medizinstudierende (7., 9. und 10. Semester) sowie eine Biologin teilnahmen. Der Workshop wurde von der Autorin und einer Medizinstudentin im 9. Semester, gemeinsam geplant und durchgeführt. Mit Hilfe von Plakaten auf dem Medizincampus sowie über eine Facebook-Gruppe der Medizinstudierenden aus dem 9. Semester, wurde auf die Veranstaltung aufmerksam gemacht. Von neun Angemeldeten nahmen schließlich sieben teil. Der Workshop umfasste eine kurze Einführung in die Theorien der Medical Humanities und der Narrativen Medizin, um den Teilnehmenden die Verbindung zwischen Literatur und Medizin zu verdeutlichen und um die Methoden der Literaturwissenschaft (close reading) zu erläutern. Dieser Teil war in der RRG nicht nötig, da die Teilnehmenden bereits über das Graduiertenkolleg mit dem literaturwissenschaftlichen und theoretischen Hintergrund vertraut waren. Im Anschluss wurden zwei Durchläufe des RRG-Formats durchgeführt. Es wurden also zwei Kurzgeschichten gelesen und gemeinsam interpretiert, worauf zwei Schreibaufgaben folgten, die dann jeweils anschließend von den Teilnehmenden kommentiert wurden.

Die ausgewählten Kurzgeschichten sind dialoglastig und lassen somit den Bezug zu gesprochenen Erzählungen klar erkennen. Sie behandeln medizinische Fragestellungen oder Situationen, diese stehen aber, insbesondere in der ersten Kurzgeschichte, nicht im Vordergrund. In der ersten Geschichte, Ernest Hemingways *Hügel wie weiße Elefanten* von 1927, muss ein junges Paar entscheiden, ob es eine Abtreibung durchführen lassen will, wobei die Abtreibung selbst nie explizit genannt wird (es wird stattdessen von einer „furchtbar einfachen Operation"[55] gesprochen). Die kurze Erzählung fokussiert auf die Beziehung des Paares und die schwerwiegende und zukunftsweisende Entscheidung, die sie zu treffen haben. Während des gemeinsamen close readings von Hemingways Geschichte wurden die Teilnehmenden angeregt, u.a. die folgenden Fragen und Themen zu kommentieren: Welche Erzählsituation findet sich in der Geschichte? Welche Stilmittel benutzt Hemingway (zum Beispiel Dialogform/direkte Rede)? Welchen Eindruck von Zeitlichkeit vermittelt die Geschichte? Wie lassen sich Aspekte der Geschichte wie das auf den Zug Warten, Schwangerschaft und deren Abbruch, die Zeitlichkeit der Dialogform etc. interpretieren? Welche Bedeutung/Symbolik hat der Ort der Erzählung? Welche Metaphern finden sich in der Geschichte und welche Bedeutungen haben sie? Was erfahren wir über die Charaktere und deren Beziehung zueinander? Was verrät uns die Sprache über das Paar? Mit der textimmanenten Interpretationsmethode des close reading können die Teilnehmenden ihre Auf-

---

[55] Ernest Hemingway: Hügel wie weiße Elefanten. In: Männer ohne Frauen. 14 stories. Hamburg 1970, S. 38–42, hier S. 39.

merksamkeit für Sprache und Erzählformen schulen und im Austausch mit den anderen Teilnehmenden unterschiedliche Interpretationen kennenlernen und einschätzen. Die Bedeutungsvielfalt des Textes entsteht in der Auseinandersetzung mit dem Text und den individuellen Wahrnehmungen der Teilnehmenden und benötigt somit kein literaturwissenschaftliches Vorwissen über den Autor, seine Zeit oder Theorien der modernen Literatur. Die Schreibaufgabe bestand darin, zehn Minuten lang über eine „furchtbar einfache Sache" zu schreiben. Die zweite Kurzgeschichte, William Carlos Williams' *Gewaltanwendung* von 1938, erzählt aus der Ich-Perspektive eines Arztes die Geschichte einer Rachenuntersuchung (mit Verdacht auf Diphterie) bei der die Patientin, ein Kind, sich nicht kooperationsbereit verhält und der Arzt schließlich Gewalt anwendet, um den Mund des Mädchens zu öffnen und ihr Geheimnis (sie ist an Diphterie erkrankt) zu enthüllen. Die Schreibaufgabe lautete: „Scheiben Sie über etwas Geheimes."

Die Lernziele des Workshops fokussierten auf die Vermittlung des literaturwissenschaftlichen Handwerkszeugs (close reading), um aktives Lesen und Zuhören zu trainieren. Das Sensibilisieren für die Elemente von Erzählungen und die Erhöhung der Aufmerksamkeit bei der Interpretation von Erzählungen sollte mit Hilfe von Methoden aus der Literaturwissenschaft eingeübt werden. Der Theorieteil sollte den Teilnehmenden ein Verständnis für die Verbindung zwischen Literatur und Medizin vermitteln. Die Schreibaufgaben zielten auf eine persönliche Verbindung und Reflexion zwischen dem gelesenen Text und eigenen Erfahrungen und Gedanken.

Ergebnisse

Die sechswöchige RRG wurde online und anonym evaluiert (über die Lernplattform ILIAS). Im Workshop füllten die Teilnehmenden einen Papierfragebogen direkt im Anschluss an die Veranstaltung aus (ebenfalls anonym). Die Fragebögen umfassten Single-Choice-Fragen (Ja/Nein), Polskalen sowie Freitextfragen und waren für die beiden Formate unterschiedlich konzipiert, wobei der Fragebogen für den Workshop alle Fragen des RRG-Fragebogens enthielt und noch fünf weitere Fragen hinzugefügt wurden. Die zusätzlichen Fragen zielten auf eine Einschätzung ab, wie relevant den Teilnehmenden die Inhalte für ihr Medizinstudium erschienen, was sie konkret gelernt hatten, ob sie sich ein anderes Format (zum Beispiel länger, regelmäßiger vorstellen könnten) und ob sie die Veranstaltung weiterempfehlen würden. Die Rücklaufquote lag jeweils bei 100 Prozent.

Die Ergebnisse der Evaluationen waren eindeutig positiv bis sehr positiv. Auf die Frage, wie den Teilnehmenden die Veranstaltung gefallen habe, antworteten alle Teilnehmenden der RRG mit einem „sehr gut". Drei Teilnehmende ergänzten ihre Einschätzung mit der Anmerkung, dass dieses Format eine „willkommene Abwechslung" gewesen sei. Bei dem Workshop bewerteten drei der Teilnehmenden ihre Zufriedenheit mit der Veranstaltung mit „zufrieden" (2) und vier mit „sehr zufrieden" (1) (auf einer Skala von 1: sehr zufrieden bis 5: gar nicht zufrieden). Alle Teilnehmenden, sowohl der RRG als auch des Workshops, gaben an, dass sie eine Veranstaltung dieser Art (in der es um Literaturanalyse und Schreibaufgaben geht) noch einmal besuchen würden. Auch würden alle Teilnehmenden des Workshops die Veranstaltung weiterempfehlen. Auf die Frage nach der Anwendbarkeit der im Workshop behandelten Aspekte ergaben sich die folgenden Einschätzungen (Frage: „Denken Sie, dass Ihnen die Aspekte des Workshops bei Ihrer Arbeit mit Patienten helfen werden?"; Skala von 1 (Nein, überhaupt nicht) bis 5 (Ja, auf jeden Fall)): Zwei Teilnehmende gaben den Wert 4 an, fünf Teilnehmende den Wert 5. Bei einer der Antworten (5 Punkte) fand sich die folgende Ergänzung: „aber ich glaube, dass es nicht dieser eine WS (Workshop) ist, der alles ändert, sondern die stetige Beschäftigung und Weiterentwicklung".

Die einzelnen Teile des Formats (Textanalyse und Schreibaufgabe) wurden unterschiedlich bewertet. Der Evaluationsbogen der RRG fragte die Teilnehmenden mit einem Freitext nach Ihren Einschätzungen zu den Bestandteilen des Lesens/Analysierens und des Schreibens/Feedback. Das gemeinsame Lesen und Analysieren wurde von allen Teilnehmenden positiv bewertet und als gewinnbringend beschrieben. Die Schreibaufgaben hingegen wurden mitunter kritischer gesehen. Zum einen fiel einigen Teilnehmenden dieser Part schwerer (insbesondere das anschließende Sprechen darüber), weil sie es als ungewohnt empfanden. Auch das Vorlesen wurde anfangs als „unangenehm" empfunden, weil man sich auf gewisse Weise exponiere. Eine Teilnehmerin zeigte sich erstaunt über die Schreibaufgaben, die als „sehr alltagsweltlich" empfunden wurden, im Gegensatz zu den tiefgründigen Diskussionen der Texte. Andere fanden die entstandenen Texte als „nicht besonders diskussionswürdig". Es gab auch Kommentare, die diesen Teil als zu kurz empfanden und die Schreibaufgaben (auch in Kombination mit dem ersten Teil) als "sinnvoll" und "schöner Abschluss" bewerteten. Eine Teilnehmerin äußerte sich ausführlicher über ihre Einschätzung zu den Schreibaufgaben:

> [G]egen Ende habe ich mich ehrlich gesagt auf das Schreiben am meisten gefreut. Es ist eigentlich was angenehmen [sic], einfach so über irgendetwas zu schreiben, aber es gibt fast nie einen Rahmen dafür. Deshalb war es gegen Ende für mich der besonderere [sic] Teil. Auch war ich regelrecht neugierig wohin meine eigene Assoziation mich trägt und wo man rauskommt. Auch beim Vorlesen bin ich mutiger gewesen. Das Klima war ja sehr angenehm und nie ist ein Text zerpflückt oder ins lächerliche gezogen worden.

Aufgrund dieser Erfahrungen und Einschätzungen wurde der Schreibteil im Workshop zeitlich angepasst, so dass mehr Raum für die Schreibaufgaben und das anschließende Feedback zur Verfügung stand. Außerdem wurden die Schreibaufgaben und deren Konzept genauer erklärt, damit die Teilnehmenden den Bezug zur Theorie erkennen konnten.

Die Evaluation dieser Bestandteile im Workshop spiegelt den Erfolg dieser Anpassung im Allgemeinen wider. Die Bewertungen der Literaturanalysen und Schreibaufgaben konnten diesmal in einer Polskala (1: nicht relevant bis 5: gewinnbringend) gegeben werden. Die Literaturanalysen wurden von fünf Teilnehmenden mit der vollen Punktzahl und somit als gewinnbringend bewertet, zwei Teilnehmende gaben 4 Punkte. Die Schreibaufgaben wurden von vier Teilnehmenden mit der vollen Punktzahl bewertet, drei Teilnehmende gaben 4 Punkte.

Im Freitexttextbereich, in dem allgemeines Feedback zum Workshop gegeben werden konnte, kommentierte eine Teilnehmerin die Schreibaufgaben folgendermaßen:

> Es hat mir gefallen, dass wir selber schreiben und Vorlesen sollten. Gut, dass es mit dem Hinweis verknüpft war, dass es keine literarische Meisterleistung werden müsse sondern einfach auch ein Gedankenschwall sein kann. Schön auch, dass die Schreibaufgaben so offen formuliert waren.

Eine andere Teilnehmerin kommentierte, dass ihr "das Schreiben sehr gut gefallen" habe. Ein weiterer Teilnehmender fügte im Freitextbereich hinzu: "Besonders gut war die Analyse der Kurzgeschichten, das schärft die eigenen Interpretationsfähigkeiten. Schreiben fand ich hingegen zwar gut, da man es sonst nie macht, aber sehr off-topic, da ich den Bezug zur Medizin nicht mehr gesehen habe." Die unterschiedlichen Reaktionen und Bewertungen auf die Schreibaufgabe werden im nächsten Abschnitt diskutiert.

Weitere Stimmen im allgemeinen Bewertungsteil des Workshops, der auch explizit danach fragte, wo die Teilnehmenden Verbesserungspotential sehen, betonten, dass „eine mehrteilige Veranstaltung noch besser geeignet wäre", um das Interpretieren und aktive Zuhören weiter üben zu können; auch ein Seminarformat über die Laufzeit eines Semesters wurde erwähnt. Eine Teilnehmerin regte an, dass sie andere Thematiken und Methoden ebenfalls interessant fände, wie zum Beispiel Film oder Malerei.

Der individuelle Lernerfolg des Workshops wurde mit einer Freitextfrage adressiert, mit dem Hinweis, dass auch in Stichworten geantwortet werden könne. Diese genannten Stichworte umfassten die folgenden Aspekte: „Erinnerung an das aufmerksame Zuhören", „versuchen in andere Perspektiven sich rein zu versetzen", verbunden mit einem Hinterfragen der Erzählerperspektive, „Analyse auf Patientegespräche/Kommunikation [sic] mehr anwenden" und somit „hinter harte Fakten schauen". Eine Teilnehmerin gab an, dass sie gelernt habe, „[d]as Erzählte anders wahrzunehmen. Medizin nicht nur naturwissenschaftlich zu betreiben." Eine weitere Teilnehmerin merkte kritisch an, „es bleibt eine vage Sache, die sich ø quantitativ messen lässt", und fügte im nächsten Absatz hinzu: „Austausch mit anderen ist und bleibt super wertvoll."

Diskussion

Die Ziele der RRG und des Workshops bestanden darin, aktives Lesen und Zuhören zu üben und, insbesondere in Bezug auf den Workshop, ein Bewusstsein für die Bedeutung dieser Kompetenzen für das spätere Berufsleben als praktizierende Medizinerinnen zu entwickeln. Diese Fähigkeiten wurden mit literarischen Texten (mit Ausnahme des Wyeth Gemäldes) und Schreibaufgaben trainiert. Im Vordergrund stand dabei die Vermittlung von literaturwissenschaftlichen Methoden als Handwerkszeug des aktiven Lesens und Zuhörens, wie zum Beispiel das Identifizieren von unterschiedlichen Perspektiven, Erzählformen und Sprachbildern. In diesem Zusammenhang soll betont werden, dass die Beschäftigung mit fiktionalen Erzählungen nicht zum Ziel hat, Medizinstudierende zu lehren, richtige von falschen Aussagen zu unterscheiden oder gute Kommunikationsweisen zu vermitteln. Vielmehr geht es um ein tieferes Verständnis für die Komplexität von Krankheitserfahrungen und den vielfältigen Anforderungen an den Arztberuf (und Gesundheitsberufe im Allgemeinen). In diesem Sinne bestand ein weiteres Ziel des Workshops darin, Medizinstudierenden durch die Schreibaufgaben einen mentalen Raum zu geben, sich mit einem vorher diskutierten Thema tiefer gehend auseinanderzusetzen und sich schreibend selbst zu reflektieren.

Bei der Vorstellungsrunde im Workshop wurde klar, dass einige Teilnehmende sich mit anderen Erwartungen für den Workshop angemeldet hatten. So erhofften sich zwei Studierende zum Beispiel, Methoden für ein effizienteres und schnelleres Lesen zu erlernen, das ihnen ermöglichen würde, relevante von irrelevanten Informationen zu unterscheiden oder mehr Informationen aus einem Text „herausziehen" zu können. Andere Teilnehmende waren vager in ihren Erwartungen und gaben an, sich überraschen lassen zu wollen. Diese ersten Eindrücke waren aufschlussreich, da sie verdeutlichen, wie exotisch das Format für Medizinstudierende zu sein scheint. Nach der Vorstellung der Agenda und der Lernziele des Workshops blieben jedoch alle Teilnehmenden in der Veranstaltung und beteiligten sich aktiv und motiviert an den interaktiven und praktischen Elementen des Workshops.

Die Erfahrungen aus der RRG zeigen, dass das Lesen, Interpretieren, Schreiben und Feedback geben – bei einer aktiv teilnehmenden Gruppe – zeitintensiv ist und 60 Minuten mitunter zu kurz sind, um nicht nur eine oberflächliche Auseinandersetzung zu fördern. Dementsprechend wurde diesen Einheiten im Workshop mehr Zeit eingeräumt (insgesamt zwischen 70 und 75 Minuten), womit sich auch die generell positive Bewertung der beiden Elemente im Workshop erklären ließe. Während das Lesen und Analysieren bei den Teilnehmenden durchweg als sehr positiv und gewinnbringend empfunden wurde, zeigen sich bei der Schreibaufgabe einige Herausforderungen und Missverständnisse, die kulturell bedingt sein könnten. In den USA sind creative writing-Seminare oder gar Studiengänge (Master in Fine Arts), personal statements oder motivation letters (insbesondere bei Bewerbungen) Teil des akademischen Selbstverständnisses. Auch sogenannte peer references können bei Bewerbungen angefordert werden, in denen Nahestehende die Vorzüge eines Bewerbers oder einer Bewerberin anekdotisch hervorheben und die Eignung der Person für eine Position oder einen Studiengang erzählend darlegen. Durch diese unterschiedlichen Textgenres und Schreibaufträge sind Studierende aufgefordert, ihre Biografie oder ihren Lebensweg darzustellen und die eigenen Erfahrungen zu interpretieren (oder die einer Bekannten oder einer Freundin). Die amerikanischen Realisierungen der Schreibaufgaben sind – zumindest nach meinen Beobachtungen – deshalb auch häufig autobiografischer, persönlicher und anekdotischer geprägt. Im Unterschied dazu schienen sich die deutschen Teilnehmenden eher an Begriffen abzuarbeiten (wie zum Beispiel bei der Schreibaufgabe „Schreibe über etwas Geheimes"), indem sie diese auf abstraktere und theoretischere Weise untersuchten. Dass die Schreibaufgaben als „gewöhnungsbedürft", „alltagsweltlich" oder „off-topic" empfunden wurden, könnte also daher rühren, dass deutsche Studierende mit diesem Schreibstil oder Genre in der Regel bislang nicht in Berührung gekommen sind. Hier bedarf es eventuell einer Anpassung der Schreibaufgaben an den Erwartungshorizont der Studierenden. Alternativ könnte es auch interessant sein ohne größere Veränderung des Formats zu untersuchen, inwieweit durch ein wiederholtes Einüben dieser Schreibaufgaben der Mehrwert des Schreibens im Laufe der Zeit für die Teilnehmenden klarer erkennbar wird. Die generelle Offenheit der Studierenden sowie ihr deutliches Interesse an alternativen Methoden könnten auf den Erfolg einer langfristigen Ausrichtung dieses Formats verweisen.

Die kleine Gruppengröße der beiden Formate machte eine intensive Auseinandersetzung und aktive Einbeziehung aller Teilnehmenden möglich. Beim Workshop war deshalb auch bewusst eine Begrenzung auf zehn Teilnehmende festgelegt worden. Inwieweit sich dieses luxuriöse Gruppensetting in die Hochschullehre übertragen lässt, wo größere Gruppen üblich sind, ist fraglich.

Die Textauswahl in der RRG, also die Entscheidung zwischen deutschen oder englischen Werken, wirkte sich nicht merklich auf die Diskussionsfreudigkeit der Teilnehmenden aus.

Die Anmerkung einer Teilnehmerin, dass sich die Wirkung der Methode nicht messen lasse und der Ansatz deshalb eine „vage Sache" bleibe, wird, wie bereits oben beschrieben, auch in den Medical Humanities diskutiert und ist im evidenz-basierten Kontext der Medizin eine zu erwartende Kritik. Inwieweit sich die Geisteswissenschaften überhaupt quantitativ oder qualitativ messen lassen können (und sollten) und ob die Wirksamkeit einer Auseinandersetzung mit Kunst überhaupt überprüfbar ist, scheint ein zentraler Punkt im interdisziplinären Austausch zu sein und ist ein Dreh- und Angelpunkt eines Konzepts wie der Narrativen Medizin. Damit soll nicht gesagt sein, dass die Geisteswissenschaften messbar werden müssen, dennoch scheint es ratsam, die Erwartungshaltung aus dem Medizinbereich ernst zu nehmen, insbesondere weil es qualitative und quantitative Studien gibt, welche die Wirksamkeit des Ansatzes nahelegen.[56]

---

[56] Kidd, Castano: Reading Literary Fiction (Anm. 32).

Das Feedback der Teilnehmenden zeigt ein großes Interesse an der Verstetigung eines Formats, das sowohl eine Plattform für Austausch bietet als auch neue Methoden und Kompetenzen trainiert, die jenseits der naturwissenschaftlichen Methoden liegen. Diese geisteswissenschaftlichen Ansätze wurden als sinnvolle Ergänzung zum Medizinstudium wahrgenommen. Durch die Evaluation und persönliche Gespräche mit den Teilnehmenden entstand der Eindruck, dass sich die teilnehmenden Medizinstudierenden durch eine große Offenheit, ein vielfältiges Interesse an alternativen Methoden und ein Engagement jenseits des Studiums und der Erlangung von Leistungspunkten auszeichnen. Ein zu berücksichtigendes Kriterium, das eventuell auch die positive Evaluation der beiden Veranstaltungen beeinflusst hat, ist die explizite Freiwilligkeit. Es nahmen Studierende teil, die offensichtlich ein Vorinteresse an der Verbindung von Literatur und Medizin hatten. Nichtsdestotrotz ist die hohe Teilnahmezahl angesichts der Tatsache, dass der Workshop in der vorlesungsfreien Zeit stattfand und dass nur ein Jahrgang aktiv angesprochen wurde sowie der Wunsch an weiteren, langfristigeren Workshops, ein vielversprechendes Indiz für das Interesse an einer interdisziplinären Veranstaltung, die Medizin und Literatur zusammenbringt. Auch die Tatsache, dass einige Teilnehmerinnen andere Erwartungen hatten, und der Workshop dennoch so positiv bewertet wurde, spricht für die Entwicklung weiterer Projekte in diese Richtung.

Zusammenfassung

Die positiven Erfahrungen aus der Umsetzung des narrativ-basierten Ansatzes in zwei Formaten an der Johannes Gutenberg-Universität Mainz legen das Potential einer Verbindung von Literatur und Medizin mit einem Fokus auf literaturwissenschaftliche Methoden nahe. Das Bewusstsein der Teilnehmenden für die Bedeutung von aktivem Zuhören, Perspektivwechsel und kritischem Hinterfragen von Wahrnehmungen als wichtige Kompetenzen in der medizinischen Praxis findet sich auch in Studien zu einer patientenorientierten Medizin.[57] Mit dem Begriff der

---

[57] Enid Balint: The possibilities of patient-centered medicine. In: The Journal of the Royal College of General Practitioners 17 (1969), S. 269–276; Julian C. Hughes, Claire Bamford, Carl May: Types of centredness in health care: themes and concepts. In: Medicine, Health Care and Philosophy 11 (2008), S. 455–463.

Adhärenz (im Unterschied zur Compliance)[58] wurde ein Paradigmenwechsel angeregt, der eine stärkere Patientenorientierung und Kooperation auf Augenhöhe zwischen Ärztin und Patientin fordert. Aber auch zukünftige Anforderungen an das Gesundheitswesen in Deutschland, wie zum Beispiel der Demographiewandel oder die steigende kulturelle Vielfalt durch Zuwanderung, erfordern narrative Kompetenzen, die momentan im Medizinstudium kaum oder gar nicht adressiert werden. Jenseits dieser Fokussierung auf Patientinnen eröffnet die Narrative Medizin aber auch eine Möglichkeit, um die seelische Gesundheit von praktizierenden Ärztinnen zu unterstützen und sie als komplexe Akteurinnen mit individuellen Persönlichkeiten, Interessen und Bedürfnissen wahrzunehmen und zu fördern.

Dieser Beitrag wurde durch einen vom Gutenberg Lehrkolleg der Johannes Gutenberg-Universität Mainz geförderten externen Lehraufenthalt an der Columbia University (Januar 2015–April 2015) ermöglicht. Mein herzlicher Dank gilt auch Miriam Halstein, die den Workshop mitorganisiert und mitgeleitet hat.

Korrespondenzadresse:
Dr. Anita Wohlmann
Johannes Gutenberg-Universität Mainz
Department of English and Linguistics
Transnational American Studies Institute
Colonel-Kleinmann-Weg 2
D-55099 Mainz
wohlmann@uni-mainz.de

---

[58] Eduardo Sabaté: Defining Adherence. In: World Health Organization (Hg.): Adherence to long-term Therapies: evidence for action. Geneva 2003, S. 17–19, hier: S. 17f. http://www.who.int/chp/knowledge/publications/adherence_full_report.pdf?ua=1 (aufgerufen am 31. Januar 2016).

II. Essays

Roswitha Quadflieg

*Grenzfälle oder ein Anruf aus Deutschland*

Abstract: This short essay is a personal reflection on my book *Neun Monate. Über das Sterben meiner Mutter* (Berlin 2011) in the light of the debate on assisted suicide in Germany.

Ein Anruf aus Deutschland im Suq vom Marrakesch krempelte das Leben um. Ein alter Mensch geriet in einen Zustand zwischen hier und dort, wusste nicht mehr, wo er war – und alle anderen wussten es auch nicht mehr. Auch nicht von sich selbst. Eine Kettenreaktion.

So begann der sonderbare Weg meiner Mutter in ihrem 93. Lebensjahr. Sie lebte damals in einer Hamburger Residenz, versorgte sich noch weitgehend selbst, jedoch entglitt ihr mehr und mehr, was einmal selbstverständlich war, so schleichend, dass niemand es bemerkte. Und plötzlich der Paukenschlag. Sie verkroch sich im Keller des großen Gebäudes, ließ niemanden mehr an sich heran, behauptete, so berichtete mir die Empfangsdame der Residenz am Telefon, überall im Haus seien Spitzel, man stelle ihr nach, jeder, der auch nur in ihre Nähe komme, müsse sterben.

Ärzte erklärten mir diesen Zustand später als Delir. Ausgelöst entweder durch falsche Medikamenteneinnahme oder Mangel an Flüssigkeit. Üblicherweise werde beides innerhalb weniger Tage ins Lot gebracht, wenn nicht, sterbe der Betroffene schnell. Bei meiner Mutter ließ sich nicht mehr mit Bestimmtheit feststellen, was die Veränderung ausgelöst hatte und sie starb auch nicht, jedenfalls nicht schnell. Stattdessen begab sie sich auf einen Weg, der neun Monate dauerte – und alle Beteiligten in Staunen versetzte. Ich, zeitweise an ihrem Bett, schrieb auf, was ich hörte und sah. Wurde zur Chronistin dieser neun Monate.

Der Reihe nach.

Der Ort, an dem man eine Nachricht erhält, scheint auch für die Nachricht selbst von Bedeutung zu sein. Von der nicht vorstellbaren Veränderung meiner Mutter im Suq von Marrakesch zu erfahren – in dieser fremden, faszinierenden, verrücktlauten und bunten Welt – machte alles Folgende leicht. Oder besser gesagt: leichter. Niemand weiß, wie es nach dem Tod sein wird. Vielleicht genau so neu.

Der Weg, den meine Mutter einschlug, wurde auch für mich ein „Schulungsweg". Schritt für Schritt nahm sie mich mit – wenngleich nicht bewusst. Wie damals, als ich noch ein Kind war. Was ist dies, was ist das? Aha, ein Baum, ein Tier. Was bedeutet Denkmal? Der Unterschied zu damals war nur, ich merkte, dass ich lernte. Und sie lehrte mich, wenngleich sie die „Hilfebedürftige" war. Wobei das Ordnen ihrer Akten selbstverständlich mir oblag – Anträge, Kostenrechnungen. Der ganze Wust von Bürokratie, der um einen alten Menschen losbricht, wenn er nicht mehr „in der Spur" läuft. Um dessentwillen man das Eigentliche, das einem da so einmalig und bemerkenswert „vorgeführt" wird, übersieht oder vergisst.

Nach dem Anruf flog ich nicht gleich zurück. Die Abweichung von der Norm konnte nicht von Dauer sein, dachte ich. Ein vorübergehender Zustand. Wenn ein Mensch so viele Jahre funktioniert hat, kann man es sich nicht vorstellen, es könne auch mal anders sein. Aber dann, drei Tage später, setzte ein Sog ein, als zöge mich ein Band zu ihr. Die fast dreitausend Kilometer wurden in kürzester Zeit überwunden, per Flugzeug, Auto, Bahn – und dann fand ich sie vor, auf der geriatrischen Psychiatrie eines Hamburger Krankenhauses. Sie war für sich selbst und andere gefährlich geworden. Man musste sie schützen. Man musste ihr helfen.

Die Kommunikation verlief zunächst nicht direkt, sondern über einen therapeutischen Gegenstand, eine Puppe. Innerhalb von ein paar Stunden war sie zur Gefährtin geworden, zur Prophetin, zur Wahrsagerin, zur Übersetzerin. Eine Brücke zur fremd gewordenen Welt. Ein Monster mit Glotzaugen. Ich war erstaunt. Doch dieses kindische Benehmen meiner Mutter war unterfüttert von großen Ideen, von Beobachtungen, die sie machte und von denen sie Kunde gab, über die sie am liebsten gleich einen Artikel geschrieben hätte. Ideen, gespeist aus ihrem medizinischen und heilpädagogischen Wissen und ihrem biographischen Hintergrund. Das kleine Mädchen, eingehüllt in Decken im Pferdeschlitten in einer tief verschneiten schwedischen Winterlandschaft, blickte herein, die Studentin, die Ehefrau des berühmten Schauspielers, die Mutter von fünf Kindern und nicht zuletzt die Therapeutin „ungewöhnlicher Kinder", wie sie ihre Zöglinge nannte, denen sie sprechen, singen und tanzen beibrachte, und über die sie viele Jahre vorher ein Buch schrieb.

Wer kennt seine Mutter?

Als Kind ist sie die Vertraute, dann wird sie zur Fremden und irgendwann, wenn man Glück hat, begegnet man ihr wieder in gegenseitiger Achtung und Anerkennung. Und plötzlich entschwindet dieser vertraute Mensch in ein Irgendwo. Die Sorge, die ich in der ersten Zeit um sie hatte, normalisierte sich, wir fanden ein Pflegeheim. Denn in ihren „alten Zustand" kehrte sie nicht zurück. Das war ihr bewusst, sie nannte sich jetzt Frau Anders. Wer hätte das bestreiten wollen?

Aber sie starb noch nicht und bat auch niemanden darum, ihr Sterbehilfe zu leisten. Auch diesbezüglich hatten ich und alle anderen, die an ihrer Seite waren, Glück. Sie lag auch nicht an Kabel gekoppelt, künstlich beatmet in einem sterilen Raum. Zunächst lief sie sogar noch kleine Spazierwege mit dem Rollator, saß in einem Rollstuhl, lag in einem Bett in einem wohnlich eingerichteten Zimmer mit Bildern an den Wänden und Blumen auf dem Fensterbrett. Im Bett nebenan eine ständig plappernde Nachbarin. Sie bekam Medizin gegen die Schmerzen, sie war nicht krank, ging nur, uralt geworden, Schritt für Schritt auf den Tod zu – und starb. Fast auf den Tag genau neun Monate nach dem Einsetzen der Veränderung.

Niemand wäre auf die Idee gekommen, dieses Leben noch verlängern zu müssen. Aber sie äußerte, wie schon gesagt, auch nicht den Wunsch, es „vor der Zeit" zu beenden. Die Frage nach der Effizienz, die Frage nach dem Sinn, stellte sich ihr nicht. Das Sterben war der Sinn. Ich hatte Glück.

Und sie musste sich gegen niemand verteidigen, weiter leben zu wollen, auch wenn der Autonomieverlust ihr einen berechtigten Platz in unserer Gesellschaft scheinbar absprach. In unserer, auf Effizienz getrimmten, Gesellschaft.

In einer Stellungnahme der Evangelischen Kirche vom Dezember 2014 heißt es: „Wir halten an dem Verbot jeglicher Form organisierter Suizidbeihilfe fest – und respektieren es zugleich, wenn in einzelnen Grenzfällen ein Mensch nach seinem Gewissen für seine Person anders entscheiden zu müssen glaubt. Ein solcher Grenzfall entzieht sich einer rechtlichen Regelung."[1]

Jeder Mensch ist ein Grenzfall. Erst recht, wenn er stirbt. Wenn er über die Grenze geht. Der technische Fortschritt, auch in der Medizin, hat es möglich gemacht, das Leben zu verlängern. In vielen Fällen ein Segen. In anderen Fällen ein Fluch. Der Fluch, um den eigenen Tod betteln zu müssen.

Wenige Tage vor dem Tod meiner Mutter lernte ich umzudenken. Den Wunsch, den ich immer hatte – dass sie am Leben sei, dass es ihr gut gehen möge –, zu „entlassen" und einem anderen Raum zu geben. Den Wunsch, dass sie sterben möge.

---

1  Rat der Evangelischen Kirche Deutschlands: Sterben in Würde – Beihilfe zum Suizid. Eine Stellungnahme des Rates der EKD. S. 17f. https://ekd.de/download/sterben_in_ wuerde_beihilfe_suizid_17_21.pdf (aufgerufen am 23. Mai 2016).

Das vollzog sich nicht von allein, nicht selbstverständlich, nicht ohne Erschrecken. Ich musste mir ein Herz fassen, Mut haben, den Tod zu wollen, ihn als Heilung anzuerkennen.

Später las ich bei Gian Domenico Borasio *Über das Sterben*,[2] dass sowohl die ständige Gabe von Flüssigkeit als auch zusätzlicher Sauerstoff ein Sterben behindert. Ja, sogar erschwert. Ich spürte Erleichterung, anders gehandelt zu haben.

Was wünschen wir uns, Sterbehilfe oder Sterbeverhinderung?

Gewerbsmäßige Sterbehilfe wurde jetzt definitiv verboten, das heißt unter Strafe gestellt in Deutschland. Aber gewerbsmäßige Sterbeverhinderung ist legal. Milliarden werden an Sterbenden, die man nicht sterben lässt, verdient. Aber davon spricht niemand. Die fehlende Anerkenntnis des Todes führt zur Belauerung des Sterbens. Mit guten wie mit schlechten Absichten. Aus Egoismus oder aus Nächstenliebe? Wer wüsste zu beurteilen, welches Motiv hier treibt.

„Wir brauchen ein ergebnisoffenes Beratungsangebot", formulierte der verstorbene Präsident der Bundesärztekammer Jörg-Dietrich Hoppe. Ergebnisoffen. Wer ein paar Kilometer weiter fährt, kann sich umbringen lassen oder sich selbst umbringen, ohne dass ein Gesetzgeber Anstoß daran nimmt. Das war und ist auch bei der Abtreibung so. Auch um das Kommen – oder das nicht Kommen – ist ein Zaun aus Gesetzen gestellt. Wobei über den „Letzten Willen", über Testamente keine Debatten geführt werden. Sie sind von alters her unantastbar. Hier wird keine Kompetenz abgesprochen. Und früher gab der Sterbende auch noch seinen Segen. Dem, der ihn empfangen wollte. Ein Band von Mensch zu Mensch, jenseits aller Worte und Verordnungen.

Der Internist Michael Ridder formuliert: „Nicht Staat und Kirchen, nicht Ärzteschaft und Hospizverbände haben in einem säkularen Gemeinwesen die Richtlinienkompetenz für das ‚gute Sterben'. Vielmehr hat die – bei aller Bedeutung, die dem Dialog und der gemeinsamen Entscheidungsfindung von Patient, Arzt und Angehörigen beizumessen ist – letztlich allein der Sterbende selbst."

Meine Mutter berichtete während sie starb von Menschen, die um ihr Bett standen, von Toten, von Lichtern und Geräuschen, von Stimmen und Meldungen, die sie noch empfing und unbedingt empfangen wollte. Sie sprach von einem Kind, einem Säugling, welches gerettet werden müsse. Und während ihrer letzten drei Tage sprach sie nur noch Schwedisch, ihre Muttersprache.

---

2  Gian Domenico Borasio: Über das Sterben. München 2011.

Ein rätselhafter, absurder, äußerst spannender Weg. Kein selbstbestimmter, aber ein erwarteter, erhoffter und dann segensreich hereingekommener Tod.

Korrespondenzadresse:
Roswitha Quadflieg
Bergstraße 68
10115 Berlin
rquadflieg@t-online.de

Florian Steger

*Für mehr Literatur im Sinne einer verstehenden Medizin!*

Abstract: The relation between medicine and literature dates back to the ancients. From this time on, medicine has been a literary topic and doctors as well as other health professionals have created literature. But what exactly can both, medicine and literature, learn from each other? The following essay aims at answering this question. It focusses on medical humanities as a complement to modern scientific medicine. The Medical Humanities can be understood as a means of achieving an individualised medicine which is centered on the patient. Literature is a key element here: The narrative method can be used to grasp the subjective experience, the wishes and the values of the agents in the medical context. A narrative medicine can thus be seen as an indispensable feature of a truly individualised medicine. The narrative element should therefore play an important role in medical education.

Auf den ersten Blick scheint es, als hätten Medizin und Literatur einander wenig zu sagen. Die moderne Medizin ist in erster Linie ein wissenschaftliches und hochtechnisiertes Unterfangen, das kaum Nähe zu einem künstlerischen Schaffen aufweist. Sieht man genauer hin, zeigt sich aber, dass der Medizin ein narratives Element innewohnt. In der Kommunikation zwischen Patient und Behandelnden spielen Erzählungen eine Rolle. Zugleich geht es in der Medizin um Fragen, die das Menschsein als solches berühren: Gesundheit, Krankheit, Schmerz, Leiden, Geburt und Tod. Hierbei handelt es sich um alltagsweltliche Erfahrungen, die auch in der Literatur thematisiert werden. Zudem werden auch Erfahrungen mit der Medizin als gesellschaftlichem Teilbereich, also die Begegnung mit ihren Vertretern und Institutionen, literarisch verarbeitet.[1] Seit der Antike gab es Ärzte, die

---

[1] Dietrich von Engelhardt: Geleitwort. In: Bettina von Jagow, Florian Steger (Hg.): Literatur und Medizin. Ein Lexikon. Göttingen 2005, Sp. 1–6.
  Maximilian Schochow und Giovanni Rubeis danke ich dafür, dass sie mein Manuskript in bewährter Weise durchgesehen haben.

sich literarisch betätigten und Schriftsteller, die sich mit medizinischen Themen befassten. Diesen Berührungspunkten und Wechselwirkungen zwischen Medizin und Literatur soll im Folgenden nachgegangen werden: Zunächst wird ein Blick auf die moderne, naturwissenschaftlich fundierte Medizin und die anthropologische Kritik an dieser geworfen. In einem weiteren Schritt ist das Konzept der Medical Humanities Gegenstand. Anschließend wird anhand von literarischen Beispielen die Funktion von Literatur und Medizin beschrieben. In weiterer Folge wird der Frage nachgegangen, wer die Literatur in diesem Wechselverhältnis schafft. Abschließend wird für eine Stärkung der Medical Humanities in Deutschland plädiert.

Naturwissenschaftliche Medizin

In der griechischen Antike werden mit dem Corpus Hippocraticum nicht mehr göttliche Gesundheits- und Krankheitskonzepte verfolgt, sondern es wird nach natürlichen Ursachen für die Wahrung von Gesundheit und die Entstehung von Krankheit gefahndet. Es waren dies Naturanalogien, die von kosmologischen und anthropologischen Vorstellungen gleichermaßen geprägt waren. Mit der naturwissenschaftlichen Revolution vollzog sich dann ein weiterer epochaler Schritt, der sich als eine Abwendung von der Humoralpathologie und eine Hinwendung zum Experiment beschreiben lässt. Seit den 1830er Jahren kann man *cum grano salis* davon ausgehen, dass in der Medizin ein naturwissenschaftliches Gesundheits- und Krankheitskonzept bestimmend war. Diese auf Zell-Zell-Kontakte ausgerichtete Perspektive prägt bis heute die moderne Medizin. Man denke nur an die umfangreichen Forschungen zu Signaltransduktionsmechanismen in der Molekularen Medizin.

In der Vormoderne bestand ein umfassendes, an der Diätetik orientiertes und von der Humoralpathologie geprägtes Verständnis von Gesundheit und Krankheit. Diätetik ist hier als *modus vivendi* (life style) anzusehen.[2] In diesem Zusammenhang wurde großer Wert auf die Umwelt gelegt, so gibt es in der Schriftengruppe des Corpus Hippocraticum mit „De aere, aquis, locis" eine eigene

---

[2] Klaus Bergdolt: Leib und Seele. Eine Kulturgeschichte des gesunden Lebens. München 1999.

Abhandlung, in welcher dieses thematisiert wird. Dieser Gedanke, die Umweltbeziehungen in das Verständnis von Gesundheit und Krankheit einzubeziehen, hat in den modernen Biowissenschaften im Konzept der Epigenetik wieder Einzug gehalten. In einem solchen umfassenden Verständnis von Gesundheit und Krankheit war der beste Arzt zugleich Philosoph, wofür der griechische Begriff *iatrophilosophos* steht. Diese Vorstellung dürfte all denen vorschweben, die heute wieder nach einem philosophischen Grundlagenstudium (Philosophicum) der Medizin verlangen.[3]

Philosophie meinte vor allem auch epikureische Lebenswirklichkeit. Die in der griechischen Antike begründete und in der Folge ausdifferenzierte und weitergetragene Humoralpathologie wird dann in der historischen Folge von der Solidarpathologie zu verdrängen gesucht. Dies scheiterte allerdings: Zu verworren und vielschichtig waren die unterschiedlichen Ansprüche. Erinnert sei zumindest schlaglichtartig an die wesentlichen Konzeptionen des 17. Jahrhunderts und deren prominente Vertreter: Iatrochemie (Thomas Willis, 1621–1675), Iatrophysik (Friedrich Hoffmann, 1660–1742), Iatrodynamik (Georg E. Stahl, 1659–1734) und Iatromorphologie (Giovanni Morgagni, 1682–1771). Um 1800 greift Christoph Wilhelm Hufeland (1762–1836) die Diätetik in seiner *Makrobiotik oder Die Kunst das menschliche Leben zu verlängern* (1795) wieder auf, wenn er Gesundheit, Fitness und Diät als zeitlose Trias herausstellt. Tatsächlich abgelöst wird diese auf Säften beruhende Konzeption (Humoralpathologie) nach mehr als 2000 Jahren kulturhistorischem Bestand durch die naturwissenschaftliche Orientierung in der Medizin, welche spätestens mit Rudolf Virchow (1821–1902) und seiner *Cellularpathologie* (1858) als durchgesetzt anzusehen ist. In der naturwissenschaftlich ausgerichteten Medizin wurden quantifizierte Befunde erhoben, und kranke Menschen wurden anhand ihrer Messwerte verglichen. Das Experiment wurde eingeführt, und natürliche Prozesse im Körper wurden als kausal erklär- und vorhersagbar verstanden.[4]

---

[3] Walter Hubertus Krause: Philosophikum für Mediziner. Würzburg 2016; Thomas Bohrer; Michael Schmidt, Gernot Rüter, Johann-Heinrich Königshausen: Medizinstudium: Die Schwester der Medizin. In: Deutsches Ärzteblatt 107 (2010), S. A2591.

[4] Constantin Goschler: Rudolf Virchow. Mediziner – Anthropologe – Politiker. Köln 2002; Volker Hess: Der wohltemperierte Mensch. Fiebermessen in Wissenschaft und Alltag 1850–1900. Frankfurt a.M., New York 2000.

## Kritik an naturwissenschaftlicher Medizin

Diese Ausrichtung auf die Zelle und später auf die molekularen Strukturen bedeutete zugleich, dass immer stärker fokussiert wurde. Zellularstrukturebenen traten in den Vordergrund. Es wurde auf Molekularstrukturen gesehen. Letztlich wurde das Ganze aus dem Blick verloren. Im Fokus standen künftig und stehen bis heute zum großen Teil biologische Mechanismen, die weniger auf die sozialen Dimensionen des Menschseins abheben. Individuelles Leiden kann aber nicht vollumfänglich durch Messwerte erfasst werden. So fehlen die persönlichen Wertvorstellungen und Wahrnehmungen, nicht zuletzt die Erzählungen von Krankheitserfahrungen. Somit fehlt eine anthropologische Dimension der Medizin. Diese Entwicklung weg vom Ganzen hin zum Speziellen hat sich mit der Wende zur Zellularpathologie vollzogen. In diesem Zusammenhang wird daher oft von einer individualisierten Medizin gesprochen.[5] Gemeint ist eine biologisch stratifizierte Medizin, die durch Kohortenbildung beziehungsweise Zuordnung definiert ist. Diese Form der individualisierten Medizin setzte spätestens Mitte des 19. Jahrhunderts ein. Aber auch heute wird die individualisierte Medizin thematisiert. So versteht man darunter in erster Linie eine pharmakogenetische Forschungsrichtung, die auf individuell maßgeschneiderte Therapieansätze oder auf die prognostische Ermittlung eines individuellen Risikoprofils zielt. Eine an den individuellen Bedürfnissen des einzelnen Patienten ausgerichtete Handlungswissenschaft ist damit nicht gemeint. Zu einer Individualität im vollen Sinn gehört auch der Aspekt der Personalität. Dieser wird von der angesprochenen individualisierten Medizin nicht erfasst.

Die Tendenz zu einer immer größeren Spezialisierung ist – auch im 19. Jahrhundert – nicht ohne Kritik geblieben. So bringt es Ernst Schweninger (1850–1924), der Leibarzt Otto von Bismarcks (1815–1898), mit folgenden Worten auf den Punkt: „Die Wissenschaft des Arztes tötet seine Humanität".[6] In diesem Zusammenhang kann es nicht verwundern, dass die Anthropologische Schule Heidelbergs – und um zwei prominente Namen zu nennen: Viktor von Weizsäcker (1886–1957) sowie Karl Jaspers (1883–1969) – in gewisser Weise als Gegenpol zur spezialisierten Medizin – oder verbindlicher ausgedrückt als notwendige Erweite-

---

[5] Florian Steger: Individualisierte Medizin. Einige Anmerkungen aus medizinethischer Perspektive. In: Florian Steger (Hg.): Medizin und Technik. Risiken und Folgen technologischen Fortschritts. Münster 2013, S. 89–103.

[6] Ernst Schweninger: Der Arzt. Frankfurt a.M. 1906, S. 45f.

rung – hierzu die anthropologische Medizin entwickelt hat.⁷ In der Heidelberger anthropologischen Tradition stehen subjektives Erleben und Erfahren (pathisches Moment) sowie die soziale Dimension von Krankheit (Technikkritik) im Mittelpunkt.⁸ Karl Jaspers widmet diesem Thema in seiner *Allgemeinen Psychopathologie* ein eigenständiges Kapitel „Stellungnahme des Kranken zur Krankheit".⁹ Am Beispiel der psychischen Erkrankung untersucht er das jeweils unterschiedliche Erleben von Krankheit für den Patienten und den Arzt. Jaspers sieht in der Fähigkeit des Arztes, die Perspektive des Patienten einnehmen zu können, den Schlüssel zu einer verstehenden Medizin.

Es braucht noch viele Jahre, bis es schließlich 1977 zu der wichtigen Arbeit in der Zeitschrift *Science* von George L. Engel (1913–1999) kommt, in welcher er für das Verstehen von Gesundheit und Krankheit ein biopsychosoziales Modell fordert.¹⁰ Auch wenn diese Arbeit und das Plädoyer für ein biopsychosoziales Modell Einlass in viele Vorlesungen und Bücher gefunden hat, sollte dies nicht über die tatsächliche Handlungspraxis in der modernen Medizin hinwegtäuschen, die *de facto* doch weit von einer Integration verstehender Ansätze in beschreibende biowissenschaftliche Konzeptionen entfernt ist. Bis zu einer tatsächlichen Integration dürfte es noch ein langer und mühseliger Weg sein. Dabei wird auch das Verhältnis von Literatur und Medizin interessant, wobei hier Literatur in einem weiten Sinn (*life writing*) verstanden wird. Besondere Ansprüche an Ästhetik sind damit nicht verbunden, aber auch nicht ausgeschlossen. Narrative können naturwissenschaftliche beziehungsweise sozialwissenschaftlich quantifizierende Medizin in sinnvoller Weise erweitern, insofern das Erleben des Menschen, die Innenperspektive und damit auch ein Einblick in die prägenden Werte, eingeholt werden. Ästhetisierte Literatur vermag freilich auch einen wichtigen Beitrag zu leisten, und damit können diese Schreibverfahren an die Seite der quantifizierenden Bestrebungen treten – ganz im Sinne einer individualisierten Medizin.

---

7   Steger: Individualisierte Medizin (Anm. 5).
8   Fernando Lolas Stepke: The medizinische Anthropologie of the Heidelberg School. Implications for bioethics. In: Jahr 6 (2015), S. 9–28.
9   Karl Jaspers: Allgemeine Psychopathologie. Berlin 1913, S. 345ff.
10  George L. Engel: The need for a new medical model: a challenge for biomedicine. In: Science 196 (1977), S. 129–136.

## Anthropologie in Literatur

Die Literatur kann mit ihrem Potential des künstlerischen Ausdrucks einen wesentlichen Beitrag dazu leisten, Gesundheit und Krankheit in ihrer Relativität zu begreifen und damit für ein biopsychosoziales Modell einzutreten. Gemeint ist das international etablierte Feld der „Medical Humanities", das in Deutschland völlig unbegründet ein Schattendasein fristet.[11] Im Sommer 2014 hat sich in La Villa im Rahmen einer Sommerakademie der Studienstiftung[12] Luise Claaß um eine Beschreibung dieses Feldes verdient gemacht. Demnach wird in den Medical Humanities versucht, Kunst und im Besonderen Literatur, mit Medizin beziehungsweise medizinischer Ausbildung zu verbinden. Dabei geht es einerseits darum, wie die Beschäftigung mit der Literatur dem Behandlungsteam helfen kann, ein tieferes Verständnis für die Personalität des kranken Menschen zu entwickeln. Andererseits geht es um die Kunst als Medium der Kreativität. Wichtig ist hier der thematische Bezug zu existentiellen Fragen, die in der Medizin vorkommen.[13] Mithilfe der Medical Humanities lässt sich eine objektiv-wissenschaftliche Sicht durch einen mehr geistigen, integrativen Zugang zu Krankheit, Schmerz, Tod und Gesundheit erweitern. In diesem Zusammenhang gilt es thesenhaft festzuhalten: Die Literatur hat für die Medizin ein Potential im Sinn der sprechenden Medizin, indem Erzählungen von Krankheitserfahrungen (*illness narratives*) beziehungsweise besser Welterfahrungen den Blick ergänzen, die Relativität der Medizin als Teil der Welt und der Menschheit vor Augen zu führen.

So lässt sich rasch fragen, was faszinierend an der Medizin für die Literatur ist. Dabei geht es vor allem um die Grenzfragen des Seins und generell die anthropologischen Fragen, welche in der Medizin aufgeworfen werden. Zu klären ist auch, welchen Nutzen beziehungsweise welches Potential Literatur beziehungsweise Schreiben je an sich für die Betroffenen, aber auch für die Health Professionals hat. Hieran schließt sich sogleich die Frage an, ob man solches überhaupt fordern darf.

---

[11] Vgl. auch meine Antrittsvorlesung als Leibniz-Professor 2014: Florian Steger: Braucht die Medizin Künste, und brauchen Künste Medizin? In: Friederike Buchholz, Martin Schlegel (Hg.): Leibniz Lectures. Jahrbuch 2015. Leipzig 2016 [im Druck].

[12] Die Diskussionen in der von mir mit Pascal Fischer geleiteten Arbeitsgruppe „Medical Humanities" haben mir, auch für diesen Aufsatz, viele Anregungen gegeben. Ich möchte mich an dieser Stelle dafür herzlich bei den Stipendiatinnen und Stipendiaten sowie bei Pascal Fischer bedanken.

[13] Vgl. den Beitrag von Anita Wohlmann in diesem Band.

Es dürfte relativ unstrittig sein, die Literatur als eine Erweiterung der naturwissenschaftlichen Perspektive zu verstehen. So haben etwa *illness narratives* ein Potential im Sinn der sprechenden Medizin. Darüber hinaus kommt es durch und mit Literatur zu einer Vergewisserung. Es wird eine Reflexion eingeleitet, welche Zeit benötigt. Individualität wird an den Schnittstellen des Lebens von Gesundheit und Krankheit modellhaft vor Augen geführt. Sogleich können Gesundheit und Krankheit in ihrer Relativität erkannt werden.

Funktionen von Literatur und Medizin

Literatur und Medizin haben verschiedene Funktionen.[14] Sie haben das Potential anzuhalten sowie zu entschleunigen. Man kommt zum Nachdenken und erkennt manche Alltäglichkeit, aber auch manchen Missstand. Schließlich kann Literatur auch aufklären, wenn man nur an die Funktion von Kinder- und Jugendbüchern im Umgang mit Gesundheit und Krankheit denkt. Literatur hat ganz im Sinn von Siegfried Kracauer (1889–1966) seismographische Funktion, nimmt also die Wogen und Wellen des Alltags regelrecht auf und bildet diese in ihrer eigenen Form respektive Sprache wieder ab. Der Psychiater und Medizinethnologe Arthur Kleinman (geb. 1941) hat 1988 darauf hingewiesen, dass Gesundheit und Krankheit abhängig vom jeweiligen Bezugsrahmen sind, also abhängig von einem theurgischen, naturwissenschaftlichen oder indigenen Bezugssystem.[15] Eben diese Abhängigkeiten sind in reicher Vielfalt in der Literatur entsprechend geborgen. Insofern ist Literatur geeignet für interkulturelle Sensibilität einzutreten. Hierfür gibt es zahlreiche Beispiele. Ein besonderer Text sei an dieser Stelle hervorgehoben, da er belegt, inwieweit das Verständnis von Gesundheit und Krankheit kulturell bedingt ist: *The*

---

[14] Dietrich von Engelhardt: Medizin und Literatur in der Neuzeit – Perspektiven und Aspekte. In: Deutsche Vierteljahrsschrift für Literaturwissenschaft und Geistesgeschichte 52 (1978), S. 351–380; Dietrich von Engelhardt.: Medizin in der Literatur der Neuzeit. I. Darstellung und Deutung. Hürtgenwald 1991; Dietrich von Engelhardt.: Medizin in der Literatur der Neuzeit II. Bibliographie der wissenschaftlichen Literatur 1800–1995. Hürtgenwald 2000; Bettina von Jagow, Florian Steger: Was treibt die Literatur zur Medizin. Göttingen 2009. Vgl. darüber hinaus die Beiträge in Bettina von Jagow, Florian Steger (Hg.): Literatur und Medizin. Ein Lexikon. Göttingen 2005.

[15] Arthur Kleinman: The illness narratives: suffering, healing, and the human condition. New York 1988.

*Spirit Catches You and You Fall Down* von Anne Fadiman. Es geht um eine Flüchtlingsfamilie aus Laos und deren kleine Tochter Lia Lee. Sie leidet an einem ernsten Anfallsleiden (Epilepsie). Die Hmong-Familie trifft nun in einem Bezirkskrankenhaus in Kalifornien auf ein modernes naturwissenschaftlich geprägtes Verständnis dieses Anfallsleiden. Dabei bringt die Hmong-Familie ein traditionelles Verständnis aus ihrem Bezugsrahmen mit. Erinnert sei in diesem Zusammenhang, dass das Verstehen dieses Anfallsleiden auch im europäischen Raum eine reiche kulturhistorische Tradition hat. Die dem Corpus Hippocraticum zuzuschreibende Schrift *De morbo sacro* stellt hier einen Meilenstein dar, insofern als hier gegen den populären Glauben des göttlichen, dämonischen Eingreifens und für das Fahnden nach natürlichen Ursachen argumentiert wird. Wenn auch beide Parteien das Beste für das Mädchen wollen, bleibt doch ein interkulturell bedingtes Unverständnis. Dieses Buch ist ein vieldiskutiertes Zeugnis medizinischer Anthropologie, das für ein größeres Verständnis verschiedener kultureller Einflussräume wirbt. Ein kurzes Textzeugnis hieraus sei noch zitiert:

> (...) symptoms as *qaug dab peg*, which means 'the spirit catches you and you fall down.' (...) In Hmong-English dictionaries, *qaug dab peg* is generally translated as epilepsy. (...) On the one hand, it is acknowledged to be a serious and potentially dangerous condition. (...) On the other hand, the Hmong consider *qaug dab peg* to be an illness of some distinction. (...) fit for divine office. Hmong epileptics often became shamans. (...) they have the power to perceive things other people cannot see, as well as facilitating their entry into trances, a prerequisite for their journeys into the realm of the unseen.[16]

In der Literatur ist vieles geborgen.[17] Diese Reichhaltigkeit soll im Folgenden an Textbeispielen aus unterschiedlichen Kontexten deutlich werden.

Man kann aus der Literatur viel lernen; beispielsweise hat der Psychiater Hans-Jürgen Möller (geb. 1945) gemeinsam mit dem Literaturwissenschaftler Gerhard Köpf (geb. 1948) die *ICD-10 literarisch* herausgebracht,[18] die Psychopathologie der ICD-10 in der Literatur nachvollzogen und dabei das Potential aufgezeigt,

---

[16] Anne Fadiman: The Spirit Catches You and You Fall Down. A Hmong Child, Her American Doctors, and the Collision of Two Cultures. New York 1997, S. 20f.

[17] Vgl. die Beiträge in dem seit 2007 fortlaufend von Florian Steger (bis 2012 gemeinsam mit Bettina von Jagow, ab 2016 gemeinsam mit Christa Jansohn) herausgegebenen Jahrbuch Literatur und Medizin. Heidelberg 2007ff.

[18] Gerhard Köpf, Hans-Jürgen Möller: ICD-10 literarisch. Ein Lesebuch für die Psychiatrie. Wiesbaden 2006.

wie Studierende und auch Assistenzärztinnen und -ärzte über literarische Texte Psychopathologie, oder weiter gefasst Sensibilität für Werte und Einstellungen, studieren können.[19] Demnach sei der Nutzen von Literatur für Ärztinnen und Ärzte klar:

> (…) dass er sich mit der zum Teil subtilen bzw. sensiblen Darstellung psychiatrischer Symptome bzw. der möglichen Ursachen psychiatrischer Erkrankungen in der Literatur beschäftigt und dadurch seine eigene Sensibilität für die psychischen Veränderungen seiner Patienten und sein Einfühlungsvermögen im Hinblick auf mögliche Verursachungen verbessert.[20]

Und in der Tat gibt es erste empirische Bestätigungen dieser These. In diesem Zusammenhang ist an psychopathologische Schreibweisen zu denken, wie diese beispielsweise bei Italo Calvino (1923–1985) in *Se una notte d'inverno un viaggiatore* (1979), deutsch: *Wenn ein Reisender in einer Winternacht* (1989) erhalten sind. Calvino schildert, wie sich ein amerikanischer Professor auf einer Feier einer Studentin annähert. Seitdem hat er das Gefühl, dass andere davon wissen und sein Verhalten missbilligen. Vor dem Hintergrund solider Psychopathologiekenntnisse beschreibt Calvino mit der Figur des Professors eine Erkrankung aus dem schizophrenen Formenkreis, welche man an diesem literarischen Textstück meisterhaft studieren kann:

> Als ersten Eindruck müßte das Buch vermitteln, was ich empfinde, wenn ich ein Telefon klingeln höre. Ich sage ‚müßte', weil ich bezweifle, daß geschriebene Worte auch nur einen Bruchteil davon wiedergeben können: Es genügt keineswegs zu erklären, daß meine Reaktion eine Ablehnung ist, eine Flucht vor diesem aggressiven und bedrohlichen Rufen, aber auch ein Gefühl von Dringlichkeit, von unerträglichem Druck, ja von Nötigung, das mich drängt, dem Befehl des Klingeltons zu gehorchen und hinzustürzen, um zu antworten, selbst wenn ich sicher bin, dadurch nichts als Unannehmlichkeiten und Ärger zu bekommen. (…) Oder auch auf der Straße, wenn ich unterwegs bin und höre Telefone in fremden Häusern klingeln; sogar wenn ich in fremden Städten bin, in Städten, wo niemand von meiner Anwesenheit weiß, sogar dann denke ich, wenn ich's irgendwo klingeln höre, für den Bruchteil einer Sekunde, der Anruf könnte für mich sein (…), und dauernd höre ich irgendwo ein Telefon klingeln (…) und denke: ‚Da ist ein Anruf, der mich verfolgt,

---

[19] Shannon L. Arntfield, Kristen Slesar, Jennifer Dickson, Rita Charon: Narrative medicine as a means of training medical students toward residency competencies. In: Patient Education and Counselling 91 (2013), S. 280–286.
[20] Köpf, Möller: ICD-10 literarisch (Anm. 18), S. 19.

da sucht sich jemand im Straßenverzeichnis alle Nummern der Chestnut Lane raus und ruft ein Haus nach dem anderen an, um zu sehen, wo er mich erreicht'.[21]

Oder man denke an verschiedene psychopathologische Schreibweisen für Suchterkrankungen:[22] Hans Fallada (1893–1947) bietet in *Der Trinker* ein Studierobjekt für die Alkoholerkrankung:

> Ich habe natürlich nicht immer getrunken, es ist sogar nicht sehr lange her, dass ich mit Trinken angefangen habe. Früher ekelte ich mich vor Alkohol; allenfalls trank ich mal ein Glas Bier. Wein schmeckte mir sauer, und der Geruch von Schnaps machte mich krank. Aber dann kam eine Zeit, da es mir schlecht zu gehen anfing.[23]

Stefan Zweig (1881–1942) führt uns in der *Schachnovelle* ein Beispiel für die Spielsucht vor:

> ‚Aber jetzt müssen Sie allein gegen ihn spielen!' (…) Der Fremde, der merkwürdigerweise noch immer angestrengt auf das schon abgeräumte Schachbrett starrte, schrak auf, da er alle Blicke auf sich gerichtet und sich so begeistert angesprochen fühlte. (…) ‚Auf keinen Fall, meine Herren', stammelte er sichtlich betroffen. ‚Das ist völlig ausgeschlossen (…).'[24]

Irvine Welsh (geb. 1957) gibt einen drastischen Einblick in die Welt der stoffgebundenen Süchte, der Drogen:

> Ja, aber das ist doch n Scheißleben, Mann. Is doch eigentlich überhaupt kein Leben, oder? Wenn de krank bis, Mann (…) das ist doch das letzte vom letzten (…) die Knochen tun einem weh (…) das Gift, Mann, das reine Gift (…) Erzähl mir bloß nich, das willste alles wiederhaben, das is doch totaler Blödsinn.[25]

Wer sich mit literarischen Texten, aber auch mit anderen Künsten, auseinandersetzt, gewinnt ein Gefühl für die subtilen, oft sensiblen Darstellungen, die meistens

---

[21] Italo Calvino: Wenn ein Reisender in einer Winternacht. München, Wien 1983, S. 157, 159f.
[22] Florian Steger: Medien, Sucht und Kultur. Das Potential medialer Repräsentationen von Sucht für das Verständnis psychopathologischer Phänomene. In: Fundamenta Psychiatrica 17 (2003), S. 53–57.
[23] Hans Fallada: Der Trinker. Berlin 1950, S. 5.
[24] Stefan Zweig: Schachnovelle. Frankfurt a.M. 1974, S. 42f.
[25] Irvine Welsh: Trainspotting. Berlin 1999, S. 153.

in den Zwischentönen enthalten sind.[26] Von literaturwissenschaftlicher Seite ist an dieser Stelle oft der Hinweis zu hören, Literatur müsse bestimmten ästhetischen Ansprüchen genügen, um eben diese Funktion erfüllen zu können: So habe sie eine eigene Sprache für Tod und Trauer.[27] Bemerkenswert umgesetzt ist dies in dem Gedicht *Death be not proud* (nach 1631) von John Donne (1572–1631):[28] "Death be not proud (…) nor yet canst thou kill me. (…) death thou shalt die."[29] Eindrucksvoll ist diese eigene Sprache auch in der Demenz-Literatur, vor allem in J. Bernlefs (1937–2012) fiktiven Roman *Hersenschimmen* (1984), deutsch: *Hirngespinste* (= *Bis es wieder hell wird*, 1989), in welchem er aus der Ich-Perspektive von der Demenzerfahrung berichtet, also völlig anders, als dies in Arno Geiger (geb. 1968): *Der alte König in seinem Exil* (2011), in einem Erlebnisbericht eines Angehörigen in seiner Beziehung zum Vater möglich werden kann. Bei Bernlef können freilich Demenzerfahrungen wesentlich freier und eindrücklicher dargestellt werden, da der Betroffene selbst inszeniert wird. Und dennoch lässt sich bezweifeln, dass die Ästhetik eine Bedingung an die Literatur sein muss, welche im Rahmen einer Ausbildung von Ärztinnen und Ärzten nötig ist. Es ist fraglich, ob Genrefragen und vertiefte Kenntnisse der Historizität wirklich im Vordergrund didaktischer Überlegungen stehen sollen, oder ob es nicht vielmehr um die Bezüge zur Lebenswelt in solchen Texten geht.

Wer schreibt?

Wer schreibt in diesem reichen Wechselverhältnis von Literatur und Medizin? Wer schafft diese Literatur? Es sind zahlreiche Schriftstellerinnen und Schriftsteller zu nennen, die sich intensiv mit den Grenzerfahrungen des Lebens und damit mit Gesundheit und Krankheit beschäftigt haben. Man kann hier regelrecht von einer Polyphonie sprechen. Dies umso mehr, bedenkt man welche unterschiedliche Sozialisation die einzelnen Akteure haben. Entsprechend verschieden sind Inhalte und Formen und entsprechend unterschiedlich sind auch Lebenswelt und Ästhetik aus-

---

[26] Rita Charon: Literature and Medicine. Origins and Destinies. In: Academic Medicine 75 (2000), S. 23–27.
[27] Sarah Webster Goodwin, Elizabeth Bronfen (Hg.): Death and Representation. Baltimore 1993.
[28] Vgl. den Beitrag von Carmen Birkle in diesem Band.
[29] Tomichan Matheikal: English Poetry. From John Donne To Ted Hughes. New Dehli 2007, S. 7.

geprägt. Solche Literatur, die zur Ausbildung von Ärzten eingesetzt wird, kann einen Teil zu einer humanen Medizin beitragen. Wer hier allerdings grundsätzlich ein hohes ästhetisches Vermögen als Bedingung setzt, verkennt die Lernziele, welche mit dem Einsatz dieser Literatur in der Medizin verbunden sind. Denn es geht freilich primär um lebensweltliche Dichte und damit um Werte. Es geht um Innenperspektive und Reichtum an Erfahrungen. Schließlich geht es auch um Kritik und Distanz, also das Vermögen, einen Schritt zurückzutreten vom Geschehen, um über die Alltäglichkeit der medizinischen Handlungspraxis nachzudenken. Hierzu kann ästhetisch anmutende Literatur hilf- und lehrreich sein; die Ästhetik ist aber nicht Bedingung, um diese Lernziele zu erreichen. Es wird auch hier um die Vielstimmigkeit solcher Literatur gehen, die einmal ästhetisch aufgeladener und einmal reicher an Alltagserfahrungen daherkommt und schließlich auch beides miteinander verbinden kann.

Literaten mit medizinischem Interesse

Zuerst sind in diesem reichen Betätigungsfeld Literaten zu nennen, die mit Medizin an sich im Grunde nichts zu tun haben, die dieses Feld von Gesundheit und Krankheit aber thematisieren. Zu denken ist hier an Ingeborg Bachmann (1926–1973) und ihr Werk *Malina*, Ulrike Draesner (geb. 1962) und an ihren Gedichtband *gedächtnis-schleifen*[30] oder an Thomas Mann (1875–1955) und seinen Roman *Der Zauberberg*.

Ärzteliteraten

Zunächst ist die große Gruppe der Ärzteliteraten zu nennen, welche ästhetisch anspruchsvolle und ebenso erfahrungs- beziehungsweise lebensweltlich satte Literatur hinterlassen haben, die auf der einen Seite Medizin explizit (Gottfried Benn, 1886–1956 oder Hans Carossa, 1878–1956) und auf der anderen Seite nicht einmal implizit (Marie Frischauf, 1882–1966 oder Jens Petersen, geb. 1976) verhandeln.

---

[30] Bettina von Jagow, Florian Steger: Bilder des Menschen zwischen Selbstbestimmung und Fremdsteuerung: Ulrike Draesners autopilot-Gedichte In: Bettina von Jagow, Florian Steger (Hg.): Repräsentationen. Medizin und Ethik in Literatur und Kunst der Moderne. Heidelberg 2004, S. 51–65.

Natürlich sind zahlreiche prominente Namen zu nennen, spricht beziehungsweise schreibt man über Literatur von Ärzten: Friedrich Schiller (1759–1805), Justinus Kerner (1786–1862), Georg Büchner (1813–1837), Arthur Schnitzler (1862–1931), Alfred Döblin (1878–1957) oder Gottfried Benn (1886–1956), alle sind diese schreibende Ärzte oder Literaten mit ärztlicher Sozialisation.[31] Zumindest ein literarischer Eindruck sei an dieser Stelle gestattet, und zwar von Kerner aus seinen zwölf Gedichten für Singstimme und Klavier, die sich im op. 35 von Robert Schumann (1810–1856) wiederfinden. Ein Gedicht aus dem Jahr 1840 verdient eine ausführliche Wiedergabe. Es wird hier deutlich, dass Gesundheit und Krankheit in ihrer jeweiligen Bestimmung auch eine Frage der Perspektive umfasst:

> Wer machte dich so krank?
>
> Daß du so krank geworden,
> Wer hat es denn gemacht? –
> Kein kühler Hauch aus Norden,
> Und keine Sternennacht.
>
> Kein Schatten unter Bäumen,
> Nicht Glut des Sonnenstrahls,
> Kein Schlummern und kein Träumen
> Im Blüthenbett' des Thals.
>
> Kein Trunk vom Felsensteine,
> Kein Wein aus vollem Glas,
> Der Baumesfrüchte keine,
> Nicht Blume und nicht Gras.
>
> Daß ich trag' Todeswunden,
> Das ist der Menschen Thun;
> Natur ließ mich gesunden,
> Sie lassen mich nicht ruhn.[32]

Bei der Ärzteliteratur ist auch zu denken an Richard von Volkmann (1830–1889), der 1872 die Listersche antiseptische Methode in Deutschland einführte und von

---

[31] Harald Salfellner (Hg.): Mit Feder und Skalpell. Grenzgänger zwischen Medizin und Literatur. Prag 2014.
[32] Justinus Kerner: Die Dichtungen des Justinus Kerner. Stuttgart, Tübingen 1834, S. 35.

dem unter dem Pseudonym Richard Leander die Sammlung von Kunstmärchen *Träumereien an französischen Kaminen* (1871) als Bestseller erschienen ist.[33] Auch Zahnärzte schreiben Literatur; so ist beispielsweise Josef Winkler (1881–1966) zu erwähnen, der mit *Der tolle Bomberg* (1923) seinen Durchbruch hatte.

Die Literatur von Ärzten ist reichlich und trifft nicht immer jeden ästhetischen Anspruch, aber häufig ist solches literarisches Schaffen nah am Menschen, gesättigt von Erfahrungen in der Auseinandersetzung mit Menschen. Ein gutes Beispiel hierfür sind die Arbeiten von Jörg Pönnighaus (geb. 1947). 25 Jahre war er Krankenhausarzt, dann Leiter einer großen Abteilung in Afrika (Sambia, Malawi, Tansania), und schließlich ist er wieder nach Plauen zurück ins Vogtlandklinikum gekehrt.[34] In seiner Zeit in Deutschland hat Pönnighaus ein Gedicht geschrieben, das sich in dem Gedichtband *Skizzen einer Zeit* befindet; dieses Beispiel zeigt gut, was Literatur vermag und warum es sinnvoll ist, diese seismographische Funktion immer wieder in Erinnerung zu rufen:

> Ihr Mann ist 95
> ‚Wie die Menschen/ mit ihren Partnern umgehen,/ wenn die alt und vergesslich/ und störrisch werden …
> wie es den Alten/ in den Pflegeheimen ergeht …
> nein',/ sagt Frau K,/ ‚unsere Zivilisation ist gnadenlos geworden.
> Wir wissen noch gar nicht,/ wie wir/ mit diesem Übermaß/ an alten Menschen/ umgehen sollen.
> Nein,/ biblisches Alter/ ist kein Segen mehr!'[35]

Zudem hat Pönnighaus tagebuchartig von seiner Arbeit als Arzt in Tansania erzählt,[36] so dass man hier tiefe Einblicke aus dieser ihn prägenden Zeit gewinnen kann. Durch die Beschäftigung mit seiner Arbeit lässt sich interkulturelle Sensibilität entwickeln, auch durch ein Verständnis für die humanitäre Arbeit in einem erschwerenden Umfeld, für Verantwortung und Menschlichkeit. Es handelt sich

---

[33] Maximilian Schochow, Florian Steger: Zwischen Traum und Wirklichkeit. Der Literat und Chirurg Richard von Volkmann-Leander (1830–1889). In: Jahrbuch Literatur und Medizin 7 (2015), S. 113–134.
[34] http://poennighaus-lyrik-afrika.de (aufgerufen am 15. April 2016).
[35] Jörg M. Pönnighaus: Skizzen einer Zeit. Gedichte. Oberhausen 2013, S. 111. Siehe auch Jörg M. Pönnighaus: Reisen zum Ende der Welt. Gespräche mit Sterbenden. Oberhausen 2014.
[36] Jörg M. Pönnighaus: Bei abnehmendem Mond. Aufzeichnungen aus dem Lugala-Krankenhaus in Tansania. Oberhausen 2013.

hier um individuelle, erfahrungsgesättigte Geschichten im Umgang mit Menschen – und dies aus der Feder eines Arztes (*life writing*). Insofern sind seine Arbeiten in Bezug auf Fragen interkultureller Sensibilität von großem Wert.

Schließlich ist zu denken an den Ärzteliteraten Uwe Tellkamp (geb. 1968), der, 2004 durch den Ingeborg Bachmann-Preis ausgezeichnet, nicht zuletzt durch den großen Wenderoman *Der Turm* (2008) hervorgetreten ist. Generell kann man festhalten, dass die Gruppe der Ärztinnen und Ärzte mit der Literatur, aber auch mit den anderen Künsten eng vergesellschaftet ist.

Bisher sind nur männliche Namen gefallen, wenn es um Ärzte ging, welche literarisch aktiv waren. Dies hat primär seinen Grund im späten Zugang der Frauen zum Studium der Medizin.[37] Eine der wenigen Ärztinnen, die Literatur geschaffen haben, ist Annemarie Wettley (1913–1996). Sie hat 1947 mit *Vertauschbares Dasein* einen Roman vorgelegt, in welchem sie über ihre Erfahrungen als Ärztin in der Psychiatrie nachdenkt.[38] Ferner ist die Zahnärztin Maria van Look (1909–1994) zu nennen, welche dem Freiburger Schriftsteller Reinhold Schneider (1909–1958) nahestand. Diese Freundschaft verarbeitete sie in den beiden Monographien *Jahre der Freundschaft mit Reinhold Schneider* (1965) und *Franz Anton Mesmer/Reinhold Schneider* (1969). Und schließlich ist zu erwähnen Melitta Breznik (geb. 1961), die als Leitende Ärztin für Individuelle Psychotherapie in einer Schweizer Klinik arbeitet und von der mittlerweile mehrere Bände mit Erzählungen sowie die beiden Romane *Nordlicht* (2009) und *Der Sommer hat lange auf sich warten lassen* (2013) vorliegen. Alle thematisieren Medizin, wenn überhaupt, nur indirekt beziehungsweise implizit, vielmehr geht es um grundsätzliche Fragen des Menschseins vom Suchen, Verabschieden und Sich-Erinnern, es werden zentrale Fragen der Normierung und des Verhältnisses von Individuum und Gesellschaft gestellt.

In einem eigenen Forschungsprojekt wird von uns die Historische Bibliothek des Bundesverbandes deutscher Schriftstellerärzte e.V. in Bad Nauheim (1985) erschlossen.[39] Es handelt sich mit 2.500 Büchern um die größte Spezialbibliothek von Ärzteliteratur, die Bestände seit dem 18. Jahrhundert mit einem Schwerpunkt in der

---

[37] Florian Steger: Ärztinnen als Literatinnen. In: Jahrbuch Literatur und Medizin 3 (2009), S. 175–183.

[38] Florian Steger: Annemarie Wettleys (1913–1996) Werk als Schriftsteller-Ärztin. In: Jahrbuch Literatur und Medizin 3 (2009), S. 187–219.

[39] Silke Albrecht, Florian Steger: Albrecht von Haller bis Gottfried Benn – Drei Jahrhunderte Medizin und Literatur. Die Bibliothek des Bundesverbandes deutscher Schriftstellerärzte e.V. In: Jahrbuch Literatur und Medizin 5 (2012), S. 221–239.

Mitte des 20. Jahrhunderts umfasst; sie wird fortlaufend erweitert. In dem Erschließungsprojekt wurden 730 Autoren gesichtet, von denen 488 Ärzte sind, dabei überwiegt der männliche Anteil mit 435. Als häufigste Fachgruppen sind Innere Medizin, Chirurgie und Allgemeinmedizin zu nennen. Es begegnen Lyrik, Prosa (Kurzgeschichten, Erzählungen), aber kaum das Drama als Genre. Thematisch kreist viel um den ärztlichen Alltag (fiktional, faktual, autobiographisch), und es geht um Spiritualität (Krankheit, Sterben, Tod). Was bewegt gerade Ärzte dazu, literarisch kreativ zu sein? Diese Frage berührt sicherlich die grundsätzliche, warum der Mensch schreibt. Eine erste Antwortnäherung an diese Frage: Die tagtägliche Auseinandersetzung mit ontologischen Fragen führt bei Ärzten zu einer Innerlichkeit, welche regelrecht nach Expressivität und Ausdruck verlangt.

Sodann stellen sich weitere Fragen, beschäftigt man sich mit Ärzteliteraten: Lässt sich an seinem Werk erkennen, ob hier ärztliche Erfahrungen bearbeitet werden? So ist das Werk von Hans Carossa stark von seiner ärztlichen Sozialisation geprägt. Oder drückt sich hierdurch eine Ambivalenz zwischen ärztlicher und schriftstellerischer Identität aus? Wie sind die Leben dieser Ärzteliteraten verlaufen? Hans Carossa, Anton Noder (1864–1936) und Alfred Döblin sind parallel zum ärztlichen Beruf literarisch tätig. Carossa gelingt die reine Konzentration auf die Schriftstellerei erst sehr spät in seinem Leben (1941). Beschäftigen Ärzteliteraten bestimmte Identitätsfragen? Aus der Gruppe dieser Ärzteliteraten hervorzuheben ist noch Max Mohr (1891–1937), in Würzburg geboren, seit 1920 als Arzt tätig, der 1934 als Jude Deutschland verlassen musste und nach Shanghai emigrierte.[40] Zuvor hatte er in den 1920er Jahren großen Erfolg als Bühnenromancier. 1922 hatte er seinen literarischen Durchbruch mit dem Bühnenstück *Improvisationen im Juni*, stand mit den künstlerischen Größen der Zeit in intensivem Kontakt, so mit Bruno Frank (1887–1945), Heinrich George (1893–1946), D.H. Lawrence (1885–1930), Max Reinhardt (1873–1943) oder Paul Wegener (1874–1948). Im Exil versuchte Mohr, Verbindungen zu Intellektuellen und Künstlern zu halten, so auch zu Thomas Mann. Mohr tat sich nicht leicht damit, Bindungen einzugehen, aufzubauen und diese dann auch noch zu pflegen. Er war geprägt von einem steten Drang auszubrechen: Er suchte nach Freiheit von seinem ärztlichen Beruf, Freiheit von seiner Familie, um literarisch arbeiten zu können und um sein Leben in Ungebundenheit gestalten zu können. Freiheit war ihm die liebste Muse. Mit seinen gesellschafts-

---

[40] http://maxmohr.uni-halle.de (aufgerufen am 14. April 2016).

sowie zivilisationskritischen Themen lag er ganz im Trend der Zeit. Als Ärzteliterat hat Mohr ein beachtliches internationales intellektuelles Netzwerk aufgebaut, von dem dessen Korrespondenz Zeugnis ablegt.[41]

Abschließend ist noch Hermann Lingg (1820–1905) zu erwähnen, der immerhin in einem dreibändigen Epos *Die Völkerwanderung* Gründe für den Niedergang einer Kultur angeführt hat. Ärzteliteraten schreiben meist kurze Formen, ein Epos ist äußerst selten.[42] Schon dieser kurze Einblick kann die Reichhaltigkeit und auch die Vielseitigkeit zeigen, wenn es um Literatur und Medizin, wenn es um die Frage geht, wer hier in diesem Bereich schreibt. Es gibt also reichlich Möglichkeiten, Texte auszuwählen – und dies sowohl in ästhetisch anmutender wie in lebensweltlich satter Form.

Betroffene

Schließlich und drittens ist die Gruppe der Betroffenen (Patienten, Angehörige) zu erwähnen, welche Medizin an sich erfahren (haben). Besonders eindrücklich ist hier Wolfgang Herrndorf (1965–2013) hervorzuheben, der 2010 an einem Glioblastom erkrankt ist und seine Erfahrungen und Erlebnisse nahezu täglich in einem Blog veröffentlicht hat. Aus der Gruppe der Betroffenen sind, um zwei Beispiele zu geben, Arno Geiger mit *Der alte König in seinem Exil* und David Rieff (geb. 1952) mit *Tod einer Untröstlichen* zu nennen. Der Sohn Susan Sontags (1933–2004) schildert hier, wie seine Mutter, die nach einer frühen Erkrankung an Brustkrebs, nach einem Gebärmuttersarkom, 2004 an den Folgen einer Leukämie starb, diese Zeit erlebte – und dies in eindrücklicher Weise „(…) am Übergang vom autonomen Erwachsenen zum infantilisierten Patienten (…)".[43] Hervorzuheben ist sicherlich auch Charlotte Link (geb. 1963) mit ihrem Tatsachenbericht *Sechs Jahre. Der Abschied von meiner Schwester* über die schwere Erkrankung ihrer Schwester. Link reflektiert darin ihre Erlebnisse und Erfahrungen, welche sie beziehungsweise ihre Schwester mit der Medizin machen musste.[44]

---

[41] Florian Steger unter Mitarbeit von Ralf Beer und Thomas Cronen (Hg.): Max Mohr (1891–1937). Korrespondenzen. Heidelberg 2013.
[42] Florian Steger unter Mitarbeit von Nicole Brummer: Hermann Lingg: „Das Krokodil von Singapur" und Münchens „Krokodile". In: Salfellner: Mit Feder und Skalpell (Anm. 31), S. 167–179.
[43] David Rieff: Tod einer Untröstlichen. München 2009, S. 75.
[44] Charlotte Link: Sechs Jahre. Der Abschied von meiner Schwester. München 2014.

## Für mehr Literatur – für einen literarischen Kanon in der Medizin

In Deutschland gibt es keinen ausgeprägten Bereich der Medical Humanities. Es gibt keine Narrative Medicine Courses. Es gibt bisher kein Konzept der Narrativen Medizin (Rita Charon),[45] das im Curriculum etabliert wäre. Hier besteht dringender Nachholbedarf. In den USA ist es üblich, dass sich Studierende mit diesen Konzepten näher auseinandersetzen.[46] Warum? Weil genau in diesen literarischen Formen diese Normierungsfragen mit lebensweltlicher Erfahrung angereichert werden. Narrative führen Individualität an den Schnittstellen des Lebens vor Augen und vermitteln Einblick in die Innenperspektive der Betroffenen.[47] Es wird dezidiert eine subjektive Perspektive eingenommen, in welcher Normierungsfragen mit lebensweltlicher Erfahrung diskutiert werden. So erfolgen ein Einblick in den Wertehorizont sowie eine Sensibilisierung für Historizität und Kontingenz.

Das kann man beispielsweise auch an den Texten von David Rieff zeigen. Ein Beispiel aus *Tod einer Untröstlichen* kann dies dokumentieren. Diese Zeilen berühren einen einmal mehr, da hier in Literatur geborgen ist, was sich jeden Tag in den Praxen und auf Station ereignet, wofür aber nur schwer Worte zu finden sind. Denn wir haben eine andere quantifizierte Sprache, und alles, das nicht in diese Quantifizierung passt, kann man nur schwerlich formulieren.

> Von niemandem, nicht einmal von jemandem, der die Vernunft so liebte (und die Berufung auf das Subjektive so verabscheute) wie meine Mutter, kann man erwarten, dass er bis zum Äußersten rational bleibt. (...) Doch auch wenn sie wusste, dass sie an einer tödlichen Krankheit litt, und trotz ihrer zweifellos sorgfältigen Recherchen, verirrte auch sie sich, wie fast alle Patienten, im dichten Nebel der medizinischen und biologischen Terminologie und dem noch dichteren Nebel am Übergang vom autonomen Erwachsenen zum infantilisierten Patienten, der nur noch aus Bedürftigkeit, Angst und Schmerz besteht. (...) Wie viele Ärzte sprach er [Dr. A] mit uns, als hätte er Kinder vor sich, aber ohne die Behutsamkeit, mit der ein verständiger Erwachsener im Umgang mit Kindern seine Worte wählt. Statt dessen hielt er uns eine Vorlesung. Weder meine Mutter noch ich unterbrachen ihn.[48]

---

[45] Rita Charon: Narrative Medicine. Honoring the stories of illness. Oxford 2008.
[46] Arntfield et al.: Narrative medicine (Anm. 19).
[47] Florian Steger: Wozu narrative Ethik in der Medizin? In: Jahrbuch Literatur und Medizin 2 (2008), S. 185–198.
[48] Rieff: Tod einer Untröstlichen (Anm. 43), S. 41, 75, 15.

Wer Szenen dieser Art in Erinnerung hat, ob als Betroffener, Angehöriger, praktizierende Ärztin oder als Angehöriger einer anderen Berufsgruppe, die damit viel zu tun hat, weiß genau, worum es hier geht. Einen Schritt weiter ist Wolfgang Herrndorf mit seinem Blog gegangen. Nachzulesen ist seine Form der Auseinandersetzung nun in Buchform.[49] Was ist passiert? Wolfgang Herrndorf ist schwer an einem Glioblastom erkrankt. Herrndorf weiß, es bleiben ihm jetzt ein bis eineinhalb Jahre Zeit, länger sicher nicht, und er entwickelt einen Blog. Darin kommuniziert er jeden Tag seine Erlebnisse, seine Erfahrungen und lässt damit Gesundheit sowie Krankheit und sein Erleben sowie seine Erfahrungen in das Wohnzimmer des Nächsten hinein. Überall dort, wo man einen Internetzugang hat, konnte man sein Leid und sein Glück miterleben. Medizin für alle, Medizin in der Mitte der Gesellschaft, persönlich und voll der Werte – wie auf der Opernbühne, in der Kunstsammlung oder im Konzert. Erschütternd ist vielleicht schon, dass, wenn man das Nachwort liest, auf expliziten Wunsch von Herrndorf, genau beschrieben ist, wie er sich suizidiert hat. Aber das ist eben auch ein Teil, der zur *Ars moriendi* gehört.

Die Auseinandersetzung mit Literatur kann zu mehr Empathie und zu mehr Menschlichkeit in der Medizin beitragen. Prozesshaftes Lesen wie Schreiben kann durch Anteilnahme an der Erfahrungsperspektive der Akteure die Introspektionsfähigkeit, die emotionale Anteilnahme am Gegenüber fördern. Es geht auch um eine Sensibilisierung für die Herausforderungen in der Auseinandersetzung mit dem sozialen Umfeld, nicht zuletzt um eine Sensibilisierung für Fragen der Interkulturalität. So kann im Prozess des auseinandersetzenden Lesens beziehungsweise vielleicht auch Schreibens Erkenntnis gestiftet, Autonomie und letztlich Sinn gefördert werden. Von dieser prozesshaften Auseinandersetzung im Lesen beziehungsweise Schreiben gleich auf therapeutische Konzepte zu schließen, sehe ich kritisch. So bedürfen in diesem Zusammenhang angeführte Begriffe wie Bibliotherapie, Graphotherapie oder Poesietherapie, die man mittlerweile auch als Titel von Büchern liest, erst einmal ein wissenschaftstheoretisches Fundament, bevor von einer Theorie die Rede sein kann. Hier ist Zurückhaltung eine Tugend.

Der Nutzen der Humanities in der medizinischen Ausbildung versteht sich vor allem in der Entwicklung und Verbesserung von Kernkompetenzen (Kommunikationsfähigkeit, Einfühlungsvermögen, Selbstreflexion), wie sie auch Rita Charon – Pionierin des Forschungsfeldes der Narrativen Medizin – hervorhebt:

---

[49] Wolfgang Herrndorf: Arbeit und Struktur. Berlin 2013.

> Literary texts have been found to be rich resources in helping medical students and doctors understand pain and suffering; literary methods of close reading have been helpful in training doctors and doctors-to-be in the fundamental skills of interpreting clinical stories (...).[50]

Insofern ist ein literarischer Kanon in der Medizin dringend wünschenswert, der verbindlich wird für die medizinische Ausbildung. Leitendes Moment der Textauswahl sollte hierbei die lebensweltliche Dichte der Texte sein, nicht so sehr die Ästhetik (*life writing*). Je mehr Menschliches in den Texten enthalten ist, die alle Grenzfragen unseres Seins aufwerfen, desto besser ist ein solcher Text für einen Einsatz im Sinn der Narrative Medicine geeignet. Lebenswelt pur transportiert in literarischer Form zeigt in besonderer Weise Handlungsmodelle für gutes und richtiges Leben, an dem man sich orientieren kann – als Mensch in der Welt. Hier kann man durchaus darüber nachdenken, ob eine enge Begrenzung auf Literatur sinnvoll ist oder vielleicht eine Erweiterung angemessen ist hin zu einem Kanon der Künste in der Medizin.

## Conclusio

Das Wechselverhältnis von Medizin und Literatur ist für beide Seiten produktiv. Die Medizin bietet der Literatur ein reiches Feld an existentiellen Themen und lebensweltlichen Erfahrungen. Die Literatur bietet vor allem einen auf das Subjekt zentrierten Blick. Somit ermöglicht sie es, den Menschen in seiner Personalität zu erfassen. Dieser Aspekt ist für die moderne Medizin von besonderer Bedeutung. Als naturwissenschaftliche und hochtechnisierte Medizin läuft sie Gefahr, den Menschen aus dem Blick zu verlieren. Ihre Methodik führt dazu, den Patienten primär über seine biomedizinischen Daten zu definieren. Mithilfe der Medical Humanities lässt sich dieser Entindividualisierung entgegenwirken. Eine vermehrte Verwendung von Narrativen ergänzt die naturwissenschaftliche Methodik und erfasst das subjektive Erleben des Patienten, seine Werte und Wünsche. Es geht um narrative Medizin, die an die Seite der evidenzbasierten Medizin treten muss, um dem Menschen gerecht zu werden. Wie ein Mensch Medizin erlebt und erfährt, bleibt bei einer rein naturwissenschaftlichen Herangehensweise auf der Strecke. Das darf nicht

---

[50] Charon: Literature and Medicine (Anm. 26), S. 23.

sein. Zweifelsohne lohnt es sich für Auszubildende und Professionals sich mit Literatur beziehungsweise Künsten auseinanderzusetzen, um Raum zu schaffen für das Gegenüber, um in die Rollen zu schlüpfen, Gefühle zu erleben und nachzuempfinden, wie es dem anderen gehen mag.[51] Hier können die Künste, vor allem die Literatur, einen sehr großen und wichtigen Beitrag leisten, auch zur Förderung von Empathie und nicht zuletzt um zu mehr Menschlichkeit in der Medizin beizutragen.

Korrespondenzadresse:
Prof. Dr. Florian Steger
Universität Ulm
Institut für Geschichte, Theorie und Ethik der Medizin
Parkstraße 11
89073 Ulm
florian.steger@uni-ulm.de

---

[51] Arntfield et al.: Narrative Medicine (Anm. 19).

III. Rezensionen

*Bozena Anna Badura: Normalisierter Wahnsinn. Aspekte des Wahnsinns im Roman des frühen 19. Jahrhunderts.* Gießen: Psychosozial-Verlag 2015. ISBN 978-3-8379-2440-4. 259 Seiten. € 32,90.

Bozena Anna Badura untersucht in ihrer am germanistischen Institut in Mannheim entstandenen Dissertation die Funktion des Wahnsinns im literarischen Kontext des frühen 19. Jahrhunderts, einen Zeitraum, der eine Umbruchphase im Verständnis von *Wahnsinn* darstellt. Sieht die Aufklärung den Wahnsinn noch als Gegenbegriff der rationalen Urteilskraft, erlangt er bis zum Ende des 19. Jahrhunderts Kultstatus. Die Anfänge einer diesbezüglich positiven Konnotation werden in vier kanonischen Werken untersucht: Johann Wolfgang von Goethes *Wilhelm Meisters Lehrjahre* (1795/96), Joseph von Eichendorffs *Ahnung und Gegenwart* (1805), E.T.A. Hoffmanns *Die Elixiere des Teufels* (1815/16) und Eduard Mörikes *Maler Nolten* (1832). Dabei handelt es sich um epochenübergreifende Bildungs- oder Entwicklungsromane. Anhand überzeugender Interpretationsstrategien stellt Badura in dieser programmatisch-literaturwissenschaftlichen Arbeit dem Schrecken des Wahnsinns dessen Faszination gegenüber. Auch hebt sie die Ambivalenz von Krankheit und schöpferischer Erkenntniskraft hervor. Der Fokus liegt dabei auf den intra- und außertextuellen Funktionen der *wahnsinnigen* Romanfiguren. Somit nimmt sich die Autorin in der hier zu rezensierenden Arbeit einem Forschungsdesiderat an, welches sie mit ihrer systematischen Funktionsanalyse dezidiert füllt. Sie trägt wesentlich dazu bei, die Relationen und Grenzen zwischen Wahnsinn, Vernunft und Normalität im Rahmen der literarischen (künstlerischen) Präsentation auch aus interdisziplinärer Perspektive voranzutreiben. Dies ist vor allem vor dem Hintergrund eines anhaltenden, fächerübergreifenden Interesses am Phänomen des Wahnsinns hervorzuheben.

Badura gliedert ihre Arbeit in acht Kapitel. In der Einleitung (13–39) setzt sie mit Ausführungen zum Funktionsbegriff und ausgewählter Forschungsliteratur den theoretischen Rahmen, nicht ohne auch den Begriff der *Liminalität* – die Verschiebung im Diskurs von Wahnsinn und Normalität – zu erläutern. Im zweiten Kapitel (41–72) folgt eine Einführung zum Wahnsinn im historischen sowie fächerübergreifenden Überblick. Anschließend (73–105) werden die Figuren des Wahnsinns aus den ausgewählten Romanen sowie die Ursachen ihres Wahnsinns vorgestellt. Im Zentrum des vierten Kapitels (107–152) steht die funktionsorientierte Analyse der wahnsinnigen Figuren bezüglich ihres Einflusses auf den Plot und auf die anderen Figuren. Darauf folgt im fünften Kapitel (153–185) Baduras Untersuchung des Wahnsinns als Instrument der Kritik unter textexternen Gesichtspunkten. Um die Beziehung zwischen Text, Kontext und Leser näher zu untersuchen, folgt im sechsten Kapitel (187–228) eine wirkungsästhetische Funktionsanalyse. Badura fasst jeweils nach dem vierten, fünften und sechsten Kapitel ihre Zwischenergebnisse prägnant zusammen. Die Autorin thematisiert im vorletzten Kapitel (229–236) den Beitrag, den die wahnsinnigen Figuren hinsichtlich der anwachsenden Billigung des Wahnsinns sowohl im Text als auch in der außertextuellen Realität leisten. In einem Ausblick (237–242) verweist die Autorin auf die Ausdifferenzierung der wahnsinnigen Figuren in der Gegenwartsliteratur, in Film und Fernsehen.

Drei wahnsinnige Figuren stechen in Goethes *Wilhelm Meisters Lehrjahre* hervor: der Harfner Augustin, der nach einer begangenen Sünde (Inzest) dem Wahnsinn verfällt; seine Schwester und gleichzeitig Geliebte Sperata, bei der der Wahnsinn als Folge eines Traumas auftritt; und die selbstzerstörerische, unglücklich verliebte Schauspielerin Aurelie. Bei den besagten Figuren ist der Wahnsinn mit Liebe, Leidenschaften und den daraus folgenden Schuldgefühlen verknüpft. Eichendorffs Zeitroman *Ahnung und Gegenwart* weist weit mehr Figuren auf, die durch eine Affinität zum Wahnsinn und Narrentum gekennzeichnet sind, darunter der melancholische Waise Rudolf, die reiche Witwe, die von Zigeunern entführte Erwin[e] und der irrende Ritter. Die „Darstellung und Entfaltung der Ursachen des Wahnsinns" (93) stehen bei Hoffmanns zweiteiligem Roman *Die Elixiere des Teufels* im Zentrum. Der Wahnsinn in Zusammenhang mit den Leidenschaften auf der einen und dem Teuflischen auf der anderen Seite, zeigt sich in den Figuren des Protagonisten Medardus, seinen Halbbruder und Doppelgänger Grafen Viktorin und in der Figur des Hermogen. Es sei vor allem Mörikes Zeitroman *Maler Nolten*, in dem sich die eingangs erwähnten Rehabilitationstendenzen der wahnsinnigen Figuren, hier die an Minderwertigkeitsgefühlen leidende, den Freitod wählende Agnes, die familiär vorbelastete, einst entführte Zigeunerin Elisabeth und die aus unglücklicher Liebe leidende Constanze, deutlich zeigen.

Die wahnsinnigen Figuren erweisen sich laut Badura auf der Handlungsebene als „polyfunktionalistisch" (151), das heißt, sie übernehmen positiv besetzte Aufgaben, die sich oft in Form von Hilfestellungen und Warnungen zeigen. Der Wahnsinn sei darüber hinaus „ein wichtiger Faktor der Reflexion und der Selbstfindung" (151). Diese handlungsorientierten Funktionen der Wahnsinnigen werden von Badura nicht nur werkübergreifend mit Textstellen belegt, auch Georg Simmels *Theorie des Dritten* sowie Jacques Lacans *Spiegelstadium* und der *Diskurs des Anderen* werden in die Untersuchung einbezogen.

Badura argumentiert, dass die „Instrumentalisierung des Wahnsinns zur Kritikausübung" (159) als eine „[ästhetische] Funktion der Literatur" (155) verstanden werden kann, die sich insbesondere in der romantischen Literatur zeigt. Das Hauptaugenmerk legt die Autorin auf die Kritikausübung in Form von Anspielungen bezüglich des adeligen Bildungsideals. Aus ihrer Untersuchung geht hervor, dass die wahnsinnigen Figuren „im Sinne des Bürgertums agieren" (187) und ihre Bildungsinteressen unterstützen. Dieser Befund erlaubt laut Autorin „nicht nur ihre Rehabilitation, sondern lässt sie auf der Seite des Bürgertums erscheinen" (185).

Die Einstellung des Lesers kann durch didaktische Wirkungen des literarischen Textes fortwährend beeinflusst werden. Bezug nehmend auf die Theorie der Wirkungsästhetik von Wolfgang Iser, thematisiert Badura den Aspekt der informativen, der emanzipatorischen und der sanktionierenden Funktion. So kann der Leser beispielsweise einen Einblick in die Krankheitsbilder und Behandlungsmethoden des Wahnsinns erhalten. Mit diesen Funktionalisierungen verdeutlicht die Autorin, „dass der Wahnsinn seine Unerklärlichkeit [für den Leser] verliert" (193).

Aus dem Korpus ihrer Primärliteratur leitet Badura konzeptuelle Zusammenhänge und Überschneidungen zum figurengebundenen Wahnsinn ab und verweist sowohl auf intertextuelle Bezüge als auch auf autobiografische Interpretationsansätze. So werden Aspekte des Wahnsinns im Roman des frühen 19. Jahrhunderts herausgearbeitet, wodurch der Leserschaft ein Zugang zum Wahnsinnsverständnis dieses Untersuchungszeitraums verschafft werden kann.

Rezensiert von: Christiane Vogel (Halle/Saale)

*Stella Bolaki: Illness as Many Narratives. Arts, Medicine and Culture. Edinburgh: Edinburgh University Press 2016. ISBN 978-1474402422. 264 Seiten. £ 70.*

Stella Bolaki verortet ihre Monographie in den Medical Humanities und untersucht Krankheitserzählungen beziehungsweise *illness narratives* anhand unterschiedlichster Kunst- und Medienformen, die – so eine der Thesen – bislang wenig Aufmerksamkeit in den Medical Humanities gefunden haben. Mit dem Titel *Illness as Many Narratives* nimmt Stella Bolaki Bezug zu der in den Medical Humanities geäußerten Kritik, dass Narrative oder Erzählungen einen normativen, überbewerteten und daher inflationären Status eingenommen haben. Statt jedoch Narrative hinter sich zu lassen und Ausdrucksformen jenseits des Narrativen in den Fokus zu nehmen, will Bolaki Narrative im Grenzbereich zwischen visuellen, performativen und haptischen Medien untersuchen und auf diese Weise das interdisziplinäre Feld der Medical Humanities um nicht-literarische Kunstformen erweitern. Bolaki verfolgt dabei zwei Ziele: Erstens, die Dezentralisierung der literarischen Form als Paradigma in den Medical Humanities und damit die Etablierung eines inklusiveren Kanons. Und zweitens, die Erschließung neuer Zugänge zu Krankheitserfahrungen durch eine Öffnung der Kategorie Narrative hin zu photographischen Porträts, Künstlerbüchern, Performancekunst, Theater, Film, Animation und den Möglichkeiten des Web 2.0, wie Twitter, Facebook, Blogs und Online-Foren.

Einige Anmerkungen vorweg zu den Thesen, die Bolaki in ihrer Einleitung vorstellt. Bolakis' Beobachtung, dass sich der Kanon der Medical Humanities bislang zu stark auf das klassische Literaturformat beschränkt hat, ist treffend. Dennoch lassen sich in zahlreichen britischen und amerikanischen Medical Humanities-Masterprogrammen auch Bestrebungen feststellen, neben Literatur auch Performancekunst, Tanz, Malerei, Graphic Novels und viele weitere crossmediale Repräsentationsformen einzubeziehen. Vor dem Hintergrund dieser Entwicklungen gewinnt Bolakis' Untersuchung an Aktualität und Dringlichkeit. Denn die methodischen Zugänge in den Medical Humanities sind in der Tat bislang stark an Narrativen orientiert und somit ist eine Öffnung und Erweiterung, wie Bolaki sie verfolgt, sinnvoll und zukunftsweisend. Eine weitere These von Bolaki lautet, dass sich die Textauswahl in den Medical Humanities hauptsächlich auf medizinische Themen oder das Arzt-Patienten-Verhältnis beschränke und dass sich durch die pädagogische Ausrichtung der Medical Humanities eine reduzierende, weil zweckorientierte Herangehensweise an künstlerische Texte und Medien herausgebildet habe. Diese Kritik, dass die Geisteswissenschaften durch den Anwendungsbezug auf die klinische Praxis zu sehr im Dienste der Medizin(ausbildung) stünde, berührt einen zentralen Punkt in Diskursen innerhalb der Medical Humanities. Ebenso wird immer wieder gefragt, welcher theoretische und methodische Mehrwert sich für die Geisteswissenschaften durch den interdisziplinären Austausch mit der Biomedizin ergibt. Hier leistet Bolakis' Untersuchung einen wichtigen Beitrag, denn sie fragt zum einen, wie die Künste und Medienwissenschaften ihre Methoden und Ansätze durch einen Dialog mit den Medical Humanities ausweiten können. Zum anderen erweitert Bolaki mit ihrer Untersuchung das methodische Repertoire der Medical Humanities, indem sie fragt, welche „Arbeit" Krankheitserzählungen leisten, und zwar auf persönlicher, ästhetischer, kultureller und politischer Ebene.

In sechs Kapiteln widmet sich die Autorin crossmedialen Kunstwerken, die sich mit Krebs, Lebererkrankungen, dem sogenannten chronischen Erschöpfungssyndrom und der psychischen Gesundheit auseinandersetzen. Auf drei Kapitel möchte ich an dieser Stelle exemplarisch näher eingehen.

Die photographischen Porträts der britischen Künstlerinnen Jo Spence und Sam Taylor-Wood verhandeln Brustkrebserfahrungen, die Bolaki mit den autobiographischen Arbeiten von Audre Lorde und Diane Price Herndl in Dialog bringt. Im Dialog mit Jo Spence' Arbeiten aus den 1970er Jahren erschließt Bolaki Sam Taylor-Woods photographisches Werk, das bislang vor dem Hintergrund zeitgenössischer Kunstpraktiken und der Postmoderne diskutiert wurde, als mehrdeutige und potenziell radikale Quelle für die Medical Humanities, in der Bild und Narration zusammentreffen. Die narrative Dimension dieser Bilder manifestiert sich für Bolaki auf unterschiedlichen Ebenen: in den Bildunterschriften, in den Texten der Bilder selbst, in dem narrativen Potenzial, das durch Interpretation freigesetzt wird, sowie in dem Dialog, in den die Bilder eintreten, wenn mehrere Werke einer Künstlerin zeitlich kontextualisiert oder in einen Dialog mit anderen visuellen oder narrativen Werken gebracht werden. Obwohl Taylor-Woods Werke kein lineares oder geschlossenes Narrativ anbieten (und Taylor-Wood klarstellt, dass ihre Werke deshalb auch so schwierig zu betrachten sind), sieht Bolaki eine Möglichkeit, Taylor-Woods Bilder als "many narratives" zu diskutieren, indem sie auf Roland Barthes' *Konzept der Narreme und Biographeme* verweist. Aus dieser Perspektive stehen sinnliche Assoziationen und ein innerer Bilderfluss in einem dynamischen Wechselverhältnis zu nicht-linearen, fragmentierten Narrativen. Indem Bolaki Taylor-Woods Bilder auch vor einem kunsthistorischen, feministischen und politischen Hintergrund bespricht, stellt sie heraus, dass rein narrativ-orientierte Ansätze und eine medizinethische Perspektive zu kurz greifen, um die Radikalität dieser Werke zu erfassen.

Die Künstlerbücher der Amerikanerin Martha Hall thematisieren Krankheitserfahrungen nicht nur auf ideeller Ebene sondern stellen auch die Materialität und Körperlichkeit dieser Themen in den Vordergrund. In Halls Künstlerbüchern erlangen medizinische Begriffe wie Naht, Operation und Narbe eine fühlbare Dimension und machen die Erzählung ihrer Krankheitserfahrung wortwörtlich und in individueller Interaktion mit ihren Künstlerbüchern erlebbar. Hall, die 2003 an Brustkrebs starb, nutzte ihre Künstlerbücher auch als interaktives Medium, um mit ihren Ärzten einen alternativen Raum der Kommunikation zu öffnen, wie zum Beispiel in *Voices*, in dem sie dokumentiert, wie fünf ihrer Ärzte sie über ihre erneute Krebserkrankung informierten.

Die animierten Dokumentationsfilme des britischen Projekts *Animated Minds* (2003) nutzt Bolaki, um die ästhetischen Eigenschaften dieser teils narrativen, teils visuellen, metaphorischen, akusmatischen und auf Kollaboration und Ko-Konstruktion beruhenden Repräsentationsform herauszuarbeiten. Thematisch behandeln die Filme Zwangsstörungen, autoaggressives Verhalten, das Asperger-Syndrom und bipolare Störungen. Bolaki untersucht diese Filme mit Hilfe kunstästhetischer Begriffe wie Metamorphose, Verfremdung, Voice und Exzess, und zeigt wie diese Werke eine eigene Welt erschaffen und somit Erfahrungen und Gefühlen Ausdruck verleihen, die sich mit Worten allein nicht darstellen lassen.

In den weiteren Kapiteln bespricht Bolaki die Arbeiten des Performancekünstlers Guillermo Gómez-Peña, Wim Wenders Dokumentation *Nick's Film/Lightning over Water* (1979/80) sowie Lisa Krons Theaterstück *Well* (2004), bevor sie in ihrem Schlusswort kontroverse Krankheitserzählungen in den Social Media anreißt.

In ihrer nuancierten und komplexen Diskussion der einzelnen Fallstudien versucht Bolaki die künstlerischen Werke nicht zu kategorisieren oder auf ihren Nutzen im Rahmen der Medical Humanities zu reduzieren. Vielmehr bieten die Werke Anlass zur kritischen Reflexion und zeigen den Wert einer multi-methodischen Herangehensweise, in der die Mehrdeutigkeit und Komplexität der Werke immer wieder neu entstehen und somit das radikale Potenzial cross-medialer Kunst erkennbar wird. Um dem inflationären Gebrauch des Narrativbegriffs entgegenzuwirken, wäre es vielleicht hilfreich gewesen, in der Einleitung insbesondere die Grenzbereiche des Narrativen (wie zum Beispiel Gerald Princes Konzept des *Disnarrated*) zu definieren. Teilweise reicht Bolaki diese terminologische Konkretisierung dann aber in Bezug auf ihre Fallanalysen nach. *Illness as Many Narratives* ist deshalb ein wichtiger und äußerst spannender Beitrag zur narrativ-basierten Forschung in den Medical Humanities.

Rezensiert von: Anita Wohlmann (Mainz)

*Helen Buchinger: Arztfiguren und Therapieformen in Goethes Faust. Mit einem Vorwort von Maja Fischer und Stefan Grosche. Kassel: AQUINarte 2015. ISBN 978-3-933332-78-3. 144 Seiten. € 15.*

Das literarische Werk Johann Wolfgang von Goethes erreichte in der über achtzig Jahre andauernden Lebenszeit des Dichters eine beachtliche Größe. Noch heute dient es der kontinuierlichen wissenschaftlichen Anschauung.

Die wissenschaftliche Literatur, die sich der Betrachtung und Erforschung des Werks Goethes widmet, ist bis heute auf eine unübersichtliche Anzahl von Veröffentlichungen angewachsen. Immer noch werden einzelne Gegenstände und Themen untersucht, die noch keine oder zu geringe Aufmerksamkeit in der Wissenschaft erfahren haben.

Die Ärztin Helen Buchinger hat sich einer Untersuchung der Arztfiguren und Therapieformen im wohl bekanntesten Werk des Dichters, dem *Faust*, gewidmet und hierbei eine noch offen gebliebene Lücke in den zahlreichen Betrachtungen des Werks geschlossen.

In der Publikation werden die Arztfiguren Faust, Mephistopheles, Chiron, Wagner und zugehörige Therapieformen vor dem wissenschaftshistorischen Weltbild Goethes, der Zeit der Aufklärung zwischen dem 18. und 19. Jahrhundert, interpretiert, wobei gleichzeitig Analogien zu aktuellen Themen der modernen Medizin gezogen werden und die Relevanz für den zeitgenössischen Arzt und Wissenschaftler aufgezeigt wird.

Hierbei wird von Buchinger zunächst gesondert auf den biographischen Bezug des Dichters zur Medizin und Wissenschaft seiner Zeit sowie die persönliche Pathographie Goethes hingewiesen. Es wird insbesondere der Bezug Goethes zur zeitgenössischen Medizin, seine eigenen Anstrengungen als Naturwissenschaftler und seine eigene Art des Umgangs mit Gesundheit und Krankheit in übersichtlicher Form dargestellt.

Danach werden die vier Arztgestalten Faust, Mephistopheles, Chiron und Wagner der Reihe nach gesondert betrachtet. Die Therapien der Arztfiguren folgen jeweils auf die Besprechungen der Figuren. Bei allen Ausführungen werden zunächst die für die Untersuchung relevanten Textstellen zitiert. Ausgehend vom Text unternimmt Buchinger umfangreiche, aber auch ungeordnete Exkurse, bei denen die Bedeutung des Textes vor den medizin-, kultur-, gesellschaftshistorischen und noch viel weiterführenden Hintergründen interpretiert wird. Unter anderem werden literarische Deutungsversuche unternommen und Bezüge zu unserer heutigen Zeit aufgezeigt. Die Interpretationen glänzen durch gründliche Quellenrecherche, die entsprechend in Beziehung gesetzt werden.

Faust erscheint in der Untersuchung als Universalgelehrter, der an der Schwelle des Mittelalters zur Neuzeit steht und an seiner vermeintlichen Sinnlosigkeit des Lebens zu verzweifeln scheint. Das Bild des Universalgelehrten wird hier treffend vor dem geistigen Hintergrund der Goethezeit eingeordnet, wobei hier enge Beziehungen zur Bildung und Biographie Goethes gesehen werden. Auch erscheint die Figur als Patient, der sein seelisches Leiden unter anderem im Rahmen der Medizin der Aufklärung zu behandeln und zu meistern weiß.

Als literarisches Spiegelbild wird Mephistopheles beschrieben. Die positiven Seelenanteile des Dr. Faustus finden in dieser Gestalt ein Ebenbild, das die dunklen Teile der Faustpersönlichkeit darstellen soll. Buchinger sieht im Agieren des Mephistopheles auch eine literarische Kritik am medizinischen System der Goethezeit und am Arztstand selbst.

Überdies agiert die Arztfigur Mephistopheles im Sinn eines „Scharlatans", der sich wohlwissend einen Spaß daraus macht, Patienten mit magischen und aus heutiger Sicht sinnfreien Kuren, vermeintliche Heilung zu versprechen. Hier werden ebenfalls treffend die historischen Bezüge des Textes herausgearbeitet und immer wieder auf die Biographie Goethes hingewiesen.

Die Figur des Chiron wird als Darstellung der antiken Medizin interpretiert. Seine Beschreibung soll den Übergang von der archaischen Medizin zur Medizin des Hippokrates symbolisieren. Fundiert wird hier unter anderem auch der mythologische Hintergrund aufgezeigt.

Zuletzt wird die Figur des Wagner als Vertreter einer rein technisierten Medizin gesehen, die auch vor dem aktiven Eingriff in den natürlichen Lauf des menschlichen Lebens nicht zurückschreckt. Dabei zeigt sich hier in der Interpretation der Übergang der Medizin der Goethezeit zur rein naturwissenschaftlich-technischen Medizin der Neuzeit.

Zusammenfassend könnten als kleine Kritikpunkte angemerkt werden: Zu Beginn der Untersuchung wird der Zugang Goethes zur Medizin, Wissenschaft und Krankheitslehre seiner Zeit aufgezeigt. Dem Leser erschließt sich bei der Lektüre nicht sofort, weshalb diese isolierte Darstellung des Themenkomplexes eingeführt wurde, da ja in den folgenden Kapiteln eine nicht sehr straff geordnete, aber wohl fundierte Interpretation des Goethetextes erfolgt und dabei ohnehin immer wieder auf den biographischen Hintergrund des Dichters Bezug genommen wird. Der Eindruck einer geringfügigen Redundanz drängt sich dem Leser auf.

Überdies stellt sich die Frage, ob nicht eine straffere Gliederung der Interpretationen es dem Leser erleichtern würde, die große und beeindruckende Fülle der Informationen gewinnbringend zu bündeln.

Insgesamt liegt mit der vorliegenden Untersuchung ein gelungener Versuch vor, einen weiteren Aspekt der Dichtung Goethes, in diesem Fall die Arztgestalten und Therapieformen in Goethes *Faust* aus den verschiedenen wissenschaftlichen Blickwinkeln zu beleuchten. Hier beeindruckt besonders die fundierte Darstellung anhand einer großen und gut recherchierten Sekundärliteraturliste.

Rezensiert von: Philipp H. Rothe (München)

*Rafael Ugarte Chacón: Theater und Taubheit. Ästhetiken des Zugangs in der Inszenierungskunst.* Bielefeld: transcript 2015. ISBN 978-3-8376-2962-0. 344 Seiten. € 39,99.

*Jonathan Kohlrausch: Beobachtbare Sprachen. Gehörlose in der französischen Spätaufklärung. Eine Wissensgeschichte.* Bielefeld: transcript 2015. ISBN 978-3-8376-2847-0. 322 Seiten. € 39,99.

Der transcript Verlag hat in den letzten Jahren damit begonnen, Monographien zu Gehörlosigkeit insbesondere in Deutschland zu veröffentlichen. Dazu zählen Anne C. Uhligs *Ethnographie der Gehörlosen* (2012) und Ylva Söderfeldts englischsprachige Geschichte der Gehörlosenbewegung in Deutschland zwischen 1848 und 1918 (*From Pathology to Public Sphere. The German Deaf Movement 1848–1914*, 2013). Mit den Publikationen von Rafael Ugarte Chacón und Jonathan Kohlrausch erweitert sich das Spektrum. Damit nähern sich unterschiedliche geistes- und sozialwissenschaftliche Fachrichtungen der Thematik der Gehörlosigkeit an, so die Ethnologie (Uhlig), die Medizingeschichte (Söderfeldt), die Theaterwissenschaft (Chacón) und die Disability Studies (Kohlrausch). Dies geschieht deutlich später als in anderen westeuropäischen Ländern und den USA. Vor allem die Geschichte von Gehörlosigkeit in Deutschland ist noch nicht ansatzweise ausreichend erforscht.

Die Darstellungen von Chacón und Kohlrausch variieren stark in ihrer Überzeugungskraft. Chacón schreibt klar und anregend auch für jemanden, der nicht aus der Theaterwissenschaft kommt. Er diskutiert, inwiefern Barrierefreiheit im Theater kulturell verstanden werden muss. Eine bloße Übersetzung zwischen Laut- und Gebärdensprachen ist nicht ausreichend, um tatsächlich Verständigung und Verständnis für ein gemischt hörendes und gehörloses Publikum zu erreichen. Kohlrausch hat hingegen Schwierigkeiten, sich für eine klare Methodik zu entscheiden. In seiner Einleitung präsentiert er in vager Sprache eine letztlich verwirrende Vielzahl theoretischer und methodischer Ansätze. Die konkrete Fragestellung der Analyse erschließt sich dem Leser nicht ohne Weiteres.

Chacón gliedert seine Analyse in eine ausführliche Einleitung gefolgt von zwei Teilen. Der erste Teil, „Überlegungen zu einer *Aesthetics of Access*", bildet eine interdisziplinäre, theoretische Grundlage. Einer Begriffserklärung (43–63) folgen

Erörterungen zu Vorstellungen über *Körper, Macht, Kultur* und – als Exkurs – *Gebärdensprache*. Dieser Teil endet mit einer Beschreibung der *Methode*. Der zweite Teil der Monographie erstreckt sich über drei Kapitel, die sich „Gedolmetschten Aufführungen", „Zweisprachigen Aufführungen" und dem „Visuellen Theater" widmen. Untersucht wird in diesem empirischen Teil, inwiefern die verschiedenen Formen von Theateraufführungen dem Anspruch einer *Aesthetics of Access* gerecht werden.

Der für den deutschsprachigen Leser nicht leicht verständliche Begriff einer *Aesthetics of Access* zieht sich als roter Faden durch das Buch. Eine *Aesthetics of Access* hat „sich sowohl mit den wahrnehmenden als auch den wahrgenommenen Körpern auseinanderzusetzen" (52). Das bedeutet, dass es Chacón bei Barrierefreiheit nicht nur um eine einseitige sprachliche Übersetzung (*accessibility*) geht, sondern um Kommunikation auf verschiedenen Ebenen zwischen Publikum, Darstellern, Inszenierung und dem Text des Theaterstücks. Es ist ein schwieriges Unterfangen, denn Gebärdensprachen werden visuell wahrgenommen und müssen beobachtet werden. Wie lässt sich etwa die Simultanübersetzung einer Spielszene organisieren, wenn der Zuschauer gleichzeitig die handelnden Schauspieler und die Dolmetscher im Blick haben muss?

Chacón analysiert verschiedene Beispiele für Theateraufführungen, die sich diesem Problem stellen. Eine Möglichkeit ist es, Aufführungen zu übersetzen. Der Dolmetscher am Bühnenrand ist die „am einfachsten zu verwirklichende Art der Verdolmetschung", sie wird jedoch „von den Zuschauern (…) zumeist als unbefriedigend angesehen, da Gebärdensprache dabei nicht auf der Bühne sondern am Rand, gleichsam als Rahmengeschehen stattfindet" (166). Es gibt auch Versuche, bei denen die Dolmetscher „sich die meiste Zeit mit den Schauspielern auf der Bühne [befinden]", sie „treten mit ihnen auf und gehen mit ihnen ab" (167). Anregender sind nach Chacóns Auffassung Inszenierungen, in welchen die Problematik der Übersetzung in das Theaterstück selbst integriert wird. Dies geschieht zum Beispiel in der Inszenierung von Herbert Gantschachers *Wilhelm Jerusalem – Helen Keller: „Briefe"* (193–203). Hier wird der Zuschauer durch den rapide gesprochenen Text und die sehr schnell ausgeführten Gebärden vor eine große Herausforderung gestellt. Er erlebt selbst die gleichzeitig körperliche und geistige Anstrengung, der ein Gebärdendolmetscher ausgesetzt ist. Schließlich gibt es Inszenierungen, die sich sowohl an ein hörendes als auch an ein gehörloses Publikum richten, „dabei aber auf Sprache weitgehend oder vollkommen verzichten" (265f.).

Chacón stellt seiner empirischen Analyse eine interdisziplinäre Synopsis verschiedener Herangehensweisen an die Erforschung von Gehörlosigkeit voran. Allerdings zeigen sich die Grenzen dieses Ansatzes in seinem kurzen, historischen Abriss. Die Aussage, dass die „Schulbildung Gehörloser (…) seit ihrem Bestehen schon immer ausschließlich von Hörenden gestaltet worden ist" (97), ist nicht korrekt. Tatsächlich haben hörende Menschen seit den ersten Gründungen von Gehörlosenschulen die Gehörlosenbildung zwar bestimmt, aber es hat immer wieder auch gehörlose Pädagogen gegeben. Selbst im traditionell lautsprachlich geprägten Deutschland finden sich Beispiele aus dem frühen 19. Jahrhundert, so Otto Friedrich Kruse (1801–1880). Pauschalisierungen geschichtlicher Kontexte sind Chacón nicht als Nachlässigkeit vorzuwerfen. Letztlich verdeutlichen sie vor allem, wie notwendig es ist, hier weiter historische Forschungsarbeit zu leisten. Wir wissen noch zu wenig darüber, inwiefern gehörlose Menschen vor allem vor der Zeit des Gebärdensprachverbots von 1880 auch indirekt Einfluss auf ihre Bildung ausüben konnten.

Es ist ein besonderer Wert von Chacóns Arbeit, dass sie zum Nachdenken über hörendes Selbstverständnis anregt. Die Welten gehörloser und hörender Menschen erschließen sich nicht durch bloßes Dolmetschen auf sprachlicher Ebene. Gerade die Auseinandersetzung mit Gehörlosenkulturen auf Augenhöhe mit hörenden Kulturen eröffnet ja neue Möglichkeiten der Vertiefung des gegenseitigen Verständnisses. So entstehen „im Theater, das sich gleichermaßen an Gehörlose und Hörende richtet, neue Ästhetiken" (301). Letztlich kann „Taubheit nicht auf einen Hörschaden reduziert werden", sondern ist in „Diskurse eingebunden (…), die Gehörlose und Hörende gleichermaßen betreffen", so Chacóns Fazit (301). Diese Erkenntnis hat ihre Grenzen: „Nach wie vor steht mir als hörendem Forscher die Wahrnehmung Gehörloser nicht offen und bleibt mir fremd. (…) Trotz der Berücksichtigung alternativer Perspektiven und Epistemologien, einer Verringerung der Distanz zwischen Hörenden und Gehörlosen kann die Differenz niemals aufgehoben werden" (307). Der Ansatz hat dennoch Potential: Die *Aesthetics of Access* „setzt sich aktiv mit der Differenz und Heterogenität auseinander, anstatt sie zu ignorieren, zu leugnen oder als vernachlässigbar abzutun" (308).

Chacón fügt seiner Einleitung eine ausführliche Selbstreflexion hinzu (33–36). Dies ist unabdingbar für hörende Wissenschaftler, die sich mit Aspekten von Gehörlosenkulturen auseinandersetzen. Ein Grund dafür ist die Tatsache, „dass die Identität mächtiger Gruppen offenbar selbstredend ist, wohingegen bei weniger mächtigen Gruppen eine Erklärungsnot herrscht" (33). Chacón schlussfolgert: „Als Reaktion auf diesen Gedankengang erscheint es mir wichtig, Hörendsein eben nicht als evidente, selbsterklärende Norm zu betrachten (…), sondern (…) auch zu thematisieren, was ich unter Hörenden bzw. Hörendsein verstehe" (34). Chacón ist ein hörender Wissenschaftler. Er schreibt: „Wenn ich mich in der folgenden Arbeit mit Gehörlosen beschäftige, empfinde ich diese als eine von mir distinkte Gruppe" (33). Eine solche Betonung auf Differenz erleichtert es, Brücken zu gehörlosen Wissenschaftlern zu schlagen und mit ihnen zu forschen statt über sie.

Kohlrauschs Buch fehlt eine solche Selbstreflexion. Zugleich wird Kohlrauschs Argumentation dadurch geschwächt, dass er ein ganzes Spektrum von Theorien präsentiert, ohne sich methodisch klar festzulegen. Der Wert der Monographie liegt eigentlich darin, dass Kohlrausch unser Wissen über Gehörlosigkeit in Frankreich im 18. Jahrhundert erweitert. So stellt er dem Leser gehörlose und hörende Gelehrte vor, die sich mit der Bildbarkeit tauber Menschen auseinandersetzten. Im Zentrum steht Saboureux de Fontenay, geboren 1737 oder 1738 in Versailles und von Geburt an taub (145). Saboureux de Fontenays Name zieht sich wie ein roter Faden durch die Kapitel. Hörende Gelehrte nehmen Bezug auf ihn in ihren Schriften zur Gehörlosigkeit; gleichzeitig verdankt Saboureux de Fontenay ihnen seine Bildung.

Diese Ausgangslage hätte zu einer aufschlussreichen Analyse von Taubheit aus verschiedenen Perspektiven führen können. Kohlrausch wählt aber einen traditionell hörenden Ansatz, ohne dies ausreichend zu reflektieren. Er geht zuerst auf hörende Diskurse ein, in denen Saboureux de Fontenay als ein berühmter gehörloser Schüler seiner Zeit erwähnt wird (siehe „*Une scène parlante*", 67–114, und „Konkurrenz um Autorenschaft und Deutungsmacht", 115–141). Erst in der Mitte des Buches wird der Blick des gehörlosen Gelehrten selbst thematisiert („Der schreibende und der gelesene Gehörlose", 143–177). Damit wird die hörende Perspektive ebenso prägend wie unkritisch der gesamten Analyse vorangestellt. Die Frage, inwiefern der gehörlose Gelehrte Resultat, Teil, aber auch Kritiker der ihn umgebenden hörenden Welt ist, wird auf diese Weise ausgespart. Allein durch die Verkehrung der Perspektive hätte Kohlrausch anregendes wissenschaftliches Neuland betreten können. Tatsächlich erschließt sich die Logik hinter der Anordnung der Kapitel nicht recht. Dem mittleren Kapitel zu Saboureux de Fontenay folgen zwei weitere: ein Kapitel zu „Sprache und Publikum", das Schriften des Begründers der institutionalisierten französischen *Taubstummenbildung*, Abbé Charles-Michel de l'Epée (1712–1789), diskutiert (179–226) sowie ein Kapitel zu „Beobachtungen, Erfahrungen, Beglaubigungen", in dem eine Publikation des gehörlosen Pierre Desloges (geb. 1747) im Mittelpunkt steht (227–272). Die Blickwinkel gehörloser Gelehrter werden so von einer Mehrzahl hörender Ansichten eingeengt.

Insgesamt zeigt Kohlrausch wenig Sensibilität für gebärdensprachlich gehörlose Perspektiven. So geht er in seiner Einleitung unter der Überschrift „Kontexte und Thesen" vornehmlich auf akademische Diskussionen zu Behinderung im Kontext der Disability Studies ein (14–18). Zwar erwähnt er die Deaf Studies und das Konzept des Audismus als Benachteiligung gehörloser Menschen vor allem durch hörende Vorurteile (14–16). Gebärdensprachliche gehörlose Menschen nehmen sich selbst aber nicht als behindert wahr, sondern als sprachlich-kulturelle Minderheit. Dementsprechend ist das Verhältnis von Deaf Studies und Disability Studies schwierig. Diese Problematik findet bei Kohlrausch keine Erwähnung. Darüber hinaus verwendet er den Begriff der *Gebärde*, ohne dass klar wird, ob damit durch Gesten unterstützte visuelle Formen von Lautsprachen oder tatsächlich Gebärdensprachen mit eigenständiger Grammatik gemeint sind. Bei einer historischen Analyse von *Beobachtbarer Sprache* wäre zu erwarten, dass *Sprache* definiert und auf verschiedene Formen der Kommunikation mithilfe von Gebärden eingegangen wird. Inwiefern lässt sich heute nachvollziehen, wie weit entwickelt Gebärdensprachen im 18. Jahrhundert waren? Lassen sich bei den hörenden Gelehrten der Spätaufklärung Ansätze für die Akzeptanz wirklicher gebärdensprachlicher Kommunikation finden? Kohlrausch liefert keine Antworten. Sein Begriff der *Beobachtbaren Sprache* bleibt schwammig.

Überhaupt ist Kohlrauschs Schreibstil vage. In seinem „Fazit und Ausblick" schreibt er, dass im 19. Jahrhundert ein „kontinuierlicher Austausch der nun zumeist verstaatlichten Institutionen" entstand, der im „Mailänder Kongress gipfelte, auf dem die Gebärdensprache als Unterrichtssprache untersagt wurde" (277). Die Beschlüsse des Kongresses von Mailand im Jahr 1880 verdeutlichen aber an erster Stelle, dass eine Mehrheit der hörenden *Taubstummenlehrer* damals wenig Ahnung von Gebärdensprachen hatten. Gebärden wurden daher als Bedrohung der Lautsprachkultur angesehen. Gehörlose Lehrer wurden folglich aus der *Taubstummenbildung* verdrängt. Dabei ging es vornehmlich um die Vormacht der Sprachvermittlung innerhalb einer in Hierarchien denkenden Gesellschaft. Möglicherweise findet sich hier ein Hinweis auf Kohlrauschs eigentlichen Forschungsansatz für das späte 18. Jahrhundert. Zumindest lässt sich das aus zwei umständlich formulierten, zentralen Thesen zu Beginn seiner Darstellung erahnen:

> [D]ie nachfolgende Auseinandersetzung [folgt] zum einen der These, dass dem Entstehungsprozess der Dichotomie von Subjekt und Objekt des Wissens differenziertere Rollen als diese beiden entgegengesetzten Positionen zu eigen waren. Zum anderen folgt sie der These, dass in diesen früh-anthropologischen Diskussionen über das Ausdrucksvermögen verschiedene Sprachen die Legitimität sprachlicher Äußerungen neu geordnet wurde (17f.).

Kohlrausch entwickelt diese Gedanken nicht. Außerdem nutzt er französische Termini technici, ohne diese zu erläutern (159). Die Idee einer *scène parlante* wird zwar wiederholt erwähnt, bleibt aber unerklärt. Schließlich verwendet Kohlrausch, insbesondere zu Beginn der Kapitel, umfangreiche französischsprachige Zitate, die zwar kontextualisiert, aber nicht diskutiert werden. Selbst dem sprachkundigen Leser bleibt ihre tiefere Bedeutung für Kohlrauschs Analyse verborgen.

Formal ist anzumerken, dass sowohl Kohlrausch als auch Chacón ausführliche Diskussionen und Zitate teilweise in Fußnoten verlagern. Chacóns Fußnote 191 auf Seite 96 geht zum Beispiel ausführlich auf Cochlea Implantate (CI) ein. Sie taucht inmitten eines Absatzes zum CI auf. Es bleibt aber unklar, warum ein Teil der Argumentation in die Fußnote verlagert wurde. Der Lesefluss wird unterbrochen. Auch Kohlrausch verwendet gelegentlich diskursiv ausufernde Fußnoten, die beinah den kompletten Text der Seite verdrängen (82f.).

Beide Autoren hätten von einem fundierten historischen Unterbau profitieren können, da vor der Kategorisierung und Theoriebildung eine methodisch handfeste Rekonstruktion der geschichtlichen Ereignisse stehen muss. Tatsächlich benötigen wir an erster Stelle eine historische Aufarbeitung, die in sich bereits eine Interpretation liefern würde. Auf der Basis fundierter, geschichtlicher Forschung kann weitere Theoriebildung erfolgen. Einmal mehr zeigt sich, wie notwendig es ist, auch unter hörenden Historikern eine kritische Auseinandersetzung mit Taubheit in Angriff zu nehmen. Interessante neue Perspektiven würden sich daraus auf die Mehrheitsgesellschaft ergeben. Innerhalb der Deaf Studies ist diesbezüglich in den letzten Jahrzehnten bereits wichtige Arbeit geleistet worden. Allerdings fehlt weiterhin eine konstruktive Zusammenarbeit zwischen den Historikern der Deaf Studies und Vertretern der hörenden Mehrheitsgeschichtsschreibung.

Rezensiert von: Anja Werner (Halle/Saale)

*Mark Häberlein, Michaela Schmölz-Häberlein: Adalbert Friedrich Marcus (1753–1816). Ein Bamberger Arzt zwischen aufgeklärten Reformen und romantischer Medizin (Stadt und Region in der Vormoderne, 5). Würzburg: Ergon 2016. ISBN 978-3-95650-134-0. 453 Seiten und 23 s/w Farbabb. € 48.*

Die Konversion vom Judentum zum christlichen Glauben als „Entrébillet" (Heinrich Heine) in eine bürgerliche Karriere und die Folgen für ihre Identitätsfindung sind kürzlich von Eberhard Wolff für die Ärzte des Reformzeitalters detailliert untersucht worden (*Medizin und Ärzte im deutschen Judentum der Reformära. Die Architektur einer modernen jüdischen Identität.* Göttingen 2014). Dabei konzentrierte er sich auf die Situation vor allem in Großstädten wie Berlin, während bildungshungrige junge Juden aus ländlichen Regionen weniger beachtet wurden. Zu diesen gehört der aus der kleinen hessischen Residenzstadt Arolsen gebürtige Israel Marcus, der als Reformer des Krankenhausbaus und des bayerischen Medizinalwesens in die Medizingeschichte eingegangen ist und dessen Todestag sich 2016 zum 200. Mal jährt. Aus diesem Anlass haben der Bamberger Lehrstuhlinhaber für Neuere Geschichte, Mark Häberlein und seine Frau, Michaela Schmölz-Häberlein, eine ebenso umfangreiche wie eindrucksvolle Biographie dieses sehr bedeutenden jüdischen Arztes verfasst. Die dem modernen wissenschaftlichen Standard der Biographik auf höchstem Niveau verpflichtete Darstellung gliedert sich in sieben Kapitel. Im Anschluss an Vorwort und Einleitung, in denen die zumindest formale Präsenz Marcus' auf Straßennamen in seinem Wirkungsort Bamberg angesprochen und die methodischen Voraussetzungen für die gewählte Darstellungsweise erläutert werden, folgt im zweiten Kapitel „Von Arolsen nach Bamberg (1753–1781)" die detailreiche, und daher für Arolser und Waldecker besonders interessante Schilderung des Umfeldes, in dem die jüdische Familie Juda als Hoffaktoren lebte und in das der kleine Israel Marcus und seine mehr als 14 Geschwister hineingeboren wurden. Die ausgedehnten geschäftlichen Aktivitäten des Vaters Marcus Juda und seiner älteren Söhne waren die Voraussetzungen für den Wohlstand, der dem Jungen den Besuch des Korbacher Gymnasiums, des Collegium Carolinum in Kassel und schließlich der teuren Mode-Universität Göttingen ermöglichten. Nach der Promotion zum Dr. med. bei dem hoch angesehenen Professor Baldinger war Marcus noch für kurze Zeit in Arolsen tätig, wechselte aber nach einem Intermezzo am traditionsreichen Julius-Spital in Würzburg in die oberfränkische Bischofsstadt Bamberg, wo sich seine medizinische Begabung bald entfalten konnte. Das folgende dritte Kapitel „Fürstbischöflicher Leibarzt und Direktor des Allgemeinen Krankenhauses (1781–1795)" nimmt die Zusammenarbeit des jungen Arztes mit dem neu ernannten Fürstbischof Franz Ludwig von Erthal bei der Neugestaltung der sozialmedizinischen Versorgung der Stadt in den Blick und stellt die besondere innovative Leistung Marcus' bei der Gestaltung des als Prototyp eines modernen Krankenhauses errichteten Allgemeinen Krankenhauses heraus. Voraussetzung für die Ernennung zum Leibarzt und damit der unmittelbaren Nähe zum Kirchenfürsten war die katholische Taufe, der wenige Wochen später die Eheschließung mit der Tochter eines Forstbeamten folgte. Die anschließende Phase der Tätigkeit Marcus' von 1795 bis 1802 war durch „Koalitionskriege, romantische Medizin und das Ende des Hochstiftes Bamberg" gekennzeichnet, und so widmet sich das vierte Kapitel den Umbrüchen durch die französische Besatzung, den geschäftlichen Aktivitäten Marcus' und seiner beiden nach Bamberg zugezogenen Brüder, etwa beim Erwerb der Altenburg, aber auch den Umbrüchen im Medizinverständnis des inzwischen berühmten Arztes, der zunächst ein energischer Verfechter des sogenannten Brownianismus, später der naturphilososphisch-romantischen Medizin war. Die Rolle der beteiligten Kollegen und Akteure, wie der Ärzte Andreas Röschlaub und Josef Kilian sowie des Philosophen Friedrich Wilhelm Schelling, wird ebenso analysiert wie Marcus' moralisch keineswegs immer einwandfreien Verhaltensweisen, wie Mobbing verschiedener Kollegen und, bei fehlenden ehelichen Nachkommen, außerehelichen Beziehungen mit verschiedenen Partnerinnen und mehreren unehelichen, später „adoptierten" Kindern. Das fünfte Kapitel hat die Tätigkeit und besonders nachhaltige Wirksamkeit als „Bayerischer Medizinaldirektor (1803–1809)" zum Inhalt, bei der unter anderem die Einrichtung der Bamberger Nervenklinik, der Landgerichtsphysikate, der Einrichtung der Medizinisch-Chirurgischen Schule als Nachfolge-Institution der aufgelösten Bamberger Universität, aber auch die privaten, gesellschaftlichen Interessen und die Publikationstätigkeit des äußerst umtriebigen Arztes zur Sprache kommen und teilweise auch hier die Schattenseiten seines Charakters aufscheinen. Kapitel 6 behandelt die „Letzten Lebensjahre (1809–1816)", die durch die Einrichtung der Landesärzteschule und einer Entbindungsanstalt, aber auch durch die besonders umfangreichen medizinischen Publikationen noch einmal wichtige medizinische Akzente gesetzt haben. Daneben spielten durchaus auch gesellschaftliche Aktivitäten, etwa die Freundschaft mit dem als Musikdirektor in Bamberg tätigen Juristen und Dichter E.T.A. Hoffmann, eine besondere Rolle. Durch ihn ist Marcus als Figur eines einflussreichen Arztes in einigen seiner Werke in die Literatur eingegangen. Der durch eine rapide fortschreitende Tumorerkrankung geschwächte Arzt arbeitete bis fast an sein Lebensende am 26. April 1816 an seinem letzten großen Werk über den Keuchhusten. Trotz teilweise erheblicher Einkünfte hinterließ er seiner Witwe und seinen Nachkommen jedoch mehr Schulden als Vermögen. Seine wissenschaftliche Begabung setzte sich in seinem Sohn Carl Friedrich von Marcus fort, der es zum hoch angesehenen Medizinprofessor in Würzburg brachte. Das 7. Kapitel der „Schlussbemerkung" bringt noch einmal die wesentlichen Ergebnisse der Tätigkeit des facettenreichen Arztes, aber auch seine problematischen Seiten auf den Punkt. Ein umfangreicher Anhang zeigt die enorme Breite des verwerteten Quellenmaterials aus den verschiedenen Archiven, der ausgewerteten Publikationen, gedruckten Quellen und Literatur, die dieser überaus fundierten und quellengesättigten Monographie zugrunde liegen und damit zu einem Musterbeispiel für eine gelungene moderne wissenschaftliche Biographie machen.

Das sehr gut ausgestattete und preislich günstige Buch berührt damit nicht nur eine wichtige medizinhistorische Thematik, sondern analysiert vielfältige Aspekte gesellschaftlichen Lebens in der sogenannten *Sattelzeit* über den engeren regionalen Rahmen Bambergs hinaus und ist daher für ein breites Leserpublikum interessant und bereichernd.

Rezensiert von: Gerhard Aumüller (Marburg)

*Heike Hartung: Ageing, Gender, and Illness in Anglophone Literature. Narrating Age in the Bildungsroman. New York, London: Routledge 2016. ISBN 9781138858503. 252 Seiten. £ 90.*

Recently, in the course of preparing lectures on Austen's *Emma*, I read a 2009 article by Margaret Morganroth Gullette in the *Michigan Quarterly Review* which asks "Does Emma Woodhouse's Father Suffer from 'Dementia'?" Rather than seeing Mr Woodhouse as a kind-hearted, polite old man and valetudinarian, Gullette argues that his depressions, fear of change, repetitive and limited conversations, and liking for baby food – and Emma's and other characters' reactions thereto – may be signs of dementia. Once this idea is planted in one's head, it is hard to read the novel and its conflicts otherwise, including the unconventional ending which sees Mr Knightley move into Hartfield, as Emma cannot leave her father in the care of others. This reading explains Emma's fear of being left alone with her father; it explains her, and also Mrs Weston's and Mr Knightley's, fussing about and regulating of Mr Woodhouse at social gatherings; it also provides another reason for us to dislike Frank Churchill, who displays the same "want of respectful forbearance" towards Mr Woodhouse as does Emma's brother-in-law (Ch. 11). It may even excuse Emma's snapping at Miss Bates during the fateful Box Hill picnic.

I mention Gullette's article as it takes us to the heart of Hartung's project, which combines the conception of age as a "burden narrative" (often resulting in illness) with the *Bildungsroman* genre and the question: what role does gender play in these literary representations and in historical, scientific enquiries into geriatrics and gerontology. After an Introduction (Ch. 1) which calls on theorists and critics of performativity, as well as Bakthin and Génette for their chronotopic and narratological frameworks, three chapters follow the narrative of ageing from growth (Ch. 2), to maturity (Ch. 3) into decline (Ch. 4). The early stages of one's life, of middle age and illness in *Wilhelm Meister's Lehrjahre* and *Evelina* are read against the backdrop of historical conceptions of becoming and of gender. In Chapter 3, the nineteenth century model shifting from epigenetic self-formation to developmental thinking (via Darwin), informs the discussions of Edgeworth's *Belinda* and *Helen*, Austen's *Persuasion*, Dickens's *Great Expectations* and Eliot's *Middlemarch*. The final chapter shifts gear and jumps forward to the late twentieth and early twenty-first century and to "illness narratives proper" (221), which, as the author argues, represent the end period of a person's development, or *Bildung*. Here, a number of fictional and non-fictional dementia narratives are read in the light of Susan Sontag's declaration that "[e]veryone who is born holds dual citizenship, in the kingdom of the well and in the kingdom of the sick. Although we all prefer to use only the good passport, sooner or later each of us is obliged, at least for a spell, to identify ourselves as citizens of that other place" (*Illness as Metaphor.* New York 1978, 3). Old age and illness are here seen as part of the path every person takes, and not as one side of a health/illness binary.

The suggestion that contemporary dementia narratives can be seen as an extension of the *Bildungsroman* is provocative and original. (However, labelling a text like Draesner's *Ichs Heimweg macht alles alleine* a *Bildungsroman* might stretch even the loosest generic boundaries, and, indeed, notions of anglophone writing.) And yet, one misses a discussion of how the *Bildungsroman* continues between Wilde's *The Picture of Dorian Gray* – which Hartung considers the end of the "positive" *Bildungsroman* (108) – and the 1980s, when Alzheimer's became more prominent in the public and literary domain. What about *Sons and Lovers, Of Human Bondage, The Portrait of the Artist as a Young Man, The Catcher in the Rye, To Kill a Mockingbird, Oranges are not the Only Fruit* or even the *Harry Potter* series? There is a conceptual and historical break between Chapters 2, 3 and Chapter 4. Personally, I find the latter more original than the former which largely follow a well-beaten path, offering predictable interpretations. Having said this, the readings of Edgeworth's *Belinda* and *Helen* are fresh and excellent. Hartung's claim that contemporary dementia narratives make use of "the minimalist and experimental language of modernist poetics to depict a dissolving mind" (193) is equally noteworthy given the exclusion of earlier twentieth-century texts; such a view would have gone a long way to justifying the study's corpus.

The book is certainly scholarly, but not always reader-friendly – especially in the excessively dense literature review sections. While this is in many ways a genre-specific problem resulting from the study's origins as a *Habilitation*, some cuts would have been beneficial. Pages 109–111 show how a scholarship review can hinder more than it helps. When there are entire paragraphs without an original sentence or thought, and everything is secondary material, we lose sight of any argument there may be. Equally irritating are the remnants in Chapter 2 of the process of indexing, as proper nouns, concepts and editor's comments still appear in square brackets (for example 50, 60, 65, 69, 83, 84) and were forgotten during the revisions.

And, last on my list of negatives, the quotation from *Persuasion* – "In another moment, however, [Anne] found herself in the state of being released from [her young nephew]" (130) – is not, as a matter of fact, an example of Free Indirect Discourse, as claimed.

My biggest issue, however, concerning this otherwise solid study is one that pertains to interdisciplinarity and the Medical Humanities. As a fellow literary scholar with an interest in the *Bildungsroman*, I like Hartung's study (and I must stress that Hartung does not claim to be an expert in the field of Medical Humanities) but I remain bewildered by the fact that *Ageing, Gender, and Illness in Anglophone Literature* is part of the Routledge series for Interdisciplinary Perspectives on Literature. Where are the cross-fertilisation of disciplines and the novel methodologies we might legitimately expect of interdisciplinary research? How, indeed, do we *do* Medical Humanities? Should there not be more to it than literary scholars offering analyses of representations of age and illness in literature? I fear we have a long way to go in establishing the field and truly *doing* interdisciplinarity, but I applaud Hartung for giving us some food for thought.

Rezensiert von: Julia Kuehn (Hong Kong)

*Andrea von Hülsen-Esch (Hg.): Alter(n) neu denken. Konzepte für eine neue Alter(n)skultur. Bielefeld: transcript 2015. ISBN 978-3-8376-3215-6. 160 Seiten. € 24,99.*

Angesichts des demographischen Wandels in den westlichen Industrieländern haben Veröffentlichungen zu Kulturen des Alter(n)s seit mittlerweile zwei Dekaden ungebremste Konjunktur (im anglo-amerikanischen Sprachraum nicht minder produktiv die sogenannten *Aging Studies*). Von der Etabliertheit der Forschungsrichtung zeugen Publikationsreihen wie diejenige, welcher der vorliegende Band entstammt: die „Alter(n)skulturen" des transcript Verlags aus dem Umfeld des Düsseldorfer Graduiertenkollegs „Alter(n) als kulturelle Konzeption und Praxis". Seit den 1990er Jahren wenden sich Kulturwissenschaften, Soziologie sowie Medical Humanities verstärkt der kulturellen und gesellschaftlichen Konstruktion und Wahrnehmung des Alter(n)s zu und betonen dabei nicht nur die Problematik, sondern auch Möglichkeiten und Chancen späterer Lebensphasen. In der Medizin greifen verschiedene biologische Erklärungen für den Alterungsprozess ineinander: Der medizinhistorische Beitrag von Daniel Schäfer fasst fünf Erklärungsmodelle zusammen (25–27), die bis heute mit Abwandlungen Gültigkeit haben. Die medizinische Gerontologie beschäftigt sich daneben zunehmend auch mit dem Alter(n)sphänomen als Ergebnis multifaktorieller Wechselverhältnisse zwischen genetischen Anlagen, soziokulturellen Lebensumständen und individueller (Selbst)wahrnehmung – und auf solchen komplexen gesellschaftlichen und kulturellen Rahmenbedingungen liegt der Schwerpunkt des vorliegenden Bandes.

Geboten wird auf knappem Raum eine interdisziplinäre Auffächerung der *Aging Studies* aus Sicht der Medizingeschichte (Daniel Schäfer), der Germanistik (Henriette Herwig) sowie der Soziologie mit Schwerpunkt Japan (Michiko Mae), der Kulturwissenschaften (Roberta Maierhofer), der Personal- und Betriebswirtschaft (Manfred Becker, Anja Beck, Andrea Herz) sowie der Psychologie (Hans-Werner Wahl). Vorangestellt ist ein programmatisches Vorwort der Herausgeberin (Andrea von Hülsen-Esch), das den Zusammenhang aufzeigt zwischen der Zukunft des Alter(n)s und den „Annahmen, die unser Bild vom Alter(n) bestimmen" (7). Besonders betont Hülsen-Esch, „jenseits leiblicher Versorgungsaspekte" (8), die Notwendigkeit der Teilhabe alter Menschen am Lebensalltag: „Es geht darum, das Alter(n) selbst als einen kulturellen Prozess zu begreifen, starre, beschäftigungsbezogene Altersgrenzen mit neuen Beschäftigungsmodellen zu überwinden und ein aktiv gestaltetes Alter(n) einem ‚produktiven' beziehungsweise einem ‚erfolgreichen' Alter(n) entgegenzusetzen" (9). Alle Beiträge fügen stimmige Facetten aus ihrer jeweiligen Disziplin hinzu: so geht es in Schäfers Untersuchung frühneuzeitlicher gelehrter Diskurse über das Alter(n) besonders um die Praxis der Alter(n)svorsorge und die gesellschaftliche Prägung medizinischer Vorstellungen. Bedenkenswert ist auch seine Diagnose, dass bisher in fast allen Epochen die Geriatrie in einem „Spannungsfeld zwischen Spezialistentum und Vernachlässigung" stand: „Offensichtlich konnte und kann man damit keine Karriere machen, weder Schüler noch Lehrer beeindrucken, und ein dauerhafter Erfolg ist für die Patienten auch nicht zu erwarten" (19). Fragen gesellschaftlicher Deutung und Bewertung diskutiert auch Herwig in ihrer nun folgenden Analyse literarischer Alter(n)sbilder in Theodor Fontanes *Der Stechlin*, Wilhelm Raabes *Altershausen* und Christa Wolfs *Leibhaftig*: hier geht es um die Mechanismen, durch die sich Alterstopoi zu Stereotypen verdichten.

Besonders anregend und wegweisend ist Maes vergleichende Arbeit zur europäischen und japanischen demographischen Entwicklung sowie den jeweils getroffenen gesellschaftlichen Maßnahmen. Ausgangspunkt des Aufsatzes ist die Ironie, „dass gerade die Moderne, die auf Produktivität einen so großen Wert legt, eine zunehmende Zahl von Menschen nach der Produktivitätsphase hervorbringt" (79). In Deutschland setze ein gesellschaftliches Umdenken ein, weg von einer „einseitige[n] Produktivitätsorientierung" hin zu einem Konzept des „erfolgreichen Altern[s]", dessen Kriterien Lebenszufriedenheit, soziale Integration und Kompetenz zur Bewältigung schwieriger Situationen seien (79). Zusätzliche Denkanstöße gewinnt Mae aus der Analyse der gesetzgeberischen Schritte, mit denen sich Japan seit den 1990er Jahren um eine alter(n)sgerechte Partizipationsgesellschaft bemüht. Diese erscheinen im Ländervergleich als bemerkenswert konsequente Umsetzung einer ethisch fundierten Alter(n)skultur – wenn auch die gedanklich im Hintergrund stehende "*age-free-society* [*sic*]" wohl utopisch bleiben wird. Im Anschluss fasst Maierhofers gehaltvoller kulturwissenschaftlicher Beitrag eigene frühere Arbeiten zur „anokritischen Methode" zusammen und bietet gleichzeitig eine systematische Erörterung der Frage, wie kollektive und individuelle Vorstellungen des Alterungsprozesses mithilfe der US-amerikanischen *humanistischen Gerontologie* stereotypenfrei(er) formuliert werden können. Maes und Maierhofers Beiträge räumen beide der Ermöglichung individueller Lebensentwürfe und persönlicher narrativer Identitätsbegründungen, auch im Alter, hohe Priorität ein (85, 99); Maierhofers Aufsatz bleibt dabei nahezu der einzige, der auf geschlechtsspezifische Unterschiede bei der Wahrnehmung des Alter(n)s hinweist, dass also „diskriminierende (...) Aspekte des weiblichen Rollenbildes" sich im Alter verstärken können (103). Aus einer dezidert anderen Perspektive, der Betriebswirtschaftlichen, nähern sich dann Becker, Beck und Herz dem Problem der ‚Überalterung' westlicher Gesellschaften. Die Autoren kommen zu dem Schluss, dass die Monopolisierung von Expertenwissen in der Hand weniger, zunehmend älterer Führungskräfte nur dann verhindert werden kann, „wenn ihre Expertise bedarfsgerecht nachwächst" (15), also mithilfe einer systematischen Personalentwicklung beruflicher Nachwuchs frühzeitig gefördert wird. Hier allerdings ergibt sich aus der disziplinären Betrachtungsweise eine Diskrepanz zu den Prämissen des Bandes: die Analyse operiert implizit mit der von Hülsen-Esch eingangs beklagten schematischen Vorstellung von Erwerbsbiographien und deren ‚natürlichem' Ende ab einer bestimmten chronologischen Grenze. Hier ist ‚Überalterung' lediglich ein betriebswirtschaftliches Problem; die Veränderung der Lebensbedingungen alter Menschen oder ein veränderter Umgang mit dem Alter(n) stehen nicht im Fokus. Im Übrigen gibt es durchaus auch in der Betriebswirtschaft integrative Gegenmodelle, so das Plädoyer für ein Beschäftigungswachstum an beiden Enden der Alterspyramide: Nachwuchsförderung parallel zu flexiblen Weiterbeschäftigungsmodellen jenseits starrer Altersgrenzen.

In eine andere Richtung weist dann wieder der abschließende Beitrag von Wahl, der aus psychologischer Perspektive die Bedingungen für ein gutes Altern untersucht (allerdings schlecht redigiert ist – es finden sich etliche Begriffsdopplungen und –verwirrungen: „*Multidirektionalität* und *Multidirektionalität* [*sic*]", 135, oder „Wohlzufriedenheitsparadoxon" beziehungsweise „Wohlbefindensparadoxon", 141 und 143). Die „Verlusterfahrungen und Grenzsituationen", die das Altern mit sich bringt, werden nicht ausgespart (136), doch weist der Aufsatz auch auf die wichtige Rolle subjektiver Alter(n)sbewertungen hin: aus verschiedenen, vor allem US-amerikanischen Studien fasst Wahl Ergebnisse von Experimenten zusammen, denen zufolge „negative Altersstereotypen [bei den Betroffenen] zu schlechteren kognitiven Leistungen führen", während „positivere Bewertungen des eigenen Älterwerdens mit einer längeren Lebensdauer einhergehen" (142). Auch dass der Verlust von Kompetenzen durchaus häufig mit unverändertem Wohlbefinden bei älteren Menschen gekoppelt ist, ist ein wichtiges Ergebnis psychologischer Auseinandersetzungen mit der späteren Lebensphase (141). Insgesamt plädiert Wahl dafür, das Erfahrungswissen älterer Menschen stärker einzubeziehen, „die Bewahrung der

Lernfähigkeit und die Potentiale von gesundheitlicher Prävention [zu] berücksichtigen, zugleich aber auf die gesamtgesellschaftliche Verantwortung, das intergenerationelle Miteinander und die Implementierung wissenschaftlicher Befunde ab[zu]heben" (15). Als Ganzes bietet der Band somit, gerade auch durch seine multidisziplinären und interkulturellen Zugriffe auf die Thematik, wichtige Denkanstöße sowie konkrete Umsetzungsempfehlungen für eine verbesserte, stärker diversifizierte und partizipatorische Alter(n)skultur in den westlichen Industriegesellschaften.

Rezensiert von: Anne-Julia Zwierlein (Regensburg)

*Plinius' Kleine Reiseapotheke (Medicina Plinii). Lateinisch und Deutsch herausgegeben und übersetzt von Kai Brodersen.* Stuttgart: Franz Steiner 2015. ISBN 978-3-515-11026-6. 203 Seiten. € 39.

Vor einer Reise prüft man gerne noch einmal die Reiseapotheke, um im Krankheitsfall selbständig zumindest eine Erstversorgung zu ermöglichen. Der Beipackzettel des jeweiligen Medikaments leistet einem hier gute Dienste. Der spätantike Plinius Secundus der Jüngere – nicht zu verwechseln mit dem durch sein Briefcorpus bekannten Plinius dem Jüngeren – hat zwar keine Medikamente physisch zusammengestellt, wohl aber Naturheilmittel im Sinne einer Reiseapotheke aufgeschrieben. Dabei ist ihm der kaiserzeitliche Gaius Plinius Secundus der Ältere, dessen große *Naturalis Historia* überliefert ist, eine zentrale Quelle gewesen.

Kai Brodersen legt für diesen fachmedizinischen Text hiermit eine zweisprachige Ausgabe vor, welcher er eine konzis formulierte und hilfreiche Einführung (7–19) beigibt. Die umfangreiche Naturgeschichte des älteren Plinius aus dem 1. Jahrhundert n. Chr., die weit über die Medizin hinaus auch Themen der Geographie, Kosmographie, Hydrologie u.a. umfasst, wurde in der Spätantike häufig in Teilen zusammengefasst und kompendienartig veröffentlicht. Eben dies macht auch Plinius Secundus der Jüngere mit den medizinischen Teilen der Fachschrift *Naturalis Historia*, wobei er inhaltlich auch die enzyklopädische Anordnung nach Heilmitteln neu gruppiert. Hierbei lässt er sich von den Interessen der neuen Zielgruppe leiten, die auf Reisen nun einmal nicht nach einem bestimmten Heilmittel sucht, sondern Beschwerden an einem bestimmten Körperteil beziehungsweise Organ hat oder aber nach einem Heilmittel für eine bestimmte Situation (Schlangenbiss, Fraktur) sucht. Die neue Ordnung richtet sich also nach den neuen Lesern des Kompendiums und greift dabei die altbekannte Ordnung *a capite ad calcem* auf. Der spätantike Plinius schöpft zwar reichlich aus der bekannten Naturgeschichte, wie man dies durch die beigegebene Konkordanz gut nachvollziehen kann, er reichert seinen Text aber durch weiteres volksmedizinisches Wissen an. Insofern wird die hier vorliegende spätantike Schrift über das Bewahren des kaiserzeitlichen Fachwissens hinaus eine wichtige sozialhistorische Quelle, die medizinhistorischen, aber auch – noch einmal mehr durch die beigegebenen Mengenangaben – wirtschaftshistorischen Fragestellungen dienlich sein kann. Es werden mehr als 1000 Naturstoffe beziehungsweise Heilmittel angeführt, die aus aller Welt stammen. Dabei kommen Pflanzen, Tiere und Mineralien und damit vertraute Nahrungsmittel ebenso in Betracht wie magisch anmutende Zutaten.

Diese Naturmittel können durchaus am zeitgenössischen medizinischen Fachwissen, das am ehesten bei Galen oder davon ausgehend weiteren und späteren Kompendien, wie beispielsweise im 4. Jahrhundert n. Chr. dann bei Oreibasios vorliegt, gemessen werden. Ein solcher Vergleich dürfte zeigen, dass die Behandlungsempfehlungen in der *Kleinen Reiseapotheke* auf der Höhe des zeitgenössischen medizinischen Fachwissens waren. Insofern liegt hiermit eine reiche sozialhistorische Quelle vor, aus der man lernen kann, wer mit welchen Beschwerden wohin unterwegs war und welche Naturmittel, zum Teil in welcher Menge, er gegen seine Beschwerden anwandte. Es ist auch richtig, hier nur die männliche Form zu verwenden, da primär über Männer, manchmal über Familien, aber gar nicht über Frauen berichtet wird. Die kaiserzeitliche Vorlage hätte durchaus Heilmittel für Frauenleiden zusammengestellt gehabt, diese spart der spätantike Plinius aber ganz aus. Ob man hieraus gleich schließen sollte, dass keine Frauen unterwegs waren, ist eine andere Frage.

Die *Kleine Reiseapotheke*, welche in das dritte Jahrhundert n. Chr. datiert wird, ist also in den ersten beiden Büchern nach Organen und dort auftretenden Beschwerden gegliedert, bevor im dritten Buch ein systematischer Zugang gewählt wird, indem einiges miteinander verbunden wird, so dass beispielsweise Gifte oder Bisse ordnungsleitend wirken.

Übergeordnetes Ziel der *Kleinen Reiseapotheke* sei es, so Brodersen (10), den Laien zu befähigen sich bei einer Krankheit selbst zu helfen, auch um betrügerischen oder teuren Ärzten zu entkommen. Der Topos vom betrügerischen, eigennützigen oder zu teuren Arzt ist freilich in vielen literarischen Texten, auch Fachtexten, präsent, so dass man hier vielleicht mehr noch den topischen Gehalt einer solchen Aussage im Blick haben sollte. Davon abgesehen hätte man sich in der Einführung unter literaturwissenschaftlicher Perspektive auch noch einige Erläuterungen mehr zum Genre und überhaupt zu diesem medizinischen Fachtext gewünscht. Bis auf die Tatsache, dass der Text in recht einfachem Latein verfasst ist, erfährt man in der Einleitung hierüber wenig. Da der Fachtext aber primär als medizin- beziehungsweise alltagshistorische Quelle verstanden wird, erklärt sich sogleich, dass solche Erläuterungen ausbleiben. Vielleicht wäre dies auch mehr die Aufgabe eines Philologen.

Nach der Einführung schließt sich in der Ausgabe nun der medizinische Fachtext von Plinius' *Kleiner Reiseapotheke* lateinisch und deutsch (21–189) an. Die Übersetzung ist die erste deutschsprachige überhaupt und ist Brodersen auch wirklich gut gelungen. Man hätte sich vielleicht einige kommentierende Erläuterungen in einem begleitenden Apparat gewünscht, zumal viele Naturstoffe beziehungsweise Heilmittel fremd anmuten. Das hätte aber zu einer anderen Ausgabe und auch zu einem anderen Zielpublikum geführt. Hier ist bewusst an einen größeren Leserkreis gedacht worden, der in dieser Form auch gut erreicht wird. So kann man das Original und zugleich die deutsche Übersetzung gut miteinander vergleichen und damit den Text als historische Quelle analysieren.

Im Anhang (191–203) befindet sich eine Konkordanz, durch welche ein Vergleich mit den einschlägigen Textstellen in Plinius' *Naturalis Historia* möglich ist; zudem werden nützliche Hinweise auf weiterführende Literatur gegeben; schließlich findet sich dort eine Bemerkung zur Ausgabe, in welcher textkritische und überlieferungsgeschichtliche Hinweise gegeben werden, unter anderem der wichtige Hinweis auf die zugrunde liegende lateinische Textausgabe von Önnerfors (1964).

Kai Brodersen hat uns mit dieser wirklich gelungenen zweisprachigen Textausgabe Einblick in ein wichtiges Quellenzeugnis der Spätantike gegeben, dass uns einen lebhaften alltagsgeschichtlichen Eindruck vermittelt. Besonderes Verdienst dieser Ausgabe ist, dass zum ersten Mal eine gute deutschsprachige Übersetzung vorgelegt wird, so dass dem spätantiken Text als reiche Quelle für medizin-, sozial- und wirtschaftshistorische Fragestellungen eine größere Verbreitung und Kenntnisnahme zu Teil werden wird.

Rezensiert von: Florian Steger (Ulm)

*Iain Twiddy (ed.): Cancer Poetry.* London: Palgrave Macmillan 2015. ISBN 9781137361998. 242 pages. £ 55.

When Susan Sontag in *Illness as Metaphor and AIDS and Its Metaphors* (New York 1990) describes the popular belief "that cancer is a disease of insufficient passion, afflicting those who are sexually repressed, inhibited, unspontaneous, incapable of expressing anger" (21), "that the character causes the disease – because it has not expressed itself" (46), and simultaneously denies the validity of these ideas, she is among the first to openly discuss cancer, its socio-cultural, psychological, and physical effects and questions its metaphorical use in everyday language: "illness [and, thus, cancer, C.B.] is *not* a metaphor" (3). The bitter irony was not lost to Sontag that when she herself suffered from three types of cancer and ultimately succumbed to the third bout, she emotionally began to believe what she had rationally refused and began to blame herself for having cancer.

It is this double bind of cancer as metaphor and as lived experience that the volume by Iain Twiddy on *Cancer Poetry* discusses by looking at poems written in English, mostly from the U.S., England, Scotland, Ireland, and Australia, dealing with a variety of cancer experiences. Not only does Twiddy's monograph reveal that poetry has become a prime medium of representation of devastating cancer experiences but that "the kingdom of the well" and "the kingdom of the sick" (3), as Sontag phrases it, are so closely related that adhering to the taboo seems impossible, unreasonable, or even self-destructive. Since "cancer is a more common cause of death today" it "has become a more common and engaging subject for poetry" (3), as Twiddy points out. The author offers chapters of analysis of more than 20 poets' cancer poetry and introduces his study with information on the development of the medical history of cancer, on relevant figures of frequency, risk factors, treatments, and possible explanations for why and how genes mutate and cause the development of cancerous cells. As he points out, "a healthy diet, regular exercise, and no smoking" (7) are still considered elements of a healthy lifestyle that are addressed by any government's "preventative measures" (7). Here, a word of ethical caution seems to be necessary since there is no real proof as to what actually causes cancer but arguing that the above-mentioned factors could be means of prevention may put the blame on people for not having followed such regulations. Not to be mistaken, a healthy lifestyle can help prevent many diseases, but is not the only solution to cancer.

If represented in language, cancer, as Twiddy suggests, "is essentially the replication of a miscommunication [between cells]," so that "it seems natural to try to understand how it communicates, to represent it, to persuade it to stop" (9). This metaphorical understanding of cancer seems to find expression in an incredible number of poetry collections whose authors defy the insinuation that "the disease [may not be] an ethically appropriate subject for poetry" (11). The introduction illustrates reasons why poets engage with their own cancer or that of partners, family members, or friends in poetry: to regain control over a disrupted life; to come "to terms with cancer as part of the self" (13); to understand what cancer does to the body and the mind; to communicate with others, that is, to share their experiences. As Twiddy presumes, "the poets of this study affirm that for all its widespread and increasing devastation of physical forms, of the eye and the lung, the brain and the breast, the blood and the bone, there are nevertheless some elements of human life that cancer cannot touch" (26).

Twiddy metaphorically sees cancer as "a complex communication network" (125), in which genes miscommunicate, are out of order, and "DNA coding in genes is frequently explained in terms of copying errors, books and libraries" (125). But, as he unfolds, poets add another level of communication, namely their own with the disease: "Even if there are limits in how cancer can be represented, if cancer will frequently have the last word, and if cancer cells are at present the more lethally effective communicators, then these poets' conversations with the disease do at least answer back, and show us, in their humanity, the strength and integrity of everything that cancer brings to silence." (143)

In contrast to Sontag's claim that "[c]ancer is a rare and still scandalous subject for poetry; and it seems unimaginable to aestheticize the disease" (20), Twiddy uses the Irish poet Paul Muldoon's poetry to show "that some artworks can acknowledge the pain experienced by both patients and victims of war, that it is indeed possible at times to use cancer as a metaphor humanely" (150). Also, if "the-cancer-as-battle metaphor" (164) literally becomes "a dead metaphor" (164), "it is no longer useful" (164f.) for poetry. Yet, as Twiddy's study shows, it seems to be a highly productive metaphor that helps poets deal with cancer and assert the power of imagination and perhaps "provide redress for a seemingly ineradicable disease" (165). The study concludes with hopeful words: "(...) poetry can be, in its forms and rhythms and harmonies, a measure of the force that moves the sun and the other stars" (198).

Twiddy's study is very expertly done, draws on a large number of poets and poems, covers three continents, and shows a remarkable knowledge of the poetry landscape over the centuries although his focus is the twentieth century. The author carefully engages with the emotionally laden topic without becoming too pathetic or too distanced. He never loses the perspective of a scholar but also reveals a vision that aligns poetry with an (almost) metaphysical instance and turns it into the best medium available for the expression of the omnipresent and multi-facetted cancer experience.

Rezensiert von: Carmen Birkle (Marburg)

*Ivan Vlassenko: Sprechen über HIV/AIDS. Narrative Rekonstruktionen und multimodale Metaphern zur Darstellung von Subjektiven Krankheitstheorien. Berlin, Münster: LIT Verlag 2015. ISBN 978-3-643-13061-7. 557 Seiten. € 64,90.*

Sprache ist ein zentraler Bestandteil der Medizin, sei es in der Arzt-Patienten-Kommunikation, der Vermittlung von Wissen fachintern wie auch extern oder im medialen Diskurs zu Krankheit und Gesundheit. Dementsprechend umfangreich ist auch die linguistische Forschung, die sich auf die Medizin als Gegenstand bezieht, was beispielsweise im *Handbuch Sprache in der Medizin*, herausgegeben von Albert Busch und Thomas Spranz-Fogasy (2015) illustriert wird. Auch einzelne Krankheiten respektive deren kommunikative Dimension werden dabei in den Fokus genommen. Die Aufmerksamkeit, die dabei der Krankheit HIV/AIDS in der Linguistik im deutschsprachigen Raum zukommt, hat in den letzten Jahren wieder leicht zugenommen. Insbesondere im Umfeld der beiden Bayreuther Linguistik-Professorinnen Karin Birkner und Martina Drescher entstehen zurzeit Dissertationen zum Gegenstand HIV/AIDS. Mit der hier vorzustellenden Monographie *Sprechen über HIV/Aids* von Ivan Vlassenko liegt nun eine erste Dissertation aus diesem Umfeld vor.

Vlassenko geht in seiner Arbeit der Frage nach, welche kommunikativen Strategien homosexuelle HIV-positive Männer in Laieninterviews einsetzen, um das Verständnis und die persönliche Interpretation der HIV-Infektion darzustellen. Es handelt sich also um einen gesprächslinguistischen Beitrag zur Erforschung sogenannter subjektiver Gesundheitstheorien. Nach einer kurzen Einleitung folgt ein erster theoretischer Teil (Kapitel 2 bis 6) dem sich die empirische Studie (Kapitel 7 bis 9) anschließt. Ergänzt werden die beiden Hauptteile durch ein Literaturverzeichnis (Kapitel 10), die vollständigen Transkriptionen der analysierten Gesprächsausschnitte (Kapitel 11) und den zugrundeliegenden Transkriptionskonventionen (Kapitel 12).

Auf thematischer Ebene bildet das interdisziplinäre Feld der subjektiven Krankheits- und Gesundheitstheorien einen Referenzrahmen. Der Autor arbeitet hierbei anhand der Forschungsliteratur heraus, dass gerade chronisch kranke Patienten eine eigene Theorie über ihre Erkrankung konstruieren, was wiederum einen Einfluss auf die Bewältigung und auch auf das Einhalten therapeutischer Maßnahmen nimmt. Ein besseres Verständnis der subjektiven Gesundheits- beziehungsweise Krankheitstheorien würden „einen Zugang zu den Kompetenzen und Ressourcen der Patienten her[stellen]" (68), was wiederum Ausgangspunkt einer „partizipative[n] Praxis" sein sollte. Auf linguistischer Ebene orientiert sich Vlassenko zum einen an der konversationellen Erzähltheorie, bei der er „ein breites Spektrum der Untersuchungsschwerpunkte" (80) für seine eigene Untersuchung ausmacht, und zum anderen an multimodalen Metaphern. Im Bereich der Multimodalität geht der Autor insbesondere auf die kommunikativen Aspekte von Blicken und Gesten ein, die auch in seinen Daten eine herausragende Rolle einnehmen. In Bezug auf die Metapher orientiert sich Vlassenko einerseits an der *kognitiven Metapherntheorie* nach Lakoff und Johnson, wie sie in *Metaphors We Live By* (1980) vertreten wird und andererseits an Weiterentwicklungen, die diese kognitive Perspektive mit einer Multimodalen erweitert: So hält auch Vlassenko fest, „dass die Metapher ein multimodales polyfunktionales kognitiv-kommunikatives Element der Sprache" (197) sei und insbesondere in der Face-to-Face-Interaktion konstituiert wird.

Grundlage der empirischen Studie bilden 14 Video- sowie 7 Tonaufzeichnungen von narrativen Interviews mit HIV-infizierten homosexuellen Männern. Es handelt sich hierbei um „halbstrukturierte Interviews mit fokusgeleiteten Fragen und einem Interviewleitfaden" (211), mittels derer die Betroffenen dazu gebracht werden sollten, ihre persönlichen Vorstellungen über HIV/AIDS offenzulegen. Für die Analyse stützt sich der Autor auf neun Ausschnitte aus sechs Gesprächen. Bei sieben dieser Gesprächsausschnitte hat er die Interaktionspartner explizit aufgefordert, die „EIgene VORStellung von der infekTION" (Zitat aus Transkript 5, 537, die Großschreibung markiert den Hauptakzent) offenzulegen. Die von ihm nach GAT-2, einem gesprächsanalytischen Transkriptionssystem in der germanistischen Linguistik, angefertigten Transkripte untersucht er sowohl aus einer Makro- (Grobstruktur der Krankheitsnarrative) als auch einer Mikroperspektive (Funktion der Erzählung und multimodalen Metapher). Bei allen sechs Gesprächen – die auch die Grundlage der empirischen Studie (217–438) bilden – geht Vlassenko analog vor und gibt zuerst eine Situationsbeschreibung wieder, der sich eine Analyse der narrativen Struktur anschließt und die durch eine multimodale Feinanalyse ergänzt wird. Jedes dieser Teilkapitel schließt der Autor mit einer Auswertung ab, wobei er je nach Ergebnis aus den Gesprächen leicht andere Schwerpunkte setzt. Im letzten Kapitel bringt Vlassenko die Resultate der einzelnen Analysen zusammen, wobei die Analysestruktur aus dem vorhergehenden Kapitel beibehalten wird.

Die rezensierte Arbeit verdeutlicht exemplarisch, welches Potential der linguistischen Erforschung von Krankheiten innewohnt. So illustriert der Autor, wie Krankheiten eben nicht nur eine biomedizinische, sondern auch eine sozialkommunikative Dimension haben, die es für eine gesamtheitliche Behandlung zu beachten gilt. Ein besseres Verständnis der subjektiven Krankheitstheorien dürfte dabei helfen, die Arzt-Patienten-Kommunikation zu verbessern, da so der Patient mit seinem Verständnis und seinem Wissen in den Vordergrund rücken kann. Die detaillierten Analysen in der Arbeit illustrieren zudem den Mehrwert, den eine multimodale Analyse von Gesprächen für das Verständnis der Kommunikation bringt. Auf struktureller Ebene müsste die rezensierte Arbeit aber deutlicher herausstellen, wie die einzelnen Kapitel miteinander in Beziehung stehen. So sind beispielsweise einzelne Kapitelüberschriften (beispielsweise 3. „Subjektive Krankheits- und Gesundheitstheorien") fast identisch mit Unterkapitelüberschriften (3.4 „Subjektive Theorien zu Gesundheit und Krankheit"), zudem ist auch die Gliederung der einzelnen Teilkapitel nicht immer logisch nachvollziehbar (beispielsweise 5.5.6 „Gesten" und 5.7 „Gesten aus der Perspektive der Gesprächsforschung"). Eine sorgfältigere Benennung der Teilkapitel hätte die Leserführung verbessert und den Text besser vorstrukturiert. Im umfangreichen theoretischen Teil der Arbeit hätte der Autor stellenweise seine eigene Position stärker markieren respektive deutlicher machen können. So erläutert er beispielsweise in Kapitel 5.2 die beiden Begriffe Multimodalität und Multimedialität und zeigt auf, dass die beiden Konzepte weitaus weniger klar voneinander abgegrenzt werden können als es die klaren Definitionen in der Forschungsliteratur suggerieren. Es bleibt jedoch unklar, wie Vlassenko sich hier positioniert und worin der Mehrwert dieser Abgrenzung für seine Analyse liegt. Auf methodischer Ebene wäre insbesondere eine detailliertere Besprechung und Reflexion der Vorgehensweise wünschenswert gewesen. So fällt bereits vom Umfang her ein Ungleichgewicht auf. Denn dem rund 180-seitigen Theorieüberblick steht ein 9-seitiges Kapitel zu den Daten und Methoden gegenüber. Eine Einbettung der einzelnen Sequenzen in das Gesamtinterview wäre hilfreich gewesen, um besser nachvollziehen zu können, wie der Autor die Erzählungen „intentional eliziert" (16) hat. Obwohl auf einen Interviewleitfaden verwiesen wird, findet sich dieser leider nicht im Anhang. Das letzte Teilkapitel (9.5 „Subjektive Krankheitstheorien der Betroffenen zu HIV/AIDS") hätte, als eigenständiges Schlusskapitel konzipiert, einen deutlicheren Bogen zur Einleitung geschlagen; wodurch die Arbeit als Ganzes einen stimmigen Schluss gehabt hätte.

Alles in allem legt Vlassenko eine interessante Studie zur individuellen Verarbeitung der HIV-Infektion von homosexuellen Männern und deren eigenen Interpretation der Krankheit vor und fügt damit den sich im deutschsprachigen Raum konsolidierenden Medical Humanities eine linguistische Perspektive hinzu.

Rezensiert von: Daniel Knuchel (Zürich)

*Hartwig Wiedebach: Pathische Urteilskraft. Herausgegeben von der Viktor von Weizsäcker Gesellschaft. Freiburg/München: Karl Alber Verlag 2014. ISBN 978-3-495-48693-1. 272 Seiten. € 24,90.*

Zeitgemäßes Philosophieren, so der im vergangenen Jahr verstorbene Berliner Philosoph Michael Theunissen, müsse gleichermaßen Forschung *und* Metaphysik sein. Wobei unter Metaphysik eine solche verstanden werden soll, die anders als die klassische in der Tradition des Parmenides nicht nach dem fragt, was ist, sondern „nach dem, was *in Wahrheit ist*." Deutlich wird dies am bevorzugten Gegenstand der Philosophie: der Frage nach dem Menschen. Literatur und Medizin – und auch die Religion – werden dann zu paradigmatischen Quellen einer Philosophie, die nicht nur nach dem Menschen fragt, sondern als Philosophie aus dem Leben des Menschen kommt und auf das Leben hingeht.

Diesem, heutiger akademischer Praxis weithin fremden, gleichwohl notwendigen Selbstverständnis von Philosophie weiß sich die Schrift von Hartwig Wiedebach in großer Strenge verpflichtet. Dem skizzierten Doppelcharakter folgend, also fachwissenschaftliche Expertise mit einer Tiefenanalyse menschlichen Lebens verbindend, kommt es in der vorliegenden Untersuchung neben ambitionierten neurophysiologischen und informationstheoretischen Einlassungen zu kongenial ins Wort gebrachten Reflexionen existentieller Grenzsituationen und daran anschließenden metaphysischen Erwägungen. Diese Reflexionen sind es, in denen Wiedebachs Ausführungen unter der Hand zu einer Art philosophischer Grundlegung für das Verhältnis von Literatur und Medizin, von Sprache und Leben werden. Deutlich vor allem in den Passagen zur „Anthropologie der Nuance" und zur „Konstellation der pathischen Kategorien" (127–170). Doch so sehr es dem Autor dank seiner formenreich poetischen wie auch nüchtern präzisen Sprache gelingt, faszinierende Beispiele für eine aus dem Leben kommende Philosophie zu geben, die als solche für den Leser erlebbar und wirksam werden kann, will sich der innere Zusammenhang der ganzen Untersuchung nicht sogleich erschließen. Als ob dies schon vom Autor geahnt würde, nimmt er mit einem vorangestellten Lesehinweis die Zumutung dieses Zusammenhanges selbst wieder zurück. Zur Glaubwürdigkeit eines neuartigen Denkversuchs gehöre indes, wie es Eugen Rosenstock-Huessy formuliert, auch der Mut, ein Stück weit „unbegreiflich zu bleiben". Denn es geht um die Frage, wie sich eine Wahrheit sagen lasse, die bereits in ihrem Gesagtwerden ihr Wahrsein verliert.

Da ohnehin nicht der Raum ist, den gedanklichen Reichtum dieser Schrift auch nur annähernd würdigen zu können, sei zumindest versucht, ihrem besonderen Rang etwas näher zu kommen. Dieser aber hat mit genau jener von Michael Theunissen postulierten Spannung zwischen Forschung und Metaphysik zu tun, wie sie hier zwischen einem informationstheoretisch-kybernetischen Modell (107–125) und einer theologisch gegründeten ärztlichen Haltung (185–204) ausgetragen wird. Der innere Zusammenhang dieser spannungsreichen Konstellation wird mit dem Titel der vorliegenden Schrift nicht nur auf denkbar genaueste Weise benannt, vielmehr ist es dieser Titel selber, der dem ganzen Unternehmen Rang und Profil gibt. Was also meint *Pathische Urteilskraft*?

Verteilt über das ganze Buch und in immer neue Exkurse mündend, gibt uns Hartwig Wiedebach vielfältige Antworten. Denn es ist „keine bündige Methodenlehre" beabsichtigt, sondern ein „Überblick über eine Folge solcher Annäherungen" (35). Ausgehend vom kantischen Vorbild einer „reflektierenden Urteilskraft", aber in Abwendung von dessen festgefügten Vernunftbegriff, kommt die unmittelbare Praxis menschlichen Existierens als ein je neu zu leistender *Vollzug* in den Blick. Hier sind es die Entscheidungen ohne zureichende Gewissheit, die Offenheit und Unabschließbarkeit, wie sie allem Lebendigen eignet, und vor allem die Widerfahrnisstruktur der Krisen des Lebens, seien es Situationen der Not, des Schmerzes oder der Krankheit und des Sterbens, die einer angemessenen Beurteilung bedürfen, soll der Umgang mit ihnen gelingen. Solche Urteilsfindung erweist sich genau besehen immer schon als ein Teil von dem, um das es geht; sie erfolgt in Hingabe und Vertrauen – mitunter sogar erwirkt erst das Urteil die Sache, der es gilt. Gesucht wird ein Frieden, der diese Urteilsbildung auf eine je persönliche Wahrheit hin zu wenden vermag (54–63). In solcher eigentümlichen Untrennbarkeit und Verflochtenheit gründen die Befangenheit und Unsicherheit, aber auch Zweifel und schließlich „Bescheidenheit oder gar Demut" (33), wie sie von Wiedebach zur Charakterisierung dessen angeführt werden, was als pathische Urteilskraft und konstitutives Element der Lebensgestaltung zur Geltung kommen soll. Besonders eindrücklich geschieht dies in einem Exkurs zum Loslassen der Hand eines Sterbenden (40–54). Die in Erfahrung und Denken gereifte Schilderung einer der Sprache kaum zugänglichen unscheinbaren Geste zeigt nicht nur „wie in einer Nussschale die Eigenheit des pathischen Urteils" (40), sie gewinnt gleichsam paradigmatischen Wert für die zur Verhandlung stehende Form des Philosophierens. Ein Philosophieren nämlich, das sich eher mit „Zügen des Erleidens und Gehorchens" verbindet, als dass es im „Gestus des Machens oder Beherrschens" erfolgt (11).

Mit diesem markanten Beispiel wird die Orientierung sichtbar, der die vorliegende Untersuchung im Ganzen zu folgen sucht. Es geht um eine bestimmte Gestalt medizinisch-ärztlichen Handelns und Denkens, näherhin um die Medizinische Anthropologie, wie sie hier neben Viktor von Weizsäcker mit drei weiteren Namen verbunden wird: Alfred Prinz Auersperg, Albert Derwort und Paul Christian (34). Gestützt auf das vorzügliche Referat der von dieser Gruppe durchgeführten Experimente zum Verhältnis von Wahrnehmen und Bewegen (100–107), könnte nun die eigentliche Grundlegung des inneren Zusammenhangs von Forschung und Metaphysik erfolgen, für den die Formel von der pathischen Urteilskraft steht. Denn es sind neben den erwähnten Experimenten die zunächst entlegen anmutenden Ausführungen zum sogenannten „pathischen Konnektionismus" (107–125), die zur empirischen Legitimation einer epochalen geistigen Konstellation verhelfen: der Rehabilitation des Nicht-Seins als Antwort auf die Frage nach dem, „was *in Wahrheit ist.*" Denn es *ist* nichts ohne auf eine bestimmte Weise *nicht* zu sein. Übrigens haben hiermit auch die Schwierigkeiten und Irritationen im Umgang mit dem von Weizsäcker geprägten Begriff der „ärztlichen Vernichtungsordnung" zu tun (46–54) – ein Verständnis gelingt tatsächlich erst im Horizont dieser Rehabilitation.

Freilich, hierzu müsste gezeigt werden, dass es sowohl bei der Erforschung von Wahrnehmen und Bewegen, wie auch der konnektionistischen Physiologie des „pathischen Kategorienspiels" (167), ja allein schon bei der ärztlichen Urszene der Begegnung von Arzt und Kranken, um genau jene *metaphysische Frage* nach dem Nichts geht, wie sie Martin Heidegger in seiner Freiburger Antrittsvorlesung *Was ist Metaphysik?* im Jahr 1929 entfaltet hat. Viktor von Weizsäcker gab in seinen 1944 geschriebenen Erinnerungen *Natur und Geist* einen ersten Hinweis auf diesen bemerkenswerten Zusammenhang. Insofern also die Rede vom Pathischen noch vor allem Leiden an der Widerfahrnis des Lebens in der Präsenz und Wahrheit des Nicht-Seins gründet, mag es wohl gelingen, mit der Formel von der *Pathischen Urteilskraft* nicht nur die Denk- und Lebenshaltung der Medizinischen Anthropologie, sondern auch deren implizite Humanität gültig zum Ausdruck zu bringen (37, siehe auch 215–238) – wodurch zugleich die Nähe zur Literatur deutlich würde. Dort nämlich wird die Anerkennung des Pathischen zur *condition humaine* schlechthin, wie es der Würzburger Germanist Wolfgang Riedel in vielfältigen Untersuchungen auf profunde Weise zeigen konnte.

Rezensiert von: Rainer-M.E. Jacobi (Bonn)

*Herbert Will: Freuds Atheismus im Widerspruch. Freud, Weber und Wittgenstein im Konflikt zwischen säkularem Denken und Religion. Stuttgart: Kohlhammer 2014. ISBN 978-3-17-023356-0. 182 Seiten. € 34,99.*

Herbert Will hat in seinem neuen Werk nichts Geringeres als die enorme hermeneutische Produktivität der psychoanalytischen Grundannahme von der Konflikthaftigkeit des Menschen am Beispiel des Religionsverständnisses dreier europäischer Größen der Moderne – Sigmund Freud, Max Weber und Ludwig Wittgenstein – überzeugend herausgearbeitet. Er tut dies explizit vor dem Hintergrund des sozio-historischen Wandels von Religion nach dem Tod Gottes, beziehungsweise dessen „Ermordung" und untersucht, „wie vielfältig, widersprüchlich und individuell das moderne Subjekt seine religiösen, anti- oder areligiösen Überzeugungen" (9) in Folge der zunehmenden Säkularisierung formt. Dass Will dies zunächst ausführlich am Begründer der Psychoanalyse selbst und seinem – brüchigen – Atheismus aufzeigt, um dann anhand seiner beiden Zeitgenossen Weber und Wittgenstein zwei völlig andere, aber ebenso eigenständige Zugänge zur Religion zu skizzieren, macht die Lektüre besonders wertvoll. Wenn Will sich gegen die allgemein übliche Verknüpfung von Psychoanalyse mit einer atheistischen Haltung wehrt, so nimmt er damit ein Anliegen Freuds selbst auf. Dieser wies den Schweizer Pfarrer Oskar Pfister darauf hin, man müsse zwischen der Psychoanalyse und seiner eigenen persönlichen Einstellung zur Religion unterscheiden. So schrieb er Pfister in einem Brief vom 26. November 1927: „Halten wir fest, daß die Ansichten meiner Schrift [*Die Zukunft einer Illusion*] keinen Bestandteil des analytischen Lehrgebäudes bilden. Es ist meine persönliche Einstellung, die mit der vieler Nicht- und Voranalytiker zusammentrifft und gewiß von vielen braven Analytikern nicht geteilt wird."

Will wendet sich erst dort scharf von Freud ab, wo er die „Selbstgewissheit und den imperialen Anspruch" (10) seiner Religionskritik hinterfragt. Hier verfalle Freud dem Trugschluss, „jenseits der Geschichte" (10) zu stehen. Was Ricoeur schon 1966 an Freuds Religionsverständnis missfiel und im viel zitierten Satz gipfelte, für Freud gebe es keine Geschichte der Religion, überträgt Will nun also auf Freud selbst. Seine Hauptkritik lautet, dass Freud – und implizit natürlich viele seiner Nachfolger – der „eigenen Aufforderung zur psychoanalytischen Selbstreflexion nicht gerecht wird" (10). Der Erste, der auf diesen unter Psychoanalytikern weit verbreiteten blinden Flecken mit direkten Folgen für die psychotherapeutische Praxis hinwies, war Hartmut Raguse. Er erkannte 2000 in der „Verletzung analytischer Abstinenz" (Hartmut Raguse: Grenzübertritte zwischen Seelsorge und Psychoanalyse. In: Markus Bassler (Hg.): Psychoanalyse und Religion. Stuttgart 2000, S. 53–65, hier S. 56) die Ursache für die Tabuisierung religiöser Themen in der Analyse. Nun ist in den vergangenen Jahren in kaum einem anderen Themengebiet eine solche Veränderung sichtbar, wie in jenem der Religion. Psychoanalytiker beginnen ihre eigene Geschichte in Sachen Religion aufzuarbeiten, wie die beträchtliche Zahl an Publikationen und Konferenzen belegen.

Der dem Buch zugrundeliegende Appell zielt dahin, psychoanalytische Kolleginnen und Kollegen zu motivieren, ihre Prämissen zu überdenken und nun auch in Sachen Religion und Religiosität ein ehrliches und sachgerechtes Bemühen um „Selbstaufklärung" an den Tag zu legen. Denn nicht Religion ist dumm, sondern der bisher unreflektierte Umgang mit ihr ist es. Ihn gilt es zu überwinden.

Die damit behauptete Vereinbarkeit von „praktizierte[r] Religiosität und aufgeklärte[r] Vernunft – eben unter der Voraussetzung, dass „beide reflexiv werden" (16) – versucht Will am Beispiel Max Webers und Ludwig Wittgensteins aufzuzeigen. Sie stimmen mit Freud darin überein, dass sie ein Auseinandertreten von säkularer Wissenschaft und kirchlicher Religion feststellen. Freud zeigt sich mit seinem entschiedenen Atheismus selbst in dieses Geschehen verstrickt. Weber hingegen entwickelt eine historisch-soziologische Metaposition, die den Widerstreit zwischen Säkularität und Religion als einen Grundkonflikt kenntlich macht, der zur Signatur der Moderne selbst gehört: Echte Zeitgenossenschaft bedeutet demnach, den Konflikt nicht nach der einen oder anderen Seite hin aufzulösen, sondern in reflektierter Weise an ihm teilzuhaben. Auch Wittgenstein versucht nach Will, solch eine Form säkularer Religiosität oder religiöser Säkularität zu entwickeln – allerdings nicht im Rückzug auf eine Metaposition, sondern in existenziellem „Durchgang durch den Anspruch des säkularen Denkens" selbst. Dabei komme Wittgenstein zur radikalen These der Unsinnigkeit religiöser Aussagen – die freilich nicht zum Ziel habe, religiösen „Unsinn" zu überwinden, sondern „sich in ihn zu vertiefen" (153). So werden Weber und Wittgenstein zu Kronzeugen einer post-säkularen Relativierung des Freudschen Atheismus (150).

Charakteristisch für Wills Ausführungen ist dabei ein konsequent biographischer Zugang. Im Mittelpunkt seiner Weber-Deutung steht ein Brief an Ferdinand

Tönnies, in dem Weber sich als religiös „unmusikalisch" bezeichnet, sich nach genauerer Prüfung aber doch auch als „weder antireligiös *noch irreligiös*" bekennt (94). In dieser Selbstdeutung sieht Will einerseits die Bewältigung einer biographischen Konstellation: „So wie sein Vater konsequent patriarchalisch war (...) und seine Mutter konsequent fromm (...), so wird er konsequent intellektuell." (100) Andererseits wird Weber in die Dimension des Exemplarischen gehoben: „Weber ist ein prägnantes Beispiel für die *Individualisierung, Verinnerlichung* und *Konfliktualisierung* von Religion in der Moderne." (107) Ähnlich verfährt Will bei Wittgenstein: Im Zentrum steht hier die Schilderung eines religiösen Erlebnisses, das ebenso mit intensiver Selbstvergewisserung, wie mit quälenden Selbstzweifeln verbunden ist und darin Wittgensteins vielschichtiges Verhältnis zur älteren Schwester Hermine reflektiert (129f.). Wittgenstein bewältige diese problematische Konstellation durch die Lebensweise eines „säkularen Mönches" (144): Das ererbte Vermögen wird verschenkt, um sich in materieller Einfachheit konzentriertem, selbstkritischem Denken zu widmen. In dieser Lebensgestaltung sieht Will wiederum exemplarische Züge: Wittgenstein konzeptualisiere in seiner Theorie die Differenz zwischen religiöser und säkularer Perspektive durch deren unterschiedliche Ausdrucksformen, um sie durch seine Lebensführung wiederum zu verbinden: In ihr „kann er beide Perspektiven miteinander vereinbaren" (146). Merkwürdig ist allerdings, dass Will bei Weber wie Wittgenstein werkimmanente Entwicklungen kaum berücksichtigt. Insbesondere Wittgensteins Aussagen zur Religion im Frühwerk lässt Will allzu bruchlos in die des Spätwerks übergehen; dass zwischen ihnen ein sprachphilosophischer Paradigmenwechsel liegt, wird weitgehend ausgeblendet. Gleichwohl sind Wills Werk- und Lebensdeutungen in ihrer Verknüpfung des Intim-Persönlichen mit dem Zeitgeschichtlich-Beispielhaften überaus originell und anregend.

Wenn Will in seiner Einleitung die Hoffnung ausdrückt, dass der „Konflikt zwischen säkularem Denken und Religion (...) als analytische Kategorie [tauge]" (9), so ist zudem kritisch anzumerken, dass Säkularisierungsthesen in der Forschung inzwischen mehrheitlich von Pluralisierungstheorien abgelöst worden sind. Gerade aufgrund der auch von Will exemplarisch nachgewiesenen Vielfalt und Widersprüchlichkeit in der jeweiligen persönlichen Haltung Religion gegenüber – zu ihnen zählen vor allem auch Freuds Kompromissbildungen –, sind Kategorien, die das Verhältnis von Säkularität und Religiosität grundlegend bipolar oder gar dichotom bestimmen, fragwürdig geworden. Die Sichtweise, säkulares Denken und Religion seien Kontrahenten, darf heute als in der Forschung überwunden gelten. Wills äußerst lesenswertes Werk zeigt auf, warum.

Rezensiert von: Isabelle Noth und Andreas Krebs (Bern)

Hinweise und Richtlinien zur formalen Gestaltung der Manuskripte für Autorinnen und Autoren des „Jahrbuchs Literatur und Medizin" (JLM)

Im „Jahrbuch Literatur und Medizin" (JLM) wird die Herausforderung an eine humanwissenschaftliche Grundlagenforschung aufgenommen. Der aktuelle Dialog zwischen Geisteswissenschaften und empirischen Wissenschaften steht im Zentrum des JLM, indem an der Schnittstelle von Literatur und Medizin mit einem anthropologischen Zugriff die Repräsentationen von Medizin in Literatur und Künsten zur Diskussion gestellt werden.

Das JLM enthält Originalbeiträge, die einem Peer Review unterliegen. Daneben werden Essays, Quellen und Rezensionen abgedruckt. Wir nehmen deutsch- oder englischsprachige Manuskriptangebote entgegen.

Die Autorinnen und Autoren werden gebeten, folgende Hinweise zur Gestaltung des Manuskripts zu beachten:

Bitte schicken Sie Ihren gründlich durchgesehenen Beitrag als Attachement per E-Mail an das Herausgeberteam (christa.jansohn@uni-bamberg.de; florian.steger@uni-ulm.de).

Fügen Sie einem Originalbeitrag bitte ein kurzes, englischsprachiges Abstract bei.

Ihr Manuskript sollte nicht mehr als 10.000 Wörter umfassen. Eine Rezension sollte nicht länger als 1.000 Wörter sein.

Achten Sie bitte darauf, dass Ihr Manuskript in neuer deutscher Rechtschreibung verfasst ist.

Markieren Sie direkte Zitate mit Anführungszeichen, geben Sie Auslassungen durch runde Klammern und eigene Anmerkungen in eckigen Klammern an.

Geben Sie am Ende Ihres Artikels eine Korrespondenzadresse an.

Bitte formatieren Sie Ihr Manuskript nicht mehr als nötig, d. h. vermeiden Sie z. B. Silbentrennungen, Einzüge, Tabulatoren u. v. a.

Bitte verfassen Sie Ihr Manuskript mit Fußnoten (keine Endnoten).

Bitte beachten Sie: Steht eine Fußnote nach einem Satzzeichen, bezieht sich diese auf den ganzen Satz. Wollen Sie sich nur auf ein bestimmtes Wort beziehen, setzen Sie eine Fußnote direkt nach diesem Wort. Geben Sie in der Fußnote die ganze Zitation an. Es ist keine Bibliographie am Ende des Beitrags vorgesehen.

Folgen Sie bei der Zitation folgenden Beispielen:

*Zeitschriftenbeitrag*

Dietrich von Engelhardt: Medizin und Literatur in der Neuzeit – Perspektiven und Aspekte. In: Deutsche Vierteljahrsschrift für Literaturwissenschaft und Geistesgeschichte 52 (1978), S. 351–380.

Sander L. Gilman: Jews and mental illness: medical metaphors, anti-Semitism, and the Jewish response. In: Journal of the history of the behavioral sciences 20 (1984), S. 150–159.

*Sammelwerk*

Joseph Bättig: Ärzte im Werk von Thomas Mann. In: Peter Stulz, Frank Nager, Peter Schulz (Hg.): Literatur und Medizin. Zürich 2005, S. 93–101.

Oliver Jahraus: Bewusstsein. In: Bettina von Jagow, Florian Steger (Hg.): Literatur und Medizin. Ein Lexikon. Göttingen 2005, Sp. 117–121.

*Buch*

Anja Schonlau: Syphilis in der Literatur. Über Ästhetik, Moral, Genie und Medizin (1880-2000). Würzburg 2006.

Dietrich von Engelhardt, Felix Unger (Hg.): Ästhetik und Ethik in der Medizin. Weimar 2006.

Beziehen Sie sich in einer späteren Fußnote auf einen Literaturtitel, der zuvor genannt wurde, so können Sie folgende Kurzzitation wählen, indem Sie auf die vorangegangene Vollzitation (hier in Anm. 2) verweisen: von Engelhardt, Unger: Ästhetik und Ethik (Anm. 2).

Korrespondenzadressen der Autorinnen und Autoren

Prof. Dr. Gerhard Aumüller
Philipps-Universität Marburg
Institut für Anatomie und Zellbiologie
Robert-Koch-Straße 6
D-35033 Marburg
aumuelle@staff.uni-marburg.de

Prof. Dr. Carmen Birkle
Philipps-Universität Marburg
Institut für Anglistik und Amerikanistik
Wilhelm-Röpke-Straße 6
D-35032 Marburg
carmen.birkle@staff.uni-marburg.de

Katharina Fürholzer, M.A.
Westfälische Wilhelms-Universität Münster
Graduate School "Practices of Literature"
Schlossplatz 34
D-48143 Münster
katharina.fuerholzer@uni-muenster.de

Rainer-M.E. Jacobi
Rheinische Friedrich-Wilhelms-Universität
Medizinhistorisches Institut
Sigmund-Freud-Straße 25
D-53105 Bonn
rme.jacobi@vvwg.de

Prof. Dr. Axel Karenberg
Universität zu Köln
Institut für Geschichte und Ethik der Medizin
Joseph-Stelzmann-Straße 20
D-50931 Köln
ajg02@uni-koeln.de

Daniel Knuchel, M.A.
Universität Zürich
Doktoratsprogramm Linguistik
c/o Institut für Vergleichende Sprachwissenschaft
Plattenstraße 54
CH-8032 Zürich
daniel.knuchel@uzh.ch

Prof. Dr. Alexander Košenina
Leibniz Universität Hannover
Philosophische Fakultät
Deutsches Seminar
Königsworther Platz 1
D-30167 Hannover
alexander.kosenina@germanistik.uni-hannover.de

Prof. Dr. Andreas Krebs
Rheinische Friedrich-Wilhelm-Universität Bonn
Alt-Katholisches Seminar
Adenauerallee 33
D-53113 Bonn
a.krebs@uni-bonn.de

Dr. Julia Kuehn
The University of Hong Kong
School of English
Pokfulam Road, Run Run Shaw Tower
Hong Kong, SAR
China
jkuehn@hku.hk

Dr. Annja Neumann
University of Cambridge
Department of German and Dutch
Sidgwick Avenue
UK-CB3 9DA Cambridge
United Kingdom
an436@cam.ac.uk

Prof. Dr. Isabelle Noth
Universität Bern
Institut für Praktische Theologie
Abt. Seelsorge, Religionspsychologie und Religionspädagogik
Unitobler, Länggassstrasse 51
CH-3000 Bern 9
isabelle.noth@theol.unibe.ch

Roswitha Quadflieg
Bergstraße 68
D-10115 Berlin
rquadflieg@t-online.de

Dr. Philipp H. Rothe
Klinikum rechts der Isar
Klinik und Poliklinik für Psychiatrie und Psychotherapie
Ismaningerstr. 22
D-81675 München
p.rothe@tum.de

Dr. Philine Seitz
Steinacker 47
D-51429 Bergisch Gladbach
philineriem@aol.com

Prof. Dr. Florian Steger
Universität Ulm
Institut für Geschichte, Theorie und Ethik der Medizin
Parkstraße 11
D-89073 Ulm
florian.steger@uni-ulm.de

Christiane Vogel, M.A., M.mel.
Martin-Luther-Universität Halle-Wittenberg
Medizinische Fakultät
Institut für Geschichte und Ethik der Medizin
Magdeburger Str. 8
D-06112 Halle (Saale)
christiane.vogel@medizin.uni-halle.de

Dr. Anja Werner
Martin-Luther-Universität Halle-Wittenberg
Medizinische Fakultät
Institut für Geschichte und Ethik der Medizin
Magdeburger Str. 8
D-06112 Halle (Saale)
anja.werner@medizin.uni-halle.de

Dr. Anita Wohlmann
Johannes Gutenberg-Universität Mainz
Department of English and Linguistics
Transnational American Studies Institute
Colonel-Kleinmann-Weg 2
D-55099 Mainz
wohlmann@uni-mainz.de

Prof. Dr. Hans J. Wulff
Christian-Albrechts-Universität zu Kiel
Institut für Neuere Deutsche Literatur und Medien
Leibnizstraße 8
D-24118 Kiel
hwulff@litwiss-ndl.uni-kiel.de

Prof. Dr. Anne-Julia Zwierlein
Universität Regensburg
Institut für Anglistik und Amerikanistik
Universitätsstraße 31
D-93040 Regensburg
anne.zwierlein@ur.de

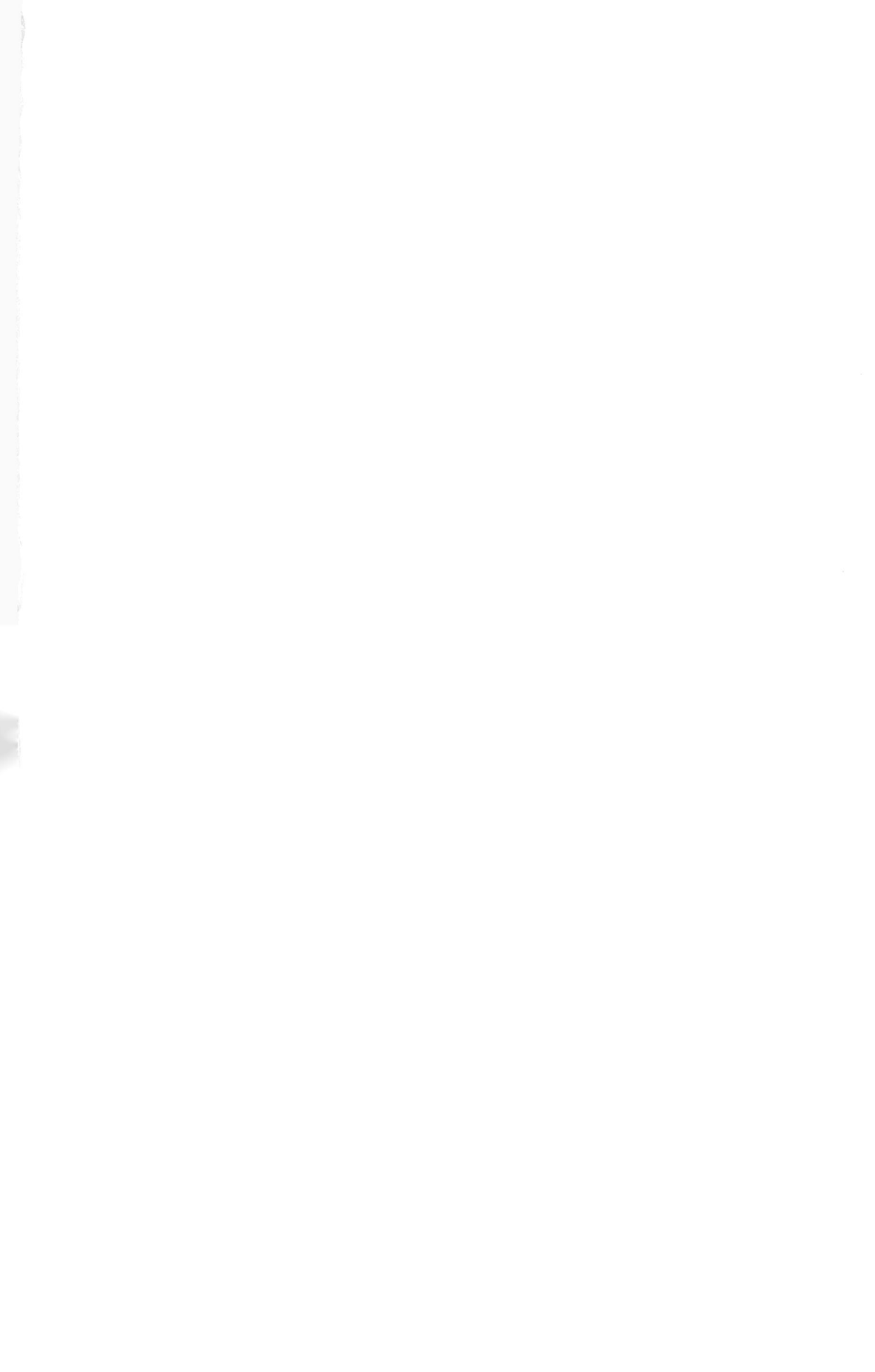